COMO CHEGAR AOS 100 ANOS

SEM MEDICAMENTOS
SEM HOSPITAIS

VALTER LYRA

COMO CHEGAR AOS 100 ANOS

SEM MEDICAMENTOS
SEM HOSPITAIS

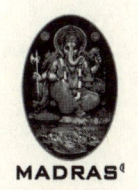

MADRAS

© 2018, Madras Editora Ltda.

Editor:
Wagner Veneziani Costa

Produção e Capa:
Equipe Técnica Madras

Revisão:
Jerônimo Feitosa
Silvia Massimini Felix

Dados Internacionais de Catalogação na Publicação (CIP)
(Câmara Brasileira do Livro, SP, Brasil)

Lyra, Valter
Como chegar aos 100 anos sem medicamentos, sem hospitais / Valter Lyra. -- São Paulo : Madras, 2018.

ISBN 978-85-370-1118-8

1. Doenças – Causas 2. Doenças – Prevenção 3. Doenças – Tratamento 4. Energia vital 5. Hábitos saudáveis 6. Medicina alternativa 7. Saúde – Promoção I. Título.

18-12200   CDD-613

Índices para catálogo sistemático:
1. Promoção da saúde 613

É proibida a reprodução total ou parcial desta obra, de qualquer forma ou por qualquer meio eletrônico, mecânico, inclusive por meio de processos xerográficos, incluindo ainda o uso da internet, sem a permissão expressa da Madras Editora, na pessoa de seu editor (Lei nº 9.610, de 19/2/1998).

Todos os direitos desta edição reservados pela

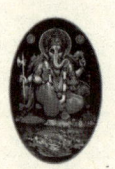

MADRAS EDITORA LTDA.
Rua Paulo Gonçalves, 88 – Santana
CEP: 02403-020 – São Paulo/SP
Caixa Postal: 12183 – CEP: 02013-970
Tel.: (11) 2281-5555 – Fax: (11) 2959-3090
www.madras.com.br

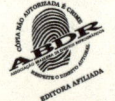

*Dedico este livro a todos os brasileiros éticos e, também, para aqueles que lutam incessantemente para alcançarem uma vida produtiva e digna.
Com certeza, todos nós não teremos dependência de medicamentos e hospitais e conseguiremos gerenciar e viver com saúde.*

*Se os medicamentos e hospitais trouxessem saúde para o ser
humano, não haveria doentes no mundo.
O segredo é eliminar a acidez e as impurezas do sangue.
A solução é tornar o sangue alcalino.
Este livro traz regras para você deixar seu sangue alcalino.
Inclui limpeza da vesícula, do fígado e dos rins.*

ÍNDICE

Capítulo 1: Os Cinco Princípios 15
Primeiro princípio: pele 16
Segundo princípio: consciência 25
Terceiro princípio: alimentação 37
Quarto princípio: febre 85
Quinto princípio: sistema imunológico.. 91

Capítulo 2: Agentes de Saúde.. 105
2.0 Amor 106
2.1 Água fria 107
2.2 Alimentação 108
2.3 Banho de assento alternado... 110
2.4 Escalda-pés alternados 110
2.5 Cataplasma de barro.. 111
2.6 Cataplasma de cará 111
2.7 Cataplasma de inhame-branco 111
2.8 Cataplasma de tofu.. 112
2.9 Chás.. 112
2.10 Babosa (*aloe arborescens*) 113
2.11 Compressa de babosa 113
2.12 Compressas simultâneas 114
2.13 Compressa de gengibre 114
2.14 Compressa de folha de repolho 115
2.15 Consciência 115
2.16 Energia vital (força vital) 116
2.17 Manilúvio 117
2.18 Mar: os benefícios da água do mar para minha saúde 117
2.19 Meditação... 118

2.20 Óleo de gergelim 119
2.21 Óleo de rícino 120
2.22 Oxigenação do corpo 120
2.23 Soro caseiro 121
2.24 Refrigerantes 122
2.25 Suco de *aloe vera* 123
2.26 Limpeza da vesícula, do fígado e dos rins 123
2.27 Gratidão 126

Capítulo 3: Doenças – Causas e Tratamentos 127
Ácido úrico 127
Acne 129
Afta 130
AIDS – Síndrome da imunodeficiência adquirida 131
Alergias 132
Alzheimer 134
Amigdalite (faringite) 135
Amnésia (memória fraca) 137
Anemia 138
Angina 140
Apendicite 142
Apneia do sono 143
Arritmias 145
Arteriosclerose 146
Artrite/artrose 148
Asma 150
Ataque epiléptico (epilepsia) 151
AVC – Acidente vascular cerebral 153
Azia 154
Bexiga 155
Bócio 155
Bronquite 157
Bursite 159
Cabelos: quedas, cascão e embranquecimento 161
Calcificação/tendinite 162
Cálculos biliares (vesícula)/cólicas hepáticas 164
Cálculos ou pedras na bexiga 166
Cálculos renais 167
Calos/verrugas 169
Câncer de sangue (leucemia) 170
Câncer de mama 172
Câncer de pele 173

Câncer de próstata 176
Câncer linfático 178
Catapora (varicela) 180
Catarata 181
Caxumba (papeira) 183
Celíaca 184
Ciática 185
Cistite 187
Cólica menstrual 188
Congestão nasal (sinusite) 189
Conjuntivite 190
Convulsão 192
Coqueluche 193
Coração 194
Coronárias (doença coronária) 196
Crianças e suas doenças 199
Dengue 207
Depressão 208
Derrame cerebral (aploplexia) 210
Desidratação 211
Descolamento da retina 212
Diabetes 213
Diálise (hemodiálise) 215
Diplopia 216
Doenças das válvulas cardíacas (válvulas cardíacas) 217
Embolia (trombose) 219
Enxaqueca 220
Epilepsia (ataque epiléptico) 222
Esclerose múltipla 224
Esquizofrenia 225
Excesso de peso/obesidade 226
Faringite (amigdalite) 228
Febre Amarela 229
Feridas 232
Fibromialgia 234
Fígado 235
Fraturas 237
Furúnculo 238
Gangrena 239
Garganta (inflamação, rouquidão) 241
Gastrite 242
Glaucoma agudo e crônico 244

Gota 245
Gripes e resfriados 247
Hematoma 248
Hemodiálise (diálise) 249
Hemorragia subconjuntival 250
Hemorroidas 251
Hepatite 253
Hérnia ou ruptura tecidual 255
Hérnia de disco 256
Hidronefrose 257
Hipertensão 258
Hipertrofia benigna da próstata 260
Hipotensão 262
Icterícia 263
Incontinência urinária 265
Infarto do miocárdio 267
Insônia 269
Intestinos: delgado e grosso 270
Labirintite 272
L.E.R. Lesão por esforço repetitivo 274
Leucemia (câncer no sangue) 275
Lupus eritematoso 277
Mal de Parkinson 279
Manchas na pele 281
Memória fraca (amnésia) 281
Meningite 283
Menopausa 284
Menstruação 285
Miomas 288
Miopia 289
Mordidas de cobras ou animais venenosos 290
Nódulos nos seios 291
Obesidade/excesso de peso 292
Olhos e suas doenças 294
Osteoporose 296
Pânico 297
Paralisia facial 298
Paralisia infantil (poliomelite) 300
Parto difícil ou fácil (é opção da mulher) 301
Pielonefrite 302
Piolho 304
Pleurisia 304

Pneumonia.. 306
Poliomielite (paralisia infantil) 307
Presbiopia.. 308
Prisão de ventre.. 309
Próstata... 311
Prostatite 312
Psoríase 313
Pulmões 315
Queimaduras 316
Reposição hormonal.. 316
Resfriados e gripes.. 318
Ressaca... 320
Reumatismo 320
Rinite... 322
Rins... 324
Sarampo.. 326
Sarna 326
Sinusite (congestão nasal)... 327
Taquicardia supraventricular 329
Tendinite/calcificação 330
Terçol 332
Tétano 333
Tireoide 335
Torcicolo.. 336
TPM – Tensão pré-menstrual... 337
Trombose (embolia)... 339
Tuberculose... 341
Úlcera péptica 342
Válvulas cardíacas (doenças das válvulas cardíacas) 344
Varicela (catapora).. 345
Varizes 349
Vermes 348
Vitiligo 346
Vômitos 351
Biografia.. 351

CAPÍTULO 1:
OS CINCO PRINCÍPIOS

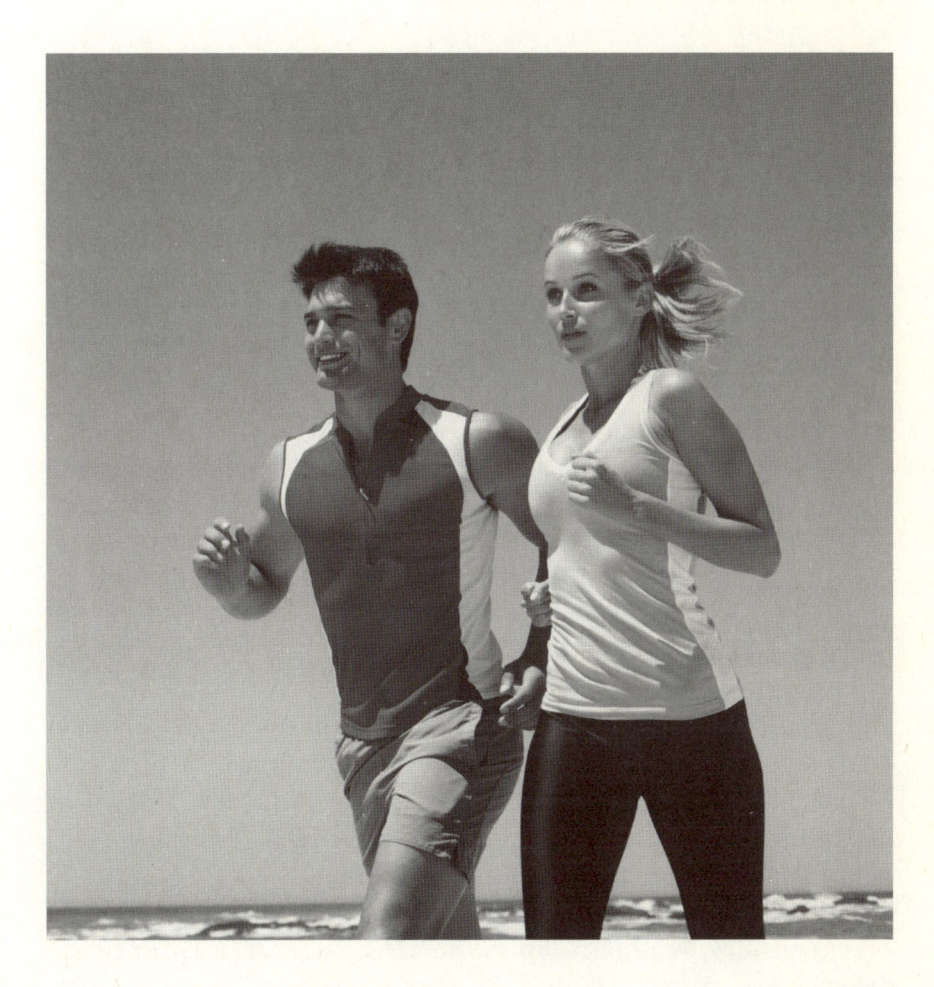

Primeiro Princípio: Pele

Minha saúde depende de minha pele. É o órgão mais importante para manter ou recuperar a saúde do corpo.

A **PELE** é o maior órgão do corpo humano.

A mucosa é pele interior que reveste as cavidades do corpo, desde a boca, o nariz, os olhos, os ouvidos até o ânus. A pele e a mucosa possuem milhões e milhões de orifícios, poros e uma dupla rede de vasos sanguíneos e nervos que mantêm suas atividades e equilíbrio na circulação do sangue, no sistema linfático e no sistema respiratório, para a manutenção da saúde.

A pele realiza duas funções.

– ALIMENTAÇÃO OU NUTRIÇÃO, como os pulmões, nutrindo com oxigênio e elementos energéticos do Sol, da Água, da Terra e do Ar, que incorporam energias ao nosso corpo.

– DEFESA OU ELIMINAÇÃO, como os rins, eliminando, pelos poros, impurezas e substâncias tóxicas do sangue.

Observemos que nós humanos, em geral, temos os **dois rins sobrecarregados de impurezas**, das matérias estranhas (lixo) que são recolhidas do corpo; temos os intestinos (delgado e grosso) com frequentes fermentações e putrefações; e temos os **dois pulmões exaustos e sufocados de poluição**, do dióxido de carbono, da correria do dia a dia, que desencadeiam uma respiração curta e ofegante.

Pois o grande mérito da **PELE É SER MAIS UM RIM E MAIS UM PULMÃO**, para equilibrar e manter minha saúde, recebendo luz, calor e energias vitais do sol, da água, do ar e da terra, e ainda pelo suor (através dos poros) do sistema linfático, eliminando impurezas, substâncias nocivas, matérias residuais e mórbidas, que nosso sangue contém.

A pele se fortifica quando se pratica exercícios físicos (com o mínimo de roupa) no sol ou ao ar livre e, em seguida, cobre-se o corpo com água fria. Portanto, a água natural, com suas propriedades energéticas usadas sobre a pele, é um estimulante da saúde, porque ativa e enobrece a força vital, a energia vital (sistema imunológico), que reage e cura as doenças, viabilizando o retorno da saúde ao corpo.

É importante manter sempre a pele livre, ventilada, isto é, evitar o uso de agasalhos, roupas sintéticas justas e apertadas que bloqueiam e sufocam a atividade de nutrição pelos poros da pele.

As doenças da pele (erupções, furúnculos, úlceras, eczemas, abcessos, urticárias, panarícios, sarampo, varíola, escarlatina) não são atrocidades, não são más. Demonstram uma defesa, eliminações, através da pele, de impurezas, material tóxico e substâncias estranhas que existem no sangue. Nessas erupções na pele não se deve usar pomadas ou qualquer outro medicamento. Deve-se fazer um tratamento de purificação do sangue, conforme consta do Capítulo 3.

Quando minha pele fica FRIA, SECA E INATIVA (quando eu rejeito a energia do sol e da água fria, uso muitas roupas e não pratico exercícios físicos), ela se torna incapaz de absorver as substâncias energéticas e vitalizadoras da natureza e expulsar e eliminar, pelos poros, as substâncias nocivas e o material tóxico do sangue.

Como consequência, essas substâncias ácidas, impuras e corrosivas, que não conseguem sair do corpo, congestionam e produzem estados catarrais agudos e depois crônicos, e procuram a saída pelas mucosas do estômago, dos intestinos, do baço, do pâncreas, do fígado e de todo o aparelho digestivo. Como estas não encontram saída, geram-se as DOENÇAS, como gastrites, úlceras, diabetes, diverticulites e até os cânceres.

A pele necessita de nutrição, de oxigenação, também nas sete ou oito horas de repouso. Portanto, o quarto de dormir deve receber o sol durante o dia, ter as paredes brancas e limpas (sem TV, ar-condicionado, quadros, telas, etc.) e ampla ventilação durante a noite.

A pele não aceita agressões químicas, como protetor solar, cremes, desodorantes e "produtos de beleza". São produtos químicos que, aplicados nela, entram pelos poros e destroem o sistema linfático (especialmente os gânglios nas axilas, abrindo as portas para o câncer linfático), atingindo a linfa e criando impurezas e toxidades no sangue.

Só podemos e devemos passar em nossa pele (até como proteção) aquilo que possamos comer.

A febre no ventre, causa das fermentações e putrefações intestinais, característica de todo doente, some, desaparece com a atividade da pele, que todos os dias reage positivamente quando recebe a água fria, a energia do sol, do ar fresco, jogando para fora do corpo, através do suor, o calor excessivo do baço, do pâncreas, dos intestinos, dos rins, do estômago, etc.

Qualquer doença é curável, quando se alcaliniza o sangue mediante o desempenho das funções da pele, como nutrição (como pulmões) e eliminação (como rins), que também retiram o excesso de calor do ventre e ao mudar a alimentação, conforme item **2.2**, para normalizar a digestão do doente.

A saúde requer que as atividades da pele e da mucosa sejam harmônicas e que as temperaturas interna e externa do corpo sejam equilibradas, uma vez que a circulação sanguínea é ministrada pelo sistema nervoso, e para que haja esse equilíbrio no corpo, é necessário que tanto os nervos da pele e da mucosa quanto os tecidos do pâncreas, baço, fígado, rins e intestinos estejam equilibrados.

Não ocorrendo esse equilíbrio, haverá o enfraquecimento da pele, pelos medicamentos, alimentos industrializados e indigestos, agasalhos, ar-condicionado, vida sedentária, que excitam **prolongadamente** os nervos da pele e da mucosa intestinal e, como consequência, haverá uma congestão sanguínea nas vísceras, com elevação de temperatura, provocando o esfriamento da pele, que a deixa com circulação sanguínea deficiente, o que a impede de expulsar as matérias mórbidas e substâncias tóxicas por seus poros.

Como disse anteriormente, haverá uma consequente sobrecarga das mucosas por onde procurarão sair impurezas, as quais estão repletas de acidez e putrefações. Como não conseguem sair do corpo, produzem inflamações e congestões, causando doenças no estômago, nos intestinos, no útero, na próstata, nos pulmões e no sistema nervoso. Assim, aparecem as doenças agudas, que com o uso de medicamentos se tornam crônicas.

Na pele, desenvolve-se a vasodilatação, que é uma reação térmica, e por ser o resultado da atividade nervosa e da intensa circulação sanguínea, é desencadeada pelo conflito térmico de calor e frio sobre a pele. Esta, quando aquecida pelo calor do sol e pela atividade física, depois atacada pela água fria, obriga o calor excessivo do sangue, que circula no baço, no pâncreas, no fígado, nos intestinos, no estômago e nos pulmões a sair até a superfície do corpo, por reação nervosa e circulatória. **Isso é purificar o sangue. É saúde.**

Os banhos quentes no dia a dia, através dos anos, deixam a pele debilitada porque a esfriam, mas eles aumentam o calor nos órgãos do ventre (útero, próstata, baço, fígado, coração, etc.), produzindo excesso de calor, a febre.

Disso surgem as doenças na fase aguda e, com a química dos medicamentos, aumenta o nível de impurezas no sangue, e essas doenças tornam-se crônicas e incuráveis. Por exemplo: rinite alérgica, resfriados e gripes frequentes, prisão de ventre, sinusite, etc.

A pele é um órgão tão maravilhoso que, quanto mais exigimos e ela mais trabalha, melhor desempenho ela tem na eliminação das doenças, nutrindo-nos com saúde. Ao contrário do que ocorre com o coração, o baço, o fígado, o pâncreas e os demais órgãos internos de nosso corpo, que quanto mais são submetidos a uma atividade muito forte, a um trabalho forçado, ficam congestionados e debilitados, chegando à exaustão, e como consequência, eles diminuem sua vida útil.

Portanto, como nossa saúde depende de nossa pele, observemos os benefícios que temos quando ela está em contato com o mar.

A PELE E O MAR

A água do mar é o sangue da Terra.

Por milhões e milhões de anos, as chuvas, as enxurradas e os rios levaram os sais minerais "roubados" da crosta terrestre, depositando-os no mar.

Portanto, a água do mar contém todos os micronutrientes necessários à vida.

O líquido amniótico, dentro do qual passamos nove meses, no ventre de nossas mães, nos desenvolvendo, é muito semelhante à água do mar. Em face dessa espetacular identidade entre a água do mar e a estrutura biológica humana, há uma compatibilidade de regeneração e recomposição da energia vital humana (sistema imunológico), especialmente quando esta estiver enfraquecida por qualquer tipo de doença, graças às propriedades TERAPÊUTICAS da água do mar.

A estrutura científica das propriedades terapêuticas da água do mar foi estudada e estabelecida pelo cientista francês RENE QUINTON em 1904, quando demonstrou a Lei da Constância Salina. O ponto fundamental dessa lei é estabelecer a origem marinha das primeiras células animais e a presença desse meio marinho em toda a linha zoológica, demonstrando que cada uma das células do organismo vivo se banha em um meio fisiológico idêntico ao meio marinho.

O dr. Rene Quinton comparou nosso organismo com um aquário marinho e provou sua tese por meio de três demonstrações:

1ª – Conseguiu manter vivos, imersos em água do mar, glóbulos humanos que morreriam em qualquer outro meio artificial;

2ª – Retirou de um cachorro uma parte importante de seu sangue para substituí-lo por uma quantidade igual de água do mar;

3ª – Introduziu, venosamente, durante oito horas seguidas, água do mar equivalente a 66% do peso do cachorro. Em seguida, esvaziou totalmente o sangue do cão e o substituiu por água do mar. Todos os componentes do sangue (entre os quais os glóbulos vermelhos e brancos) desapareceram. Depois de algumas horas de enfraquecimento, o cachorro reagiu e retornou com vigor intenso.

Obs.: O cachorro faleceu cinco anos depois dessa experiência, por acidente (atropelamento).

A vida teve origem no mar. O sangue humano é uma réplica bioquímica da água do mar.

Conclui-se que, graças às qualidades e às propriedades terapêuticas da água do mar, pela sua riqueza em sais minerais e sua compatibilidade com a **energia vital** do ser humano, é necessário que tenhamos uma aproximação, uma vivência com o mar, através da natação, exercícios de respiração e de massagens dentro da água do mar.

E os benefícios de nossa pele em contato com a terra?

A PELE E A TERRA

A terra (com água) aplicada sobre a pele do ventre elimina fermentações e putrefações, purifica, desinflama e regulariza o processo digestivo.

Os melhores alimentos, especialmente a clorofila, são terra transformada em nutrição.

A pele dos pés sobre a terra, especialmente pisando em terra úmida, é uma benéfica troca energética, envolvendo os sistemas nervoso e cardiovascular.

A terra é fonte de vida. Transforma uma simples semente em bela árvore, com caule, folhas, flores e frutos, e de suas entranhas temos a água mais completa energeticamente e pura;

Um grande mal do ser humano, e até fatal, é a febre. Aplicando-se terra com água na pele do ventre, na testa e na nuca, elimina-se a febre.

Também, por uma questão de nutrição, nossa pele precisa estar em contato com o ar.

A PELE E O AR

A pele viva, ativa, precisa ter a superfície do corpo com ar puro em ambiente livre e bem ventilado. Devemos evitar os ambientes fechados e com ar-condicionado, inclusive as academias de cultura física, cheias de espelhos, movimentadas e muito fechadas (ar impuro).

No inverno ou nos dias em que não aparece o sol, a pele necessita do ar frio, abrindo-se as janelas, deixando a casa bem ventilada, viabilizando a entrada das boas e úteis correntes de ar, com exercícios físicos, boas respirações e completando com banho frio (antes deste deve-se fazer o aquecimento do corpo com alguns exercícios físicos e respiração), para que haja o choque térmico que faz a **energia vital** do próprio corpo reagir e ampliar suas defesas imunológicas, reforçando a saúde contra resfriados, gripes ou outros desequilíbrios térmicos.

Os benefícios são maiores ainda quando nossa pele recebe a vitamina D do sol e as propriedades energéticas da água natural.

A PELE, O SOL E A ÁGUA

A pele, para poder permanecer viva, ativa e sadia, precisa diariamente da energia do sol.

É claro que, durante essa exposição ao sol, é necessário passar água sobre a pele (e não deixar a pele secar), para que os benefícios sejam completos.

Como já foi mencionado, deve-se evitar o protetor solar, assim como se deve evitar a exposição excessiva ao sol (especialmente na praia, permanecendo sentado ou em repouso e recebendo excessivamente os raios solares UVB e UVA).

O quarto de dormir, as roupas, o ambiente aconchegante necessitam do sol durante o dia, para consolidar e ampliar boa ventilação à noite.

O sol, em contato com a pele molhada, viabiliza as reações biológicas, sendo agente de saúde imprescindível nas trocas orgânicas e no processo de renovação das células, especialmente do sangue.

Feridas, tumores, dores, inflamações, degeneração de tecidos, raquitismo, inchaços, abcessos devem ser cobertos com barro (terra + água) e folhas de repolho, e ficarem expostos ao sol por algum tempo, para a eliminação de impurezas.

O sol beneficia e torna plenas as funções da pele na alimentação (nutrindo o corpo com oxigênio e energias vitais) e na eliminação (através do suor), ação de expulsar as impurezas do sangue, pelos poros.

OXIGENAÇÃO DO CORPO (FAZER NO SOL OU AO AR LIVRE) O OBJETIVO É A PURIFICAÇÃO DO SANGUE

A oxigenação do corpo é fundamental porque põe toda a estrutura deste em condições de ativar todas as suas funções, especialmente a PELE, os RINS, os PULMÕES, o CORAÇÃO e os INTESTINOS e, por conta disso, expulsar todas as matérias estranhas e as substâncias tóxicas do sangue.

Os músculos, os nervos, o cérebro, o coração e todos os órgãos do corpo necessitam da purificação do sangue, através da pele, para manter e renovar a energia vital, advinda da oxigenação do corpo, no sol ou ao ar livre, para que os pulmões, que recebem o sangue com dióxido de carbono, processem e o oxigenem, e esse oxigênio seja transportado pelos glóbulos vermelhos, dos pulmões para todo o corpo.

A **oxigenação do corpo** inicia-se com o alongamento, ao sol ou ao ar livre.

Obs.: deitar de costas no chão (na cama ou no sofá), começar o alongamento com as pernas, flexionando-as (para cima e para baixo), trançando-as (para a direita e para a esquerda) e sacudindo-as (verticalmente). Para completar, traga as pernas sobre o tronco e a cabeça, como se as pontas dos pés fossem tocá-la. Repetir três vezes. Após o alongamento, fazer esta sequência:

> 1. Fazer um tipo de exercício físico. Por exemplo, polichinelo ou uma corrida curta, até que o suor apareça na pele;
> 2. Água fria sobre a cabeça, braços, pernas e todo o corpo. Água natural sobre o corpo é fundamento para purificar (alcalinizar) o sangue;
> 3. Respiração: respirar profundamente (ao sol ou ao ar livre), levantando os braços e calcanhares (ao mesmo tempo), ficando na ponta dos pés até as mãos se unirem lá em cima (segurar o ar por alguns segundos) e descê-las expirando lentamente. Repetir 20 vezes.

Portanto, concluída a primeira sequência 1 – 2 – 3, repete-se retornando ao 1, fazendo outro tipo de exercício. Por exemplo: flexão abdominal ou outra corrida curta (o importante é o suor aparecer na pele). Depois o 2: água fria sobre a cabeça, braços, pernas e todo corpo; e depois o 3: respiração (até 20 vezes).

Repita a sequência, alternando com outros exercícios físicos (pular corda, corridas curtas) até completar 40 minutos.

Observação 1: Fazendo-se a **oxigenação do corpo** ao sol ou ao ar livre, teremos, alternadamente, calor e frio sobre a pele, obteremos sucessivas **vasodilatações** e **vasoconstrições** na pele e nos órgãos internos do corpo, provocando a produção do fluxo e refluxo do sangue. Disso resulta a contribuição para sua purificação.

Observação 2: Fazendo-se a **oxigenação do corpo** no mar (praia e água do mar), teremos maiores benefícios, porque o objetivo é a purificação do sangue, e este é uma réplica bioquímica da água do mar. Graças às suas propriedades terapêuticas, por sua riqueza em sais minerais e sua compatibilidade com nossa energia vital humana, há benefícios muito maiores, principalmente, quando praticamos a natação, os exercícios de respiração e massagens dentro da água do mar.

Observação 3: A academia, quando mantida em um ambiente fechado, não é recomendável, porque não tem a necessária e duplo plena oxigenação do ar nem a ação direta do sol.

Podemos afirmar que a saúde humana está em nossas próprias mãos. É preciso apenas manter a pele limpa, livre e exposta ao ar livre, recebendo as energias da atmosfera, do orvalho, da água (inclusive da chuva) e do sol.

Observação 4: Essa é a primeira etapa preventiva na eliminação de qualquer doença, especialmente as degenerativas, como Alzheimer, câncer, mal de Parkinson, esclerose múltipla, diabetes, artrose, arteriosclerose, cardiopatia isquêmica, etc.

Minha saúde depende de minha pele. É o órgão mais importante para manter ou recuperar a saúde do corpo.

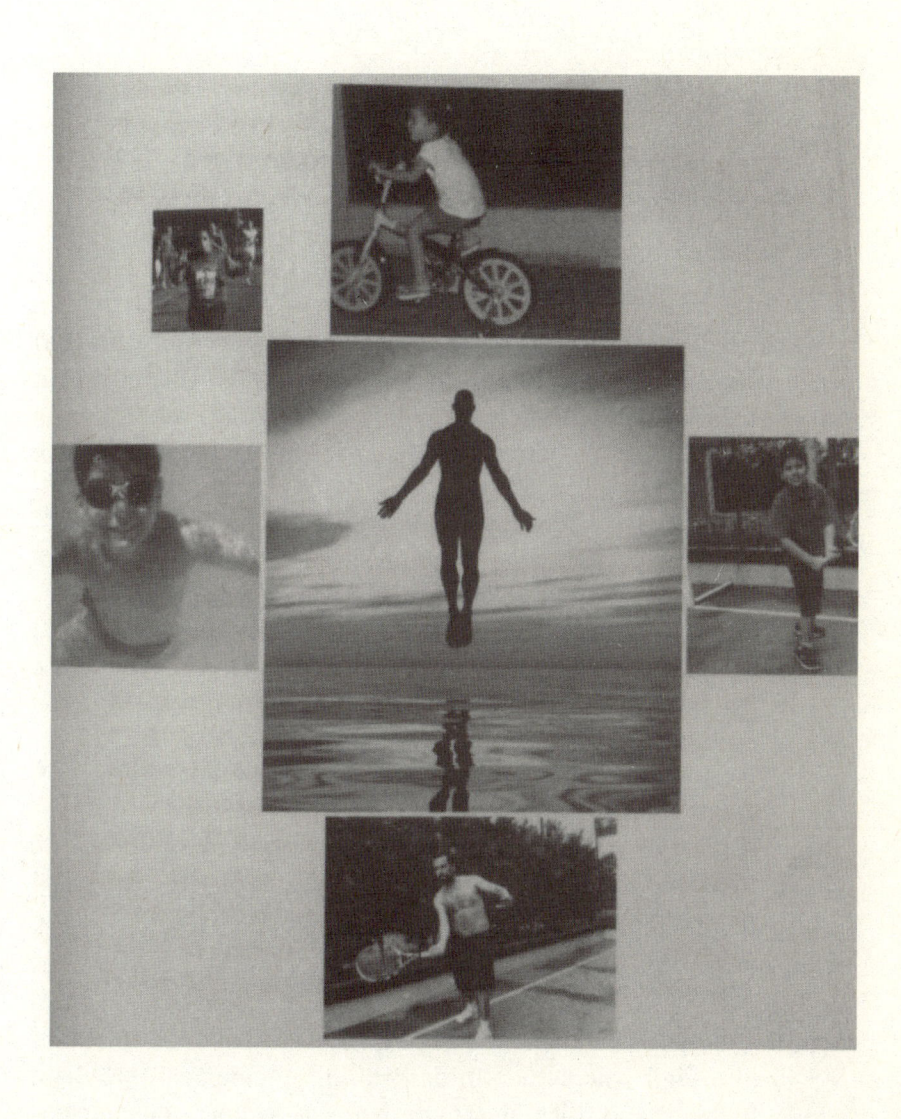

SEGUNDO PRINCÍPIO: CONSCIÊNCIA

Segundo Princípio: Consciência

O distúrbio e o mau funcionamento de uma célula (doença) não são um problema químico. Trata-se de uma quebra energética. É um problema energético.

Para chegarmos aos 100 anos sem medicamentos e hospitais, é necessário:

Perceber e reduzir a níveis mínimos minha opção pelas oito maldições humanas:
{
AFLIÇÃO
ANGÚSTIA
ANSIEDADE
MÁGOA
MEDO
ÓDIO
PREOCUPAÇÃO
RAIVA
}

Porque elas contraem nosso sistema de glândulas (hipófise, pineal, pâncreas, fígado, tireoide, paratireoide, suprarrenais, próstata, ovários, mamas, etc.), secretando em níveis imunológicos.

Para ilustrar, vejamos como uma pessoa que tem a doença hipertensão a desenvolveu. Inicialmente, a hipertensão tem como causa principal o fator psicológico, o desequilíbrio emocional. No dia a dia, suas atividades no trabalho ou em casa, são sempre consideradas estressantes. Esse estresse é desencadeado por angústia, ansiedade e, principalmente, raiva frequentes, que debilitam o sistema hormonal, com rotineiras descargas de noradrenalina, aldosterona, acetilcolina e adrenalina no sangue, provocando uma vasoconstrição (estreitamento do diâmetro dos vasos sanguíneos), que desequilibra as glândulas endócrinas suprarrenais, elevando as pressões sistólicas acima de 140 mmHg e a diastólica acima de 90 mmHg (acima de 14 x 9), e, portanto, desenvolve e cria a doença hipertensão.

Em 27 de junho de 2013, esteve em meu consultório, para um tratamento, a cliente A.G.R.L., uma jovem inteligente, empreendedora, executiva e gerente geral de uma empresa multinacional norte-americana, no Brasil, com filiais em todo o país.

A.G.R.L. tomava cerca de sete medicamentos por dia, para controlar a enxaqueca, a hipertensão, o excesso de peso, a gastrite, a prisão de ventre, o ciclo menstrual completamente irregular e as alergias.

No dia 17 de junho daquele ano, A.G.R.L. decidiu visitar a filial de Porto Alegre. Chegando ao aeroporto de Cumbica (Guarulhos-SP), já na sala de embarque, foi necessário aguardar seu voo por 40 minutos. Enquanto esperava, foi até a lanchonete e comprou um pacote de bolachas. Sentou-se em uma poltrona, a seguinte estava vazia e na outra poltrona sentou um homem. A.G.R.L. começou a ler um livro, enquanto o homem abriu o pacote de bolachas e retirou uma bolacha. Ela, percebendo isso, começou a se irritar. "Mas que cara de pau! Se estivesse disposta, eu quebraria a cara dele para que nunca mais se esquecesse dessa sacanagem". Mas, mesmo assim, conteve-se e, embora aborrecida, também retirou sua bolacha e começou a saboreá-la. Em seguida, o homem comeu outra bolacha, e A.G.R.L. sentiu-se indignada, nervosa e enraivecida pelo abuso e atrevimento dele. Quando restava apenas uma bolacha, o homem dividiu-a ao meio, deixando a outra metade para ela. A essa altura, A.G.R.L. estava tão angustiada e enfurecida que se sentiu mal. Procurou o pronto-socorro do aeroporto e lá constatou que sua pressão sistólica estava em 220 mmHg e a diastólica em 180 mmHg (22 x 18). Recebeu uma medicação forte, adormeceu e permaneceu durante a noite no pronto-socorro. Na manhã seguinte, deixando o local e abrindo sua bolsa, para sua surpresa, viu que seu pacote de bolachas estava lá, intacto e fechadinho. Que decepção! Que vergonha!

Observemos quanto prejuízo A.G.R.L. teve:

1. Perdeu a passagem aérea;
2. Uma noite perdida no pronto-socorro;

3. Atrapalhou a vida das pessoas em Porto Alegre que a esperavam para reuniões;

4. De bobeira, optou pela angústia, aflição, raiva e ódio e quase sofreu um acidente vascular cerebral.

Tudo isso sem motivo. Tudo isso, à toa.

A partir daquele 27 de junho, A.G.R.L. começou o tratamento, de acordo com meu método de saúde, que consta dos cinco princípios descritos neste livro. Iniciamos o tratamento e demonstramos o porquê de suas crises diárias e frequentes de enxaqueca, hipertensão, gastrite, prisão de vente, menstruação irregular (TPM), excesso de peso e alergias.

A.G.R.L. percebia seu descontrole na alimentação, porque nunca tinha tempo para uma refeição decente. Quando podia, comia salgadinhos, frituras, refrigerantes e toda espécie de tranqueiras. Aceitou mudar e melhorar sua alimentação e passou a se alimentar de acordo com o relatório sobre alimentação que consta no item 2.2. Deixei claro que essa alimentação é só por 90 dias. Depois de 90 dias, coma o que achar conveniente.

A.G.R.L. também percebia seu sedentarismo e comprometeu-se a mudar. Fazer diariamente, durante os 90 dias de tratamento, todos os exercícios de respiração, de alongamento e completa oxigenação do corpo, conforme consta do item 2.22.

Mas A.G.R.L. não percebia um fator importante, neste caso, que era sua aflição, angústia, ansiedade, medo, mágoa, preocupação, ódio e raiva, gerando elevado nível de estresse.

Comecei a enumerar a causa de seu desequilíbrio hormonal (uma das causas de suas doenças):

PARANOIA: Você, A.G.R.L., usa, com frequência, esse mecanismo psicológico de fuga à consciência de seus próprios erros, de seus problemas, isto é, você nunca aceita que erra. Você se sente vítima. Critica e culpa o mundo. Vê tudo fora e projeta nas outras pessoas a causa de seus problemas.

IMATURIDADE: Sua vontade e seus desejos estão acima de tudo. As pessoas devem estar à sua disposição e satisfazer todas as suas vontades. O dinheiro para você é tudo. Você faz dívidas e não consegue pagá-las. Pega dinheiro emprestado de bancos. Você ganha 100 e gasta 120. Está sempre preocupada com déficit financeiro. Especula na bolsa de valores. Joga em todas as loterias (quer ganhar dinheiro sem trabalhar). Você ingere sete medicamentos por dia (é uma dependente química). Tem medo de ficar doente (paga plano de saúde), medo de altura, medo da morte e medo do amanhã. Você tem um apego excessivo ao poder e ao prestígio. Por isso, tem verdadeira admiração pelos banqueiros e poderosos. Isso mostra que você ainda não chegou à fase adulta. Está presa na pré-adolescência. Essa é a razão de seus conflitos.

PERFECCIONISMO: Você se acha perfeita. Nunca erra. Briguenta, é exigente por qualquer detalhe (insignificante). Quando você fala em público, acha-se uma comunicadora perfeita. Se alguém não entendeu a mensagem, é que aquelas pessoas são "burraldas".

PERSECUTORIEDADE: Espécie de vingança, revanchismo, revide, "dar o troco".

Desconfiada, Alguém está me perseguindo, alguém está tramando algo contra mim.

INVEJA: Sua atitude invejosa é de estragar e destruir o bem que existe em sua vida e ainda pretende destruir o bem que há na vida de outras pessoas. O que caracteriza sua inveja é um comportamento de agressão a tudo o que é bom, isto é, à vida. Se estiver frio, reclama do frio. Se chover, reclama da chuva. Se estiver calor, reclama do sol. Perceba que você é uma pessoa insatisfeita com a vida.

A.G.R.L., todas essas patologias que você tem, todos nós humanos temos.

Eu, por exemplo, faço um esforço contínuo para que essa neurose generalizada não tome conta de minha vida. Portanto, percebo que tenho essas patologias e luto continuamente para reduzi-las.

A.G.R.L., desde a Antiguidade, nós humanos temos, aceitamos e optamos pela neurose.

Platão, em 427 a.C., mostra e ilustra no "mito da caverna" como nós humanos somos.

Inicialmente, Platão percebeu e aceitou que a verdade está dentro de nós humanos. E que, antes de nascer, nós morávamos, vivíamos, no reino das ideias (Reino Espiritual). Lá, os conceitos eram universais, com a plenitude da justiça, da bondade, dabBeleza e da verdade.

As casas eram belas, amplas, limpas e acessíveis a todas as pessoas. As árvores eram frondosas, com folhas, flores e frutos, úteis e disponíveis; Os animais eram afetuosos, limpos e belos. As pessoas viviam em paz, com saúde; um paraíso.

Lá, não havia conceitos particulares, porque o conceito particular não é verdadeiro: casa de pobres, favelados, pessoas doentes e famintas, cadeias, hospitais, etc.

Depois que nascemos, crescemos envolvidos na ampla neurose coletiva e social, onde os conceitos particulares predominam, por isso o homem decaiu.

O ser humano está em uma caverna. Vive com pouca luz. Enxerga pouco, através de fendas e frestas. Vive em um planeta ilusório e fantasioso.

O conhecimento útil se faz por meio de sombras. Os universais (justiça, bondade, verdade, amor) são sombras, são pequenas lembranças.

Consequências: pobreza, crimes, doenças e corrupção.

Esse mundo não é real. Não é verdadeiro.

A.G.R.L., outra visão de nossos conflitos, quando optamos pela inveja, arrogância, paranoia, etc., nós encontramos em DANTE ALIGHIERI (1265 a 1321), na suma poética da Idade Média, *A Divina Comédia*.

O poema épico é uma visão metafísica da existência humana (época das trevas) e desenvolve uma narrativa da decadência humana (quando optamos pela aflição, ansiedade, raiva, etc.) em uma odisseia pelo inferno, purgatório e paraíso.

No inferno, o ser humano sente-se completamente perdido, com grande sofrimento e obnubilação plena, por não perceber, não aceitar e não querer lidar com sua arrogância, intolerância e neurose do dia a dia.

No purgatório começa o aprendizado. Apesar da insegurança generalizada, já começa a perceber e aceitar sua imaturidade, seus delírios, sua corrupção, sua agressividade e a luta para reduzi-los. Já percebe que o caminho está certo.

No paraíso já existe uma luz, já inicia o contato com seu próprio ser. Já consegue aceitar e participar da busca de um bem infinito, do Amor, de Deus.

A.G.R.L., temos ainda outra ilustração alegórica e simbólica, quando houve uma especial e produtiva assembleia geral, congregando todos os órgãos do corpo que "assumiram a condição humana". Discutiam e debatiam as condições, terapias e estratégias de como o corpo deve ter e manter plena saúde.

Assumiu a presidência da Assembleia Geral a Boca, que disse: "Eu, Boca, vou presidir esta importante assembleia".

"Eu, Boca, posso afirmar que tenho todos os predicados e prerrogativas que o cargo requer, porque sou o órgão mais importante do corpo. Todos vocês dependem de mim. Eu falo, oriento e determino como vocês devem agir. Eu sou a comunicação. Aliás, tem mais, afirmo que quem não se comunica, se trumbica."

Então, o Cérebro tomou a palavra e disse:

"Boca, você não tem condições de assumir a presidência desta assembleia. Você, Boca, fala demais, é fofoqueira, diz muitas bobagens. Diz até piadas sem graça, e só você ainda pede bis. Você deve renunciar."

A Boca reconheceu seus defeitos e renunciou.

O Cérebro assumiu a presidência da assembleia. "Eu, Cérebro, tenho todas as condições intelectuais para assumir a presidência desta assembleia. Eu, Cérebro, penso, tenho o raciocínio, sou o intelectual, sou a mente consciente e tenho a complexidade do planejamento. Toda a filosofia, espiritualidade e toda a ciência, eu transmito a todos vocês. Vocês dependem de mim."

Foi então que os Pulmões solicitaram a palavra e disseram: "Cérebro, na teoria você faz tudo perfeito, mas, na prática, você não tem condições de assumir a presidência da assembleia. Você, Cérebro, basta que lhe falte um pouco de ar, de oxigênio, que você já se desespera e tem um acidente vascular cerebral. Seu pensamento está sempre solto, sempre viajando, cheio de devaneios e fora da realidade, mais parece um macaco bêbado."

O Cérebro aceitou que tem falhas e renunciou.

Então, os Pulmões assumiram a presidência da Assembleia: "Nós, os Pulmões, vamos mudar a estrutura de nosso corpo, com o objetivo de termos a plenitude da saúde. Nós buscamos o ar puro para refrigerarmos todos vocês, pois sem respirar e oxigenar o sangue, vocês não vivem."

Naquele momento, o Estômago, meio acanhado, pediu para falar e disse: "Pulmões, reconheço que vocês fazem um trabalho importante. Só que aqui, em nossa cidade, como ela está muito fria e poluída, vocês ficam perturbados e estão sempre associados a resfriados, gripes, asma e até bronquite. Portanto vocês devem renunciar".

O Estômago assumiu a presidência da assembleia:

"Eu, Estômago, sou o armazém, sou o depositário de toda a alimentação que o corpo recebe. E distribuo toda a nutrição para vocês e, sem essa nutrição, vocês ficam enfraquecidos e anêmicos."

Reinando o pleno silêncio, os Intestinos tomaram a palavra e disseram: "Estômago, você só citou as coisas úteis que você acha que faz, mas qualquer preocupação, qualquer aborrecimento ou medo que houver, você, Estômago, já altera seu suco gástrico e fica todo dolorido e cheio de mal-estar, ou seja, com qualquer alimento que esteja com algum azedume, você já reclama de azia, fermentação, má digestão, úlcera e gastrite".

O Estômago ficou furioso, mas admitiu sua escassa consistência e renunciou.

Os Intestinos assumiram a presidência da assembleia:

"Nós, Intestinos, somos os órgãos mais importantes, porque fazemos toda a limpeza do corpo. Todo o lixo, toda a sujeira que vocês produzem, nós transportamos para fora do corpo. Sem essa limpeza, o trabalho de vocês se torna inútil. Se vocês não nos aceitarem como presidentes da assembleia, nós não vamos retirar o lixo, a sujeira que vocês produzem, e vamos fechar todas as saídas."

Fez-se silêncio. Naquele momento, houve um grande impasse e, em seguida, todos os órgãos protestaram para impedir que os Intestinos fechassem todas as saídas.

No meio daquela confusão, entrou na Assembleia o Mestre, o senhor e combustível do corpo, o Sangue, tendo ao seu lado o seu companheiro fiel, o Coração.

O Sangue, assessorado pelo Coração, assumiu a presidência da Assembleia e disse:

"Meus irmãos, ficou demonstrado que todos nós temos erros e acertos. Precisamos ter consciência de nossos defeitos e reduzir nossa raiva, inveja, máscara, arrogância, perfeccionismo, egoísmo, ódio, paranoia e nossa neurose em geral. A consciência desses erros é que vai estimular e desenvolver nossas virtudes, nossos talentos, que é a consciência do bem, já existente em nossas vidas."

"Observemos ainda que todos os nossos erros fomos nós quem os criamos. Nossos erros não têm existência própria, todos eles são artificiais. Eles não fazem parte de nossa essência."

"Vamos dar as mãos. Unamo-nos. Esta assembleia será permanente."

"Todos nós, unidos pela bondade e pela verdade, teremos o poder de transformar e manter nosso corpo em felicidade e plena saúde."

Portanto, A.G.R.L. nós temos todas as condições para perceber e reduzir essas malditas encrencas, essas emoções negativas, e viver com saúde, isto é, viver sem dependência de medicamentos, sem doenças crônicas e sem frequentar hospitais.

Convém lembrar que, quando fomos gerados, éramos uma única célula. E, naquela única, tínhamos a membrana, o citoplasma e, no núcleo, o DNA (ácido desoxirribonucleico), isto é, a ENERGIA VITAL, A FORÇA VITAL, A VIBRAÇÃO. A PRÓPRIA VIDA.

Hoje, nosso corpo é o somatório de bilhões e bilhões de células, (DNAs) que, em sua forma helicoidal (dupla hélice) e com seus telômeros que em pares ficam nas duas extremidades do DNA, captam toda a nossa **energia vital**. Por isso, somos Energia (principal, maior) e Matéria (corpo, secundário, menor).

Há experimentos que comprovam os DNAs estáveis, de ótimo funcionamento (saúde), quando o ser humano está envolvido pela alegria e entusiasmo por meio da arte, da gratidão e do amor, etc.

Quando se está envolvido com sentimentos negativos de raiva, preocupação, inveja, arrogância, etc., os DNAs ficam contraídos, instáveis, e os telômeros que captam essas energias negativas vão se encurtando, com consequentes distúrbios de funcionamento (doença), porque há uma quebra energética.

As células-tronco só se tornam realmente importantes a partir do campo energético ao qual elas são submetidas, por isso é que no coração se transformam em células cardíacas, no fígado em células do fígado, demonstrando que, se o corpo sempre atuasse em sua energia vital natural, não haveria distúrbios de funcionamento, isto é, não chegaríamos tão precocemente ao envelhecimento, pois tais células seriam produzidas constantemente em seus respectivos órgãos.

Como ilustração, lembro que, há pouco tempo, em Ankara (Turquia), houve o desmoronamento de um imóvel, e um cidadão ficou preso entre os escombros por uns cinco dias (sem comer e sem beber), até que os bombeiros o resgataram com vida. Isso prova a força, a vibração, a energia vital do ser humano.

Quando essa energia e essa vibração começam a minguar, a diminuir, é a velhice. Quando essa energia e essa vibração acabam, é a morte.

Por isso é que temos, dispomos dessa energia vital, dessa força vital que é inerente à nossa vida, é de nossa essência.

Essa energia vital, essa força vital é a CONSCIÊNCIA.

Portanto, o principal fator para reduzir e gerenciar o estresse é a consciência, que tem um grande poder energético e curativo.

A consciência é o vínculo, é o elo que nos une ao Ser Divino, ao Bem, a Deus.

Assim, conclui-se que o elemento mais energético do ser humano é a **consciência**.

Portanto, a **consciência** é o maior fenômeno humano.

Mas o que é **consciência**?

É uma ampla percepção de minha realidade interna (contato com meu próprio ser) e externa, contemporânea (o que acontece no mundo).

Inclui a percepção do que é certo e do que é errado.

Resulta, dentro de nós, da unificação da ESPIRITUALIDADE (gratidão, amor, fé, entusiasmo, sentir, etc.), da FILOSOFIA (verdade, pensamento, planejamento, etc.) e da CIÊNCIA (experimentação, trabalho, bondade, ação boa e útil) dentro de nós humanos.

A **consciência** é dialética:

A – 1º elemento: Consciência Ética (que é nossa essência). Já temos dentro de nós o puro sentimento de justiça, de verdade, de amor, de paz, de bondade, de arte, de trabalho bom e útil e de todo bem que existe.

B – 2º elemento: Consciência Intelectual, que é o saber, o conhecimento, o qual, desde crianças, fomos instruídos e orientados por nossos pais e familiares e depois na escola, pelos professores.

C – 3º elemento: É a Síntese, que é a consciência plena, isto é, a união dos dois elementos anteriores, que é a verdadeira lucidez e sabedoria. É o equilíbrio. É a saúde. É nosso elo com Deus.

Louco não é quem não tem consciência do que faz.

Louco é quem recusa usar, usufruir da consciência que tem.

Observação: quando nós rejeitamos a Deus, isto é, rejeitamos a Consciência, nós aceitamos e adquirimos os vícios, as manias, as frustrações, os medos, a tristeza. Por conseguinte, nós **OPTAMOS** pela aflição, angústia, ansiedade, mágoa, medo, ódio, preocupação e raiva, isto é, optamos pela **doença**, em sua primeira etapa.

Portanto, o distúrbio e mau funcionamento de uma célula (doença) não é um problema químico. É uma quebra energética. É um problema energético.

Por conseguinte, a doença entra em nós humanos em três etapas:

1ª etapa: a doença aparece no Nível Energético, que é o que acabamos de ver (quando rejeitamos nossa consciência e optamos pela aflição, ansiedade, raiva, etc.);

2ª etapa: a doença se incorpora às nossas células (aos DNAs);

3ª etapa: aparece a doença (a dor, a inflamação, os cânceres, os alzheimers, as alergias, as esquizofrenias, as hipertensões, etc.)

Conclui-se que os fármacos (drogas medicamentosas) não curam a doença porque são matérias, são químicas (a química é matéria, inferior à nossa energia vital), logo não combatem e não curam o primeiro nível da doença, que é energético. Por isso, podemos afirmar que os medicamentos tiram somente os sintomas e não vão à raiz da doença e, como consequência, a doença reaparecerá como crônica, além de produzir os "efeitos colaterais".

A.G.R.L., hoje posso afirmar que o ser humano, que realmente **ama**, não fica aflito, angustiado, ansioso, preocupado, com medo, magoado, com ódio e raiva, isto é, quem realmente **ama**, não fica doente.

Mas o que é o **AMOR**?

O **amor** é o maior e mais sublime sentimento. É a essência, a estrutura e a finalidade da existência. É o ato puro, a espiritualidade, a virtude maior da vida, é mais expressivo que a força da criação, tão vulcânico quanto o Vesúvio, suave quanto o pôr do sol, delicado como o orvalho, sublime como a divindade.

Só o **amor** transforma a tristeza em alegria, a dúvida em fé, a obnubilação em luz, a discórdia em união, os erros em verdades, o desespero em paz e esperança.

Quando **amamos**, alcançamos a pureza e a flexibilidade de uma criança, a sensibilidade de um artista, o conhecimento de um sábio, a compreensão de um filósofo, a sutileza e a coragem de uma pessoa tolerante e saudável.

Por isso, existe uma só espécie de **amor**. Um só sentimento verdadeiro e apaixonado que podemos e devemos dirigir a Deus, a uma mulher (homem), aos filhos, à família, aos vizinhos, aos desconhecidos e a toda a humanidade.

É pelo exposto que podemos confirmar que **QUEM AMA NÃO PERDOA!**

Porque quem realmente **ama**, não se sente ofendido, não se sente decepcionado, não se sente magoado, e por isso **NÃO TEM O QUE PERDOAR.**

O AMOR É FELICIDADE.
O AMOR É SAÚDE.

A.G.R.L., hoje, após 90 dias de tratamento, graças a sua determinação, dedicação e virtuosa perseverança em cumprir todas as etapas do tratamento que demonstrei e propus, está com sua energia vital e sua força vital, seu sistema imunológico plenamente recuperados.

As doenças que acompanhavam sua vida, como enxaqueca, hipertensão, prisão de ventre, gastrite, excesso de peso e alergia, foram eliminadas. Hoje, após esse tratamento, graças a Deus, você não ingere medicamentos.

Parabéns, A.G.R.L., você é um ser humano vencedor. A.G.R.L., quais são as pessoas sãs?

São aquelas que admitem em si os defeitos (erros), procuram percebê-los, descobri-los, e lutam incessantemente para reduzi-los. Fazem fluir o afeto em todos os seus pensamentos e atitudes. Gratidão. São gratas à vida.

Observação: essa é a segunda etapa preventiva na eliminação de qualquer doença, especialmente as doenças degenerativas, como Alzheimer, câncer, mal de Parkinson, esclerose múltipla, diabetes, artrose, arteriosclerose, cardiopatia isquêmica, etc.

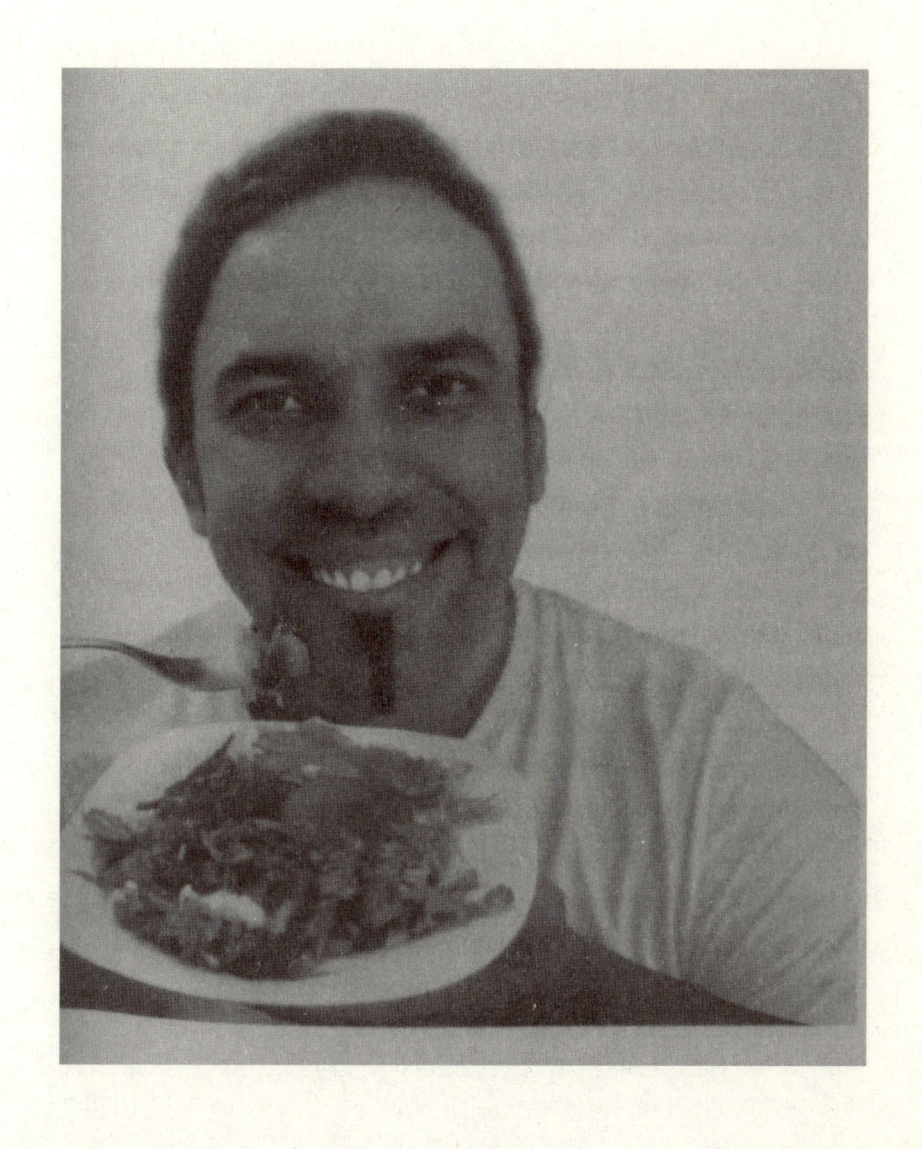

TERCEIRO PRINCÍPIO: ALIMENTAÇÃO

Terceiro Princípio: Alimentação

Para chegarmos aos 100 anos sem medicamentos, sem hospitais, necessitamos de uma alimentação equilibrada, balanceada e plena em nutrição.

Uma refeição nutritiva, plena e completa contém:

MACRONUTRIENTES: Proteínas (aminoácidos)
Carboidratos
Gorduras
Fibras

MICRONUTRIENTES: Sais minerais
Vitaminas

A alimentação constitui um fundamento para a saúde, uma vez que a DIGESTÃO é a transformação do alimento que ingerimos em sangue. Repito, digestão é a transformação do alimento que ingerimos em sangue.

Não acidifique nem agrida seu sangue, ingerindo medicamentos, alimentos industrializados, refrigerantes, frituras e guloseimas em geral.

Observemos a diferença entre COMER (priorizando o sabor) e NUTRIR-SE (priorizando a saúde). Quando priorizamos o sabor, estamos comendo qualquer bagulho: refrigerantes, alimentos industrializados, café (cafeína) com bastante açúcar ou adoçantes, frituras, carnes e enlatados cheios de gorduras trans, bastante sódio e todo tipo de guloseimas (basta que haja uma embalagem midiaticamente elaborada e um sabor produzido artificialmente, que fica claro o quanto ainda somos imaturos – nossas vontades e desejos acima de tudo).

Quando priorizamos a saúde, isso significa que somos seres humanos no caminho da maturidade, estamos consumindo alimentos nutritivos (integrais), que contêm proteínas, carboidratos, gorduras poli-insaturadas, fibras, sais minerais e vitaminas, cujo sabor é importante, mas fica em segundo plano. Com essa nutrição, estamos dando uma dinâmica equilibrada ao nosso sistema linfático, contribuindo e mantendo nosso sangue alcalino (saúde).

Desde a infância até a velhice avançada, todos nós, humanos, somos integrantes e gerenciados pela natureza. São leis de plena sabedoria que comandam e coordenam, no universo, os astros, a vida vegetal, a vida animal e, especialmente, nossa vida.

A natureza nos oferece saúde, equilíbrio, bem-estar e felicidade, através da água, do ar, do sol, do mar, da terra, das ervas naturais e de alimentos integrais.

Portanto, devemos manter esse elo com a natureza, ter maturidade, dominar nossas vontades e desejos, ter controle sobre nossos gostos e preferências e ingerirmos alimentos ricos em clorofilas, fibras, proteínas, carboidratos, gorduras monoinsaturadas e poli-insaturadas, vitaminas e sais minerais (todos integrais).

A resistência humana, a **energia vital**, é a força digestiva e a capacidade de absorção dos nutrientes dos alimentos.

A alcalinidade e pureza do sangue e as células de todos os órgãos de nosso corpo dependem da alimentação cotidiana.

Quando não aceitamos e rejeitamos os alimentos naturais, desequilibramos todo o processo digestivo, chegamos à doença (que nesse caso é fruto do desequilíbrio alimentar) e somos obrigados a consumir as drogas medicamentosas, sendo que estas transformam aquelas doenças comuns em doenças crônicas.

Vejamos, inicialmente, o caso do colesterol:

O colesterol bom, o HDL (lipoproteínas de alta densidade), é uma substância que está no sangue e nas células do corpo, importante para a bile (na digestão), absorção da vitamina D através da pele, e para os hormônios sexuais: estrogênio e testosterona, e até beneficia as células do sistema nervoso.

O colesterol bom, o HDL, é parcialmente produzido por nosso corpo, e o complemento vem dos alimentos ricos em gorduras boas, como as monoinsaturadas e as poli-insaturadas, que são os ácidos graxos, encontrados no azeite de oliva extravirgem, na farinha de linhaça, nos peixes de escama (ômega 3), etc.

Convém mencionar os alimentos integrados e compatíveis com o colesterol bom, HDL, e toda a estrutura sanguínea, que são as verduras cruas (a clorofila é um grande benefício para nossa hemoglobina), legumes cozidos no vapor, arroz integral, amêndoas, peixes de escamas, levedo de cerveja, farinha de linhaça, tofu, cebola, alho, shoyu *light*, castanhas (caju e do pará), nozes, feijão-azuki, quinoa, grãos, cereais integrais, etc.

Até aqui está tudo bem. Se estiver tudo bem, então não há problemas na alimentação?

Há sim. Há muitos problemas.

São o colesterol ruim, o LDL (lipoproteínas de baixa densidade), e os triglicerídeos (triglicérides), que são gorduras depositadas, que comprometem as artérias (complicando, com impurezas, o sangue), desencadeando doenças como arteriosclerose, enfarto do miocárdio, derrame cerebral, hipertensão, disfunções hepáticas, comprometimento do pâncreas e, até, sufocando as glândulas suprarrenais.

Por que surgem, dentro de nós, o colesterol ruim (LDL) e os triglicerídeos?

Porque atualmente as crianças e, até muitos adultos, têm uma alimentação diária (café matinal, almoço, jantar) com alimentos industrializados, processados, indigestos, muito pobres em nutrição e muito completos e fartos em gorduras saturadas e gorduras trans, como refrigerantes, alimentos requentados e desnutridos (porque são preparados no forno de micro-ondas), arroz branco, frituras, massas refinadas, leite de vaca e seus derivados, bombons, ovos fritos ou mexidos, salsichas, salames, salgadinhos, pães de farinha branca, alimentos gelados, cachorro quente, *croissants*, tortas, bolos, biscoitos, pipocas na manteiga, frangos de granja e carne bovina (sobrecarregados de hormônios, vacinas e antibióticos), açúcar, adoçantes, café, chocolates, bebidas alcoólicas, cigarros e sorvetes.

Pelo exposto, fica claro que enchemos o estômago com qualquer bagulho, com muitas tranqueiras. Basta que a televisão e as mídias em geral mostrem a boa aparência, uma rotulagem promocional atraente, para convencerem de que tudo é muito gostoso.

Um exemplo disso são os *ketchups*, os hambúrgueres, a dieta do palhaço e batatas fritas no óleo saturado (reutilizado várias vezes), dos *fast-foods*.

É por isso que os políticos prometem construir mais e mais hospitais e os acionistas da poderosa indústria e dominante multinacional farmacêutica ficam cada dia mais ricos.

Como a digestão é a transformação do que comemos em sangue, com esses alimentos ele vai se enchendo de impurezas, de matérias estranhas e tóxicas pelas consequentes fermentações e putrefações intestinais.

Como nosso **sistema imunológico**, nossa **energia vital**, depende também dos alimentos que ingerimos, observemos a importância para nosso sangue de alguns grupos de alimentos vitais na absorção dos respectivos nutrientes. Inicialmente, os MICRONUTRIENTES.

CARBOIDRATOS

Os carboidratos são as principais e importantes fontes de energias, abstraídas dos alimentos, porque através deles nós incorporamos às nossas células oxigênio, carbono e hidrogênio.

Os carboidratos também participam do processamento das gorduras, bem como da formação de cartilagem dos ossos e nervos, e são muito úteis na construção dos aminoácidos não essenciais, produzidos em nosso corpo, na construção das proteínas.

Destacamos como preciosa fonte de carboidratos, o arroz integral, massas de trigo integral, macarrão de trigo sarraceno, verduras cruas, legumes cozidos no vapor, aveia, milho, cevada, pães integrais, quinoa, centeio, grão-de-bico, feijão-azuki, batata-doce, barra de cereal integral, mandioca, etc.

É evidente que devemos evitar os alimentos industrializados, processados, que já tiveram uma perda significativa de vitaminas, principalmente do complexo B, e também sais minerais como potássio, cálcio e fósforo. Entre esses alimentos já desvirtuados, mencionamos o arroz branco, a farinha de trigo branca (pães, bolos, biscoitos), batatas fritas, macarrão com ovos, milho-verde ou qualquer grão em conserva, açúcares refinados e excesso de frutas (frutose).

É importante que insalivemos e mastiguemos bem os alimentos (principalmente os carboidratos), para viabilizar a digestão e absorver bem os nutrientes.

O excesso de peso tem como uma das causas principais o consumo de carboidratos industrializados (refinados, associados à baixa ingestão de aminoácidos essenciais).

Observação: Nas pessoas que têm resistência ao hormônio insulina (diabetes), a glicose (forma de açúcar presente no sangue) não é assimilada como fonte de energia e, por isso, sobra abundantemente no sangue.

FIBRAS

As fibras têm importância vital no processo digestivo, especialmente por serem extraídas somente dos vegetais (Natureza).

Todos os alimentos devem ser insalivados e bem mastigados.

As fibras, em especial, necessitam de insalivação e mastigação muito maiores para que a flora intestinal (intestino grosso) extraia substâncias nutritivas essenciais, para ter um cólon saudável e, por isso, são atuantes na prevenção de doenças como diverticulite, prisão de ventre e câncer colorretal.

Fica claro que não devemos consumir os alimentos industrializados que, em geral, contêm gorduras saturadas e não possuem fibras (prejudicando até o bolo fecal). Esses alimentos são as guloseimas industrializadas (batatas fritas, biscoitos recheados, tortas, bolos, etc.) que são preparadas com aditivos artificiais, como aromatizantes, corantes, etc., e todos eles vêm bem acondicionados em caixas, sacos, garrafas, tubos, latas, pacotes bem coloridos e atraentes, apoiados em uma grande e pesada propaganda na televisão e mídia em geral (principalmente os *fast-foods*).

Portanto necessitamos do consumo diário de fibras e vamos encontrá-las, em abundância, no consumo de maçã com casca, no arroz integral, na aveia, nas verduras cruas, no feijão-azuki, no centeio, nos legumes como brócolis e repolho, na cevada, na laranja-lima com o bagaço, no limão, na soja, no grão-de-bico, nas oleaginosas, na batata-doce, nas ameixas, etc.

GORDURAS

As gorduras são importantes fontes de energia e, ainda, em situações extremas de calor ou de frio, elas viabilizam o equilíbrio da temperatura do corpo e também são importantes na assimilação dos nutrientes dos alimentos, especialmente na absorção das vitaminas lipossolúveis A, D, E e K.

Devemos reduzir ou até eliminar as gorduras saturadas, porque elevam o colesterol ruim (LDL) provocando riscos de doença vascular. As gorduras saturadas são encontradas nas salsichas, nas carnes, no leite e seus derivados (queijos, manteigas, cremes), nos sorvetes, na manteiga, nas frituras, etc.

É importante aumentar o consumo das gorduras insaturadas. Divididas em gorduras monoinsaturadas, encontradas no azeite de oliva extravirgem, no óleo de coco, no óleo de gergelim, nos abacates e nas nozes, etc., que aumentam o nível do colesterol bom (HDL) e ainda contribuem na redução do colesterol ruim (LDL) e de triglicérides do sangue, e das gorduras poli-insaturadas, integrantes dos ácidos graxos essenciais, ômega 3, encontradas nos peixes de escama (salmão, sardinha, trutas, etc.) e os ácidos graxos, ômega 6, presentes nos óleos vegetais de girassol, de milho, de soja, etc.

Concluímos com as lipoproteínas de baixa densidade, LDL, que têm como função principal o transporte do colesterol para todos os tecidos do corpo (é evidente que ele é mau colesterol quando está em níveis elevados no sangue, causando doenças cardiovasculares).

Enquanto as lipoproteínas de alta densidade, HDL, trazem o colesterol dos tecidos de todo o corpo para o fígado (e vesícula) e ainda auxiliam na redução de LDL e de triglicérides.

Observações:

1. No preparo do peixe, por exemplo, este deve ser cozido no vapor ou grelhado. Evitar o micro-ondas e todo e qualquer tipo de fritura, porque esta traz o componente nocivo das gorduras saturadas.

2. Consumir diariamente uma colher de sopa de óleo de coco extravirgem.

PROTEÍNAS (AMINOÁCIDOS)

As PROTEÍNAS são formadas por cadeias de aminoácidos.

Ilustrando: pode-se comparar que a proteína é um veículo e os aminoácidos são as peças que compõem esse veículo.

As células do corpo humano dependem das proteínas. A pele, o cérebro, os nervos, os músculos, o cabelo, as unhas, os órgãos internos, os ossos, etc., todos necessitam das proteínas.

Esse é o motivo da importância das proteínas durante toda a nossa vida, especialmente nas fases de crescimento, gravidez e velhice.

Os aminoácidos são definidos como essenciais e não essenciais. Os aminoácidos são considerados essenciais porque sua síntese no corpo humano é insuficiente, isto é, devem fazer parte de nossa alimentação diária. São eles: triptofano, treonina, histidina, lisina, leucina, isoleucina, metionina, valina e fenilalanina.

Os aminoácidos não essenciais são produzidos no corpo humano a partir de outros aminoácidos essenciais e de carboidratos. São eles: tirosina, alanina, serina, arginina, asparagina, cisteína, glicina, glutamina, prolina, ácido aspártico e ácido glutâmico.

Nós ingerimos as proteínas necessárias e essenciais quando comemos levedo de cerveja, peixes de escamas, ovos, sementes de linhaça, amendoim, castanha-do-pará, aveia, amêndoas, gergelim, carnes, cevada, trigo integral, milho, algas marinhas, trigo sarraceno, arroz integral, castanha-de-caju e os feijões: grão-de-bico, soja em grãos e seus derivados (tofu, leite, proteína de soja texturizada), feijão-azuki, lentilhas, ervilhas, chia, fava e quinoa (deixá-la por dez horas na água antes do preparo).

Observemos que o ser humano não necessita ingerir proteína animal durante toda a sua vida. Os aminoácidos essenciais estão presentes nas proteínas vegetais, que substituem as carnes com muito mais vantagens.

Como nossos órgãos não armazenam proteínas, quem as ingere em excesso precisa ter um fígado e os dois rins plenos em atividade. Por exemplo, quem consome carne, que é muito rica em proteínas e em gorduras saturadas, necessita que o fígado elimine o nitrogênio dos aminoácidos e os rins eliminem a ureia, onde o nitrogênio foi incorporado. Conclusão: quem tem doença renal (faz hemodiálise) ou qualquer doença no fígado não deve ingerir proteína animal.

É necessário perceber que esses alimentos de origem animal contêm elevado teor de colesterol ruim (LDL e triglicerídeos), que aumenta o risco de doenças cardiovasculares e correlatas.

Observação: Quando em nosso corpo há carência de proteínas, isto é, quando a ingestão de proteínas é insuficiente, o corpo vai extraí-las dos músculos. Portanto, com o decorrer do tempo, haverá perda muscular.

SAIS MINERAIS

Cálcio, sódio, fósforo, magnésio, potássio e cloro são os mais importantes sais minerais por isso necessitamos consumi-los diariamente, em uma quantidade maior.

Ferro, iodo, flúor, cobre, selênio, cromo e zinco são importantes, mas necessitamos de menores porções diárias.

Os minerais agem e trabalham em conjunto em todo o corpo, contribuindo na formação dos ossos e dentes (para onde é destinada grande parte do cálcio, ferro, fósforo e magnésio), também importantes no metabolismo de vitaminas e enzimas, e no equilíbrio do sistema linfático.

Nutrimo-nos de sais minerais quando consumimos alimentos de origem vegetal: arroz integral, vegetais verde-escuros, aveia, milho, trigo, cevada, quinoa, miolo de alcachofra, espinafre, feijões (soja em grãos e seus derivados, lentilha, feijão-azuki, ervilhas, chia, grão-de-bico), pão integral, castanha-do-pará, pinhão, amendoim, amêndoas, sementes de girassol, semente de gergelim.

Frutas: abacate, melão, laranja-lima e banana.

Alimentos de origem animal: peixes de escamas, carne e ovos.

Quando o consumo é insuficiente ou há deficiência de sais minerais em nosso corpo, por exemplo, quando falta ferro, temos presente a anemia, que desencadeia fraqueza, fadiga, palidez, desmaios, adormecimento dos dedos (mãos e pés), unhas fracas e quebradiças, insuficiência respiratória e infecções.

Quando falta o iodo, contraímos doenças, principalmente o bócio.

Quando falta o flúor, temos a cárie dentária.

Quando há deficiência de cálcio, contraímos, além de outros males, a osteoporose.

VITAMINAS

As vitaminas são necessárias e essenciais no crescimento e no desenvolvimento humano, portanto, importantes no metabolismo de proteínas, gorduras e carboidratos.

As vitaminas têm função benéfica na formação das células de todos os tecidos do corpo e também quando nos suprem de antioxidantes que combatem e neutralizam a ação dos indesejáveis radicais livres, que aceleram o envelhecimento e desenvolvem doenças degenerativas.

Quando optamos por uma alimentação balanceada e equilibrada, temos todas as nossas necessidades de vitaminas plenamente atendidas.

Com essas prerrogativas, destacamos as vitaminas A, C e E.

Vitamina A é importante para o crescimento dos ossos, saúde da pele e das mucosas, e traz grande benefício para os olhos. Incorporamos a vitamina A em nosso corpo quando comemos alimentos de origem vegetal: abóbora, cenoura, batata-doce, agrião, couve e espinafre.

Frutas: mamão e manga.

Alimentos de origem animal: peixes de escamas, carne e ovos.

Vitamina C é essencial na formação de colágeno, vasos sanguíneos, dentes e gengivas. É encontrada nos alimentos vegetais: agrião, brócolis, aspargo, couve, repolho e cenoura. Também se encontra nas frutas, como banana, amora, goiaba, kiwi, manga, melão, abacaxi, mamão, laranja-lima, morango, acerola e limão.

Nos alimentos de origem animal não há vitamina C.

Vitamina E é um eficaz antioxidante, importante no equilíbrio do sistema imunológico, especialmente das pessoas idosas. As pessoas com deficiência de vitamina E estão vulneráveis às doenças coronárias, às cataratas, aos derrames e ao câncer. Consumimos a vitamina E no arroz integral, no azeite de oliva extravirgem, no gérmen de trigo, nas verduras, nos legumes, nas nozes, nas amêndoas, no amendoim, na avelã e nas sementes de girassol.

Importantes no metabolismo e na transformação de carboidratos e gorduras em energia, temos as vitaminas do Complexo B.

Encontramos as **vitaminas B1, B2 e B6** nos alimentos de origem vegetal: arroz integral, soja em grãos, ervilha, espinafre, nozes, chia, linhaça, batata-doce, oleaginosas e agrião. Fruta: banana.

Alimentos de origem animal: peixes de escamas, ovos e carnes.

Vitamina B12 é essencial para o funcionamento do sistema nervoso, no metabolismo das gorduras e dos carboidratos, e importante no desenvolvimento das crianças e dos adolescentes. Quando há deficiência da B12, temos anemia, problemas neurológicos (formigamento e distúrbios nos membros inferiores e superiores, inclusive inflamações) e até problemas de demência. Só a consumimos nos alimentos de origem animal: peixes de escamas, ovos e carnes.

Vitamina D é fundamental na absorção dos minerais cálcio e fósforo. É imprescindível na formação e saúde dos ossos, dos dentes e das cartilagens. Também é importante nas funções metabólicas, musculares, cardíacas e, principalmente, nas neurológicas.

A fonte mais simples e mais complexa da incorporação da vitamina D em nosso corpo é o sol (sintetizada, em nosso organismo, através da pele).

Quando falta ou há deficiência da vitamina D em nosso corpo, temos ossos quebradiços, raquitismo, dores nas pernas, nos quadris e nos músculos, deformidade da coluna e arqueamento das pernas.

Outra que merece destaque é a **vitamina K**, importante na coagulação do sangue. A fonte maior da vitamina K é a flora intestinal, no intestino grosso. Também incorporamos ao nosso corpo a vitamina K quando comemos brócolis, repolho, cenoura, couve, aveia, couve-flor, ervilha, espinafre e trigo integral.

Frutas: maçã, uva, pera, ameixa e damasco.

Alimento de origem animal: gema do ovo.

Observação: O consumo de ANTIBIÓTICOS e MEDICAMENTOS SEMELHANTES elimina, destrói a flora intestinal e impede a produção da vitamina K.

COMO OS ALIMENTOS SÃO PROCESSADOS EM NOSSO CORPO?

Boca: a digestão começa na boca, com a necessária e lenta mastigação até formar uma pasta, com a ação mecânica dos dentes, da língua, dos maxilares e das glândulas salivares.

Epiglote: é uma válvula que impede o alimento de entrar na laringe e na traqueia.

Faringe (garganta): liga a boca ao esôfago.

Esôfago: o alimento desce pelo esôfago (tubo muscular) em direção ao estômago.

Estômago (une o esôfago ao intestino delgado): No estômago, o alimento é processado (mucosa gástrica) e misturado aos sucos gástricos. O alimento resultante é liberado para o intestino delgado.

Intestino delgado: é a parte mais importante e mais longa do aparelho digestivo. O duodeno, o jejuno e o íleo compõem o intestino delgado.

Duodeno: recebe o alimento do estômago, em que se juntam às secreções recebidas do fígado (através da vesícula biliar, que armazena e concentra a bile e a despeja no duodeno), e também recebe as secreções do pâncreas.

Jejuno: porção medial do intestino delgado. Recebe do duodeno o alimento, semidigerido e ácido, e o repassa ao íleo.

Íleo: é a parte mais longa e mais importante do intestino delgado. A função mais importante do íleo é receber os nutrientes dos alimentos que, através da absorção de suas vilosidades, processam-nos e os transformam em sangue. O que sobra, por não ser digerível, vai para o intestino grosso.

Intestino grosso: ceco, cólon e reto, que além de ser a fonte maior da vitamina K (flora intestinal), também processa todos os resíduos que não foram digeridos, é onde formam-se as fezes. No reto, são armazenadas as fezes, antes de serem expelidas pelo ânus.

Ânus: é o final do aparelho digestivo, que se abre para fora do corpo e por onde as fezes são expelidas.

POR QUE DEVEMOS INGERIR ALIMENTOS INTEGRAIS?

Porque 90% do valor nutritivo dos cereais estão contidos em seus germens e na sua pele. Somente os cereais integrais que consumimos os contêm.

No refino e processamento dos cereais, perde-se o potássio, o ferro e o cromo.

Por exemplo, a farinha de trigo branca, que não contém o gérmen e a pele, é deficiente em proteínas, vitaminas e fibras.

Portanto, devemos ingerir diariamente arroz, trigo, aveia, milho (canjica, polenta, cuscuz), centeio em grãos e quinoa, todos integrais.

Como exemplo, arroz integral é rico em carboidratos, proteínas, fibras, gorduras monoinsaturadas, vitaminas B1, B2 e B6 e minerais como o magnésio, o selênio, o cobre, o fósforo e o potássio.

Segue um **CARDÁPIO** para pessoas que querem manter a saúde ou necessitam recuperá-la.

O OBJETIVO DESTA ALIMENTAÇÃO É A PURIFICAÇÃO DO sangue, isto é, MANTÊ-LO alcalino.

Portanto, a **DIGESTÃO** é a transformação do alimento, que ingerimos, em **sangue**.

Todo ser vivo é gerenciado pela natureza. Leis sábias e imutáveis coordenam os astros, a vida vegetal, a vida animal e, principalmente, nossa vida. A saúde exige que ingiramos alimentos vivos, isto é, alimentos como a natureza nos oferece.

O sol, a terra, o ar, a chuva e o mar são a*s bases da alimentação humana.*

ELEMENTOS DE UM CARDÁPIO

1. Ao acordar, como primeira opção: tomar um ou dois copos de água com alho macerado desde a noite anterior. Segunda opção: tomar um ou dois copos de água com limão. Terceira opção, tomar um copo de água + uma colher de linhaça + cinco ameixas-pretas, deixados de molho desde a noite anterior.

2. Beber água, beber suco, comer sopa (insalivar e mastigar bem os alimentos).

3. Cereais integrais: arroz integral cateto, aveia, trigo, cevada, amaranto, milho, etc.

4. Feijões (são ricos em proteínas, vitaminas e minerais): lentilhas, feijão-azuki, soja e seus derivados, grão-de-bico, ervilhas, quinoa, chia, etc.;

5. Raízes e tubérculos: cará, inhame, batata-doce, mandioca, mandioquinha, etc.

6. Legumes: abóbora, abobrinha, bardana (gobô), batata yacon, beterraba, brócolis, cenoura, cevadinha, chuchu, erva-doce, maxixe, nabo, palmito, pepino, quiabo, rabanete, vagem, etc.

7. Verduras cruas: acelga, agrião, alface, alho-poró, almeirão, catalônia, cebolinha, chicória, couve, couve-de-bruxelas, couve-flor, escarola, espinafre, hortelã, manjericão, mostarda, repolho, repolho-crespo, rúcula, salsinha, salsão, etc.

8. Oleaginosas: ricas em gorduras poli-insaturadas, vitaminas, minerais e proteínas – castanha-do-pará (duas por dia), castanha-de-caju (quatro por dia), avelã, amendoim, amêndoas, nozes, etc.

9. Sementes: de abóbora, gergelim, girassol, linhaça, etc.

10. Peixes de escamas: salmão, sardinha, trutas, etc.

11. Frutas: abacaxi, acerola, banana, figo, goiaba, laranja-lima, maçã com casca, mamão, pera, pêssego, uva, etc.

12. Suco de clorofila: pela manhã e à noite, cinco ou seis verduras cruas, juntamente com uma fruta ou com água de coco.

13. Um ovo caipira cozido por dia.

14. AÇÚCARES: demerara, mascavo, mel.

15. Chás: dente-de-leão, cavalinha, salsaparrilha, sete-sangrias, cipó-mil-homens, alcachofra, urtiga, chapéu-de-couro, sabugueiro, banchá, quebra-pedra. À noite, chá de guaco.

16. Temperos: cebola, alho, azeite extravirgem, óleo de girassol, azeite de oliva, óleo de coco, *shoyu light*, sal marinho.

17. Pães integrais (sem fermento).

18. Panelas: não usar panela de alumínio, micro-ondas. Dê preferência a panelas de vidro, aço inoxidável ou ferro.

19. NÃO CONSUMIR (alimentos que causam acidez no sangue): tomate, berinjela, batata (inglesa), jiló e pimentão (e pimentas), açúcar, adoçantes, alimentos gelados, bebidas alcoólicas, café, doces, leite, manteiga, margarina, pães (farinha refinada), pizzas, queijos, refrigerantes, sal em excesso, chocolates e sorvetes.

Observação 1: O consumo de FRUTAS deve ser moderado. Uma refeição (matinal, almoço ou jantar) não pode ter as frutas como base. As frutas devem ser consumidas no máximo como uma sobremesa. O consumo excessivo de frutas contribui para a acidez do sangue. Há doenças como artrite, artrose, cistite, reumatismo, lúpus eritematoso, cujas causas principais é o consumo excessivo de frutas.

Observação 2: Esta é a terceira etapa preventiva na eliminação de qualquer doença, especialmente as degenerativas, como Alzheimer, câncer, mal de Parkinson, esclerose múltipla, diabetes, artrose, arteriosclerose, cardiopatia isquêmica, etc.

SUGESTÕES DE CARDÁPIO PARA O DIA A DIA

Observações: – O café da manhã deve ser até as 8 horas.
– O jantar deve ser até as 19 horas.

OPÇÃO 1:

CAFÉ DA MANHÃ:

Tomar um ou dois copos de água com alho macerado desde a noite anterior, ou um ou dois copos de água com limão;
1 tapioca;
1 ovo caipira cozido;
1 xícara de chá dente-de-leão.

LANCHE DA MANHÃ:

2 castanhas-do-pará;
1 xícara de chá de alcachofra.

ALMOÇO:

Salada de folhas (agrião, alface, rúcula, etc.) + azeite extravirgem;
3 colheres de arroz integral;
½ concha de feijão-azuki;
2 colheres de legumes cozidos;
1 filé de salmão grelhado.

LANCHE DA TARDE:

1 maçã com casca;
1 xícara de chá de erva-cidreira.

JANTAR:

Mingau de aveia, quinoa, linhaça, gergelim, gérmen de trigo, chia, etc.;
1 cumbuca de sopa de legumes;
1 xícara de chá de guaco.

OPÇÃO 2:

CAFÉ DA MANHÃ:

Tomar um ou dois copos de água com alho macerado desde a noite anterior, ou um ou dois copos de água com limão;
1 copo de leite de soja;
½ mamão papaia, com aveia e granola.

LANCHE DA MANHÃ:

1 barra de cereal *light*;
1 copo de suco de maçã com casca, batido com chia.

ALMOÇO:

Salada de folhas (alface, almeirão, acelga, etc.) + azeite de oliva extra-virgem;
3 colheres de arroz integral;
1 concha de lentilhas cozidas;
1 filé de truta grelhada.

LANCHE DA TARDE:

2 fatias de pão integral com patê de legumes;
1 xícara de chá verde.

JANTAR:

1 prato de macarrão integral;
1 filé de truta grelhada;
1 xícara de banchá.

OPÇÃO 3:

CAFÉ DA MANHÃ:

Tomar um ou dois copos de água com alho macerado desde a noite anterior, ou um ou dois copos de água com limão;
Suco de clorofila (5 ou 6 verduras cruas com 1 maçã com casca e um pouco de água de coco);
Mingau de aveia, quinoa, granola, linhaça, germe de trigo, etc.;
2 fatias de pão integral com 1 fatia fina de queijo branco.

LANCHE DA MANHÃ:

4 castanhas-de-caju;
1 xícara de chá de erva-doce.

ALMOÇO:

Salada de rúcula, alho-poró, salsa, escarola + azeite de oliva extravirgem;
3 colheres de arroz integral;
1 concha de soja em grãos;
1 colher de ervilhas frescas;
1 filé de tilápia grelhada.

LANCHE DA TARDE:

2 castanhas-do-pará;
Suco de abacaxi com hortelã.

JANTAR:

1 tapioca;
1 copo de suco de abacaxi com hortelã.

OPÇÃO 4:

CAFÉ DA MANHÃ:

Tomar um ou dois copos de água com alho macerado desde a noite anterior, ou um ou dois copos de água com limão;
2 fatias de pão de centeio com uma colher (sobremesa) de ricota;
1 ovo caipira cozido;
1 xícara de chá de cavalinha.

LANCHE DA MANHÃ:

2 ameixas;
1 xícara de chá de gengibre.

ALMOÇO:

Salada de folhas (couve, alface, almeirão, etc. + azeite de oliva extra-virgem);
3 colheres de arroz integral;
1 concha de lentilha ou ervilha;
1 filé (100 g) de sardinha grelhada.

LANCHE DA TARDE:

1 barra de cereais;
1 xícara de chá de cavalinha.

JANTAR:

Suco de clorofila (5 ou 6 verduras cruas com 1 maçã com casca e um pouco de água de coco);
2 colheres de arroz integral;
1 colher de ervilha;
1 colher de pasta de atum;
1 xícara de chá de cavalinha.

OPÇÃO 5:

CAFÉ DA MANHÃ:

Tomar um ou dois copos de água com alho macerado, desde a noite anterior, ou um ou dois copos de água com limão;
Suco de Clorofila (5 ou 6 verduras cruas, com 1 maçã com casca e um pouco de água de coco);
2 torradas integrais, com uma colher (sobremesa) de ricota;
1 xícara de chá de banchá.

LANCHE DA MANHÃ:

Bolachas integrais (com linhaça, gergelim, quinoa, aveia, etc.);
1 xícara de chá de hibisco.

ALMOÇO:

Salada de folhas (agrião, almeirão, rúcula, etc.) + azeite de oliva extravirgem;
3 colheres de arroz integral;
1 concha de feijão-azuki;
1 filé de frango grelhado.

LANCHE DA TARDE:

4 castanhas-de-caju;
1 copo de suco de uva integral.

JANTAR:

1 filé de salmão grelhado;
1 porção de legumes cozidos (cará, mandioca, brócolis, abóbora, etc.);
1 xícara de chá de dente-de-leão.

OPÇÃO 6:

CAFÉ DA MANHÃ:

Tomar um ou dois copos de água com alho macerado desde a noite anterior, ou um ou dois copos de água com limão;
Legumes cozidos no vapor (brócolis, couve-flor, rabanete) e agrião;
1 ovo caipira cozido;
1 xícara de chá dente-de-leão.

LANCHE DA MANHÃ:

1 copo (200 ml) de mate (sem açúcar) batido com ½ banana, 6 morangos e 1 colher (sopa) de linhaça.

ALMOÇO:

Salada de cenoura ralada, pepino, beterraba, mostarda, agrião + azeite de oliva extravirgem;
1 filé de anchova grelhado;
3 colheres de arroz integral;
2 colheres de proteína de soja com legumes;
2 colheres (sopa) de purê de mandioquinha.

LANCHE DA TARDE:

½ papaia com 1 colher (sopa) de granola *light*;
1 xícara chá de cavalinha.

JANTAR:

1 prato fundo de sopa de abóbora, linhaça e gengibre;
1 torrada integral;
1 xícara de chá de guaco.

OPÇÃO 7:

CAFÉ DA MANHÃ:

Tomar um ou dois copos de água com alho macerado, desde a noite anterior, ou um ou dois copos de água com limão;
1 copo (200 ml) de suco de ½ papaia batido com 1 colher (sopa) de linhaça;
6 ovos de codorna cozidos;
1 tapioca pequena com 1 colher (chá) de requeijão *light*;
1 xícara (200 ml) de chá de cavalinha.

LANCHE DA MANHÃ:

1 copo (200 ml) de suco de maracujá batido com ½ maçã com casca e 1 colher (sopa) de chia.

ALMOÇO:

1 prato de salada de alface roxa, palmito, pepino e tomate;
2 pedaços de salmão cozidos;
1 concha de massa com molho de tomate e alecrim;
3 colheres (sopa) de brócolis no vapor.

LANCHE DA TARDE:

1 copo (200 ml) de suco de abacaxi com raspas de limão e 1 colher (sopa) de chia.

JANTAR:

1 prato fundo de sopa de inhame com leite de coco;
1 ovo caipira cozido amassado com requeijão *light*;
1 xícara de chá de camomila.

OPÇÃO 8:

CAFÉ DA MANHÃ:

Tomar um ou dois copos de água com alho macerado desde a noite anterior, ou um ou dois copos de água com limão;
1 copo (200 ml) de suco de laranja-lima e cenoura com 1 colher (chá) de gengibre ralado;
1 ovo caipira cozido;
1 fatia de pão integral com 1 colher (café) de patê de milho-verde;
1 xícara (200 ml) de chá banchá.

LANCHE DA MANHÃ:

1 banana com granola.

ALMOÇO:

Salada de folhas (agrião, almeirão, rúcula etc. + azeite extravirgem);
Três colheres de arroz integral;
Creme de mandioquinha;
Quibe assado.

LANCHE DA TARDE:

2 colheres (sopa) de amêndoas;
1 xícara de chá de guaco.

JANTAR:

Suco de clorofila (5 ou 6 verduras cruas com 1 maçã com casca e um pouco de água de coco);
Arroz integral com rúcula e amendoim;
Chá de dente-de-leão.

OPÇÃO 9:

CAFÉ DA MANHÃ:

Tomar um ou dois copos de água com alho macerado desde a noite anterior, ou um ou dois copos de água com limão;

Suco de clorofila (5 ou 6 verduras cruas com 1 maçã com casca e um pouco de água de coco);
Batata-doce, mandioca, inhame ou cará cozido no vapor com um fio de azeite;
Patê de grão-de-bico com azeitona.

LANCHE DA MANHÃ:

1 maçã com casca;
1 xícara de chá de cavalinha.

ALMOÇO:

Salada de folhas (agrião, almeirão, couve etc. + azeite de oliva extra-virgem);
3 colheres de arroz integral;
Moqueca de peixe;
Legumes no vapor.

LANCHE DA TARDE:

1 pote (180g) de iogurte *light* com 1 colher (sopa) de semente de girassol.

JANTAR:

Sopa de abóbora cabotiá com quinoa;
Salada de soja com legumes;
Chá de erva-cidreira.

OPÇÃO 10:

CAFÉ DA MANHÃ:

Tomar um ou dois copos de água com alho macerado, desde a noite anterior, ou um ou dois copos de água com limão;
Biscoito de trigo integral;
Patê de milho-verde;
Chá de gengibre.

LANCHE DA MANHÃ:

Iogurte de ameixa;
1 xícara de chá de erva-cidreira.

ALMOÇO:

Salada de folhas (agrião, almeirão, rúcula, etc.) + azeite de oliva extravirgem;
3 colheres de arroz integral;
Polenta com leite de castanhas;
Salmão grelhado.

LANCHE DA TARDE:

1 barra de cereal *light*;
1 copo de suco de maçã com casca, batido com linhaça.

JANTAR:

Suco de clorofila (5 ou 6 verduras cruas com 1 maçã com casca e um pouco de água de coco);
Tapioca de frango;
Chá de guaco.

COMO PREPARAR OS ALIMENTOS

SOPA DE MILHO-VERDE COM AVEIA:

2 latas de milho-verde (batidas no liquidificador);
2 colheres (sopa) de farinha de trigo integral;
4 dentes de alho triturados;
3 colheres (sopa) de óleo de milho, 1 cenoura cortada em rodelas;
1 cebola grande picada;
½ xícara de aveia;
1 ½ xícara de abóbora cabotiá cozida;
Sal e cheiro-verde a gosto;
1 ½ litros de água.

Doure a cebola, o alho no óleo de milho e acrescente a farinha de trigo, com a abóbora já cozida, a cenoura em rodelas, e deixe cozinhar por uns dez minutos. Junte o creme de milho e continue no cozimento. Por último, acrescente aveia aos poucos e sempre mexendo.

SOPA DE ABOBRINHA COM COGUMELO:

1 cebola picada;
3 dentes de alho triturados;
1 colher (sopa) de óleo de girassol;
4 abobrinhas picadas;
250 g de cogumelos (*champignon*) picados;
6 copos de água;
½ xícara de aveia;
Sal a gosto e um pouco de salsa.

  Refogue a cebola. Adicione as abobrinhas e o cogumelo. Abaixe o fogo e, mexendo sempre, refogue por cinco minutos. Adicione a água, a aveia, o sal e a salsa e cozinhe por 12 minutos. Esfrie e bata no liquidificador até ficar cremoso. Esquente novamente e sirva.

SOPA DE ABÓBORA CABOTIÁ COM MILHO-VERDE:

1 kg de abóbora cabotiá picada;
4 copos de água;
2 latas de milho-verde;
2 cebolas grandes picadas;
2 dentes de alho triturados;
½ xícara de cheiro-verde;
½ xícara de alho-poró;
1 xícara de palmito picado;
Sal e azeite extravirgem a gosto.

  Coloque a abóbora para cozinhar com água e uma pitada de sal. Doure a cebola com óleo de girassol, acrescente o alho, o milho, o alho-poró, o palmito e refogue por cinco minutos, em seguida adicione o salsão e a abóbora cozida. Por último, acrescente o cheiro-verde e o azeite extravirgem, abafe e sirva.

SOPA DE ALHO-PORÓ:

1 ½ cebola picada;
3 talos de alho-poró em cubinhos;
1 xícara de cebolinha picada;
½ xícara de cheiro-verde picado;
2 colheres (sopa) de azeite;
5 copos de água;
Sal a gosto.

Em uma panela (vidro ou inox) refogue as cebolas picadas com alho e azeite. Quando estiver dourado, junte o alho-poró e refogue um pouco mais. Acrescente a água e o sal e deixe tudo ferver por cinco minutos. Acrescente, pouco a pouco, a aveia, mexendo sempre para não grudar. Deixe-a ferver por seis minutos e regue com a cebolinha. Sirvaquente.

SOPA DE ABÓBORA, LINHAÇA E GENGIBRE:

1 cebola média picada;
1 dente de alho picado;
1 colher (sopa) de óleo de coco;
200 g de abóbora-moranga descascada e picada, 2 xícaras (400 ml) de água quente;
1 colher (café) de sal;
2 colheres (chá) de gengibre fresco ralado;
Pimenta do reino a gosto;
1 colher (sopa) de semente de linhaça, 2 colheres (sopa) de requeijão *light*;
200 g de alho-poró picado.

Refogue a cebola e o alho no óleo de coco. Acrescente os pedaços de abóbora e mexa por cinco minutos em fogo baixo. Acrescente o alho-poró picado e mexa mais um pouco. Coloque a água quente, o sal e o gengibre. Assim que ferver, reduza o fogo e cozinhe por 20 minutos, ou até a abóbora ficar macia, mexendo de vez em quando. Corrija o sal, se necessário, acrescente a pimenta, misture e retire do fogo. Deixe ficar morno e transfira a metade da sopa para o liquidificador. Junte a linhaça e bata por um minuto, depois despeje na panela com a sopa restante. Aqueça em fogo baixo, mexendo sempre, sirva e coloque no prato uma colher de requeijão *light*.

SOPA DE CABOTIÁ COM QUINOA:

700 ml de água filtrada;
Sal marinho a gosto;
500 g de cabotiá cortada em cubos;
2 colheres (sopa) de óleo de coco;
2 dentes de alho amassados;
1 cebola média picada;
Cubos de tofu a gosto;
6 colheres (sopa) de quinoa em flocos;
Salsa e cebolinha picadas a gosto.

Em uma panela, aqueça 500 ml da água com uma pitada de sal, até atingir fervura. Adicione a abóbora, deixe cozinhar até que fique macia e desligue o fogo. Em outra panela, aqueça o óleo de coco e refogue o alho e a cebola. Adicione a abóbora com a água do cozimento e acerte o sal, se necessário. Transfira a abóbora para um liquidificador e bata com a quinoa em flocos e o restante da água. Volte para a panela e cozinhe por dois minutos. Sirva e decore com salsa, cebolinha picada e os cubos de tofu.

CREME DE MANDIOQUINHA À BRASILEIRA:

½ xícara (chá) de cebolinha picada;
2 colheres (sopa) de água;
1 colher (sopa) de azeite;
4 colheres (sopa) de nozes picadas;
1 kg de mandioquinha descascada e picada;
1,5 l de água fervente;
2 saquinhos de tempero pronto;
1 caixa de creme de leite de soja.

Em um liquidificador, bata a cebolinha com a água, o azeite e as nozes. Reserve. Em uma panela, cozinhe a mandioquinha na água fervente por 20 minutos ou até ficar macia. Retire os pedaços de mandioquinha e reserve a água. Passe os pedaços de mandioquinha por um espremedor de batatas. Em uma panela, coloque o purê, a água reservada, misture o tempero pronto e leve ao fogo médio para aquecer. Junte o creme de leite e misture até ficar homogêneo. Sirva com o resto da cebolinha reservada.

POLENTA COM LEITE DE CASTANHAS-DO-PARÁ:

Cozinhe o fubá com água e sal por uma hora, como se faz com a polenta comum. Quando esfriar, corte-a em fatias de um a dois centímetros. Leve-a ao forno a 230 graus para dourar em forma pincelada com azeite de oliva, ou pode-se usar a grelha. Sirva com leite de castanha-do-pará.

MOQUECA DE PEIXE FÁCIL:

1 vidro (200 ml) de leite de coco;
Suco de 1 limão;

2 tomates sem sementes e sem pele em pedaços;
1 pimentão verde sem sementes picado;
1 cebola grande picada;
2 dentes de alho;
Sal, coentro fresco e molho de pimenta vermelha;
6 postas de salmão.

    Bata no liquidificador o leite de coco, o limão, o tomate, o pimentão, a cebola, o alho, sal, o coentro e o molho de pimenta. Arrume as postas de salmão em uma panela grande e larga e cubra-as com o molho. Leve ao fogo médio e cozinhe por 12 minutos depois de iniciada a fervura e sirva acompanhado de arroz integral.

ESTROGONOFE DE SOJA:

2 xícaras (chá) de proteína de soja texturizada em pedaços;
4 xícaras (chá) de água morna;
1 colher (sopa) de suco de limão;
2 tomates maduros picados;
1 colher (sopa) de azeite de oliva;
1 cebola picada;
1 dente de alho picado;
1 xícara (chá) de *champignon* fresco fatiado;
Sal, pimenta do reino e molho inglês a gosto;
200 g de creme de leite *light*.

    Deixe a carne de soja de molho na água morna com o limão por 30 minutos. Escorra bem até sair todo o líquido e reserve. Bata o tomate no liquidificador, peneire e reserve. Aqueça uma panela em forno médio com o azeite e refogue a cebola e o alho por três minutos. Adicione a carne de soja e refogue por três minutos ou até dourar. Despeje o *champignon*, o tomate peneirado e tempere com sal e pimenta. Deixe levantar fervura e cozinhe por três minutos. Misture o molho inglês e o creme de leite e sirva em uma travessa, acompanhado de arroz integral e mandioca cozida ou frita.

QUIBE FRITO:

500 g de trigo para quibe;
3 xícaras de água fervente;
1 ½ de xícara (chá) de proteína de soja;
1 xícara (chá) de hortelã picado;

1 tomate picado;
1 cebola picada;
2 dentes de alho amassados;
2 ovos caipiras;
2 colheres (sopa) de farinha de trigo;
Sal e pimenta do reino a gosto;
Óleo de girassol para fritar.

Em uma tigela, coloque o trigo, a proteína de soja e a água fervente. Misture bem e deixe descansar por um hora ou até a água secar. Misture aos demais ingredientes, amassando bem. Faça os quibes e frite-os em óleo de girassol quente por dez minutos ou até dourarem levemente. Retire, escorra sobre papel-toalha e sirva.

QUIBE ASSADO:

500 g de trigo para quibe;
3 xícaras de água fervente;
1 ½ xícara (chá) de proteína de soja miúda escura;
2 colheres (sopa) de farinha de trigo.

RECHEIO:

1 cebola picada;
1 tomate picado (sem pele e sem semente);
2 dentes de alho amassados;
1 talo de alho-poró;
1 xícara (chá) de hortelã picado;
Caldo de legumes a gosto;
1 vidro (pequeno) de palmito picado.

Em uma tigela, coloque o trigo e a proteína de soja e acrescente suco de limão e água fervente. Deixe hidratando por uma hora. Em seguida, acrescente os ingredientes todos e misture bem. Divida a massa em duas porções.

Faça um recheio: doure um cebola picada e dois dentes de alho amassados e picados. Acrescente um talo de alho-poró, um vidro de palmito pequeno picado e um tomate picado sem pele e sem semente, por último acrescente a meia xícara de chá de hortelã picada e tempere com caldo de legumes a gosto.

Montagem: unte uma assadeira ou um pirex com azeite e monte as camadas.

1 – a massa do quibe
2 – recheio
3 – cubra com a outra porção da massa
4 – pincele o conteúdo com azeite de oliva e leve ao forno até dourar (de 15 a 20 minutos)

VINAGRETE:

2 cebolas grandes picadas,
5 tomates picados;
1 xícara de cheiro-verde picado;
1 xícara de azeitonas verdes picadas;
Sal a gosto;
1 xícara de azeite de oliva;
½ xícara de vinagre de maçã;
½ xícara de água.

Em uma tigela, misture bem todos os ingredientes e deixe descansar por 30 minutos. Sirva.

SALADA DE SOJA COM LEGUMES:

3 xícaras (chá) de grãos de soja cozidos;
1 lata de milho-verde escorrido;
1 lata de ervilhas escorridas;
1 cenoura ralada;
1 beterraba ralada;
1 porção de palmito picado;
1 cebola picada;
3 colheres (sopa) de azeite de oliva;
Suco de 1 limão;
Cheiro-verde picado a gosto.

Em uma saladeira, misture todos os ingredientes, menos o cheiro-verde, e leve à geladeira por três horas. Antes de servir, polvilhe com cheiro-verde.

ARROZ INTEGRAL COM RÚCULA E AMENDOIM:

3 colheres (sopa) de óleo de girassol;
2 dentes de alho picados;
1 xícara (chá) de arroz integral cru lavado e escorrido;

1 xícara (chá) de folhas de rúcula;
½ xícara (chá) de amendoim cru sem pele;
2 xícaras (chá) de água fervente;
Sal a gosto.

 Em uma panela (vidro ou inox), junte o óleo, o alho e o arroz e refogue em fogo alto, mexendo sempre, até o arroz ficar solto. Acrescente os demais ingredientes, misture e deixe ferver. Tampe a panela, abaixe o fogo e cozinhe até o arroz ficar macio, por cerca de 25 minutos. Se necessário, acrescente mais água até o arroz amaciar. Transfira para uma travessa e sirva em seguida.

ARROZ INTEGRAL COM LEGUMES:

1 xícara (chá) de requeijão *light*;
3 dentes de alho picados;
100 g de queijo parmesão ralado;
3 xícaras de arroz integral cozido;
Sal e cheiro-verde picado a gosto;
Cenoura picada e cozida;
1 xícara de vagem cozida e picada;
2 xícaras (chá) de brócolis cozido e picado;
1 lata de milho escorrido;
1 vidro (300 g) de palmito picado;
2 tomates em rodelas;
3 xícaras (chá) de couve fatiada;
1 xícara (chá) de castanha-do-pará picada;
1 colher (sopa) de farinha de rosca.

 Em uma tigela, coloque o arroz, a cenoura, a vagem, o brócolis, o milho, o palmito, a castanha-do-pará, a couve, o sal e o cheiro-verde e misture com uma colher. Transfira para um refratário grande e cubra com rodelas de tomate. Polvilhe com o parmesão e a farinha de rosca misturados e leve-os ao forno médio, preaquecido, por dez minutos para gratinar.

ARROZ INTEGRAL COM AMEIXAS E PASSAS:

2 xícaras de arroz integral;
1 cebola picada;
4 xícaras de água;
1 xícara de ameixas sem caroço picadas;

1 xícara de uvas-passas sem sementes;
Sal e azeite a gosto.

Cozinhe o arroz com três xícaras de água e a cebola. Quando a água estiver secando, acrescente mais uma xícara de água. Abafe, abaixe o fogo e deixe secar. Quando o arroz estiver pronto, adicione as ameixas picadas e as uvas-passas bem lavadas. Misture tudo e regue com o azeite. Coloque em um pirex, cubra com papel-alumínio e leve ao forno por 15 minutos. Sirva quente.

TAPIOCA DE FRANGO:

20 colheres (sopa) de goma de tapioca hidratada;
2 colheres (sopa) de azeite;
½ cebola picada;
2 xícaras de frango cozido e desfiado;
1 colher (sopa) de extrato de tomate;
1 xícara de palmito picado;
Sal e cheiro-verde picado a gosto.

Aqueça uma panela com o azeite e frite a cebola até murchar. Adicione o frango e o extrato de tomate e refogue por três minutos. Acrescente o palmito, o sal e o cheiro-verde e refogue por mais dois minutos. Passe cinco colheres (sopa) da goma em uma peneira e espalhe em uma frigideira antiaderente, apertando levemente com uma colher. Leve ao fogo baixo e, quando estiver firme, vire a massa para firmar do outro lado. Espalhe um quarto do recheio sobre a massa e dobre ao meio. Repita o procedimento fazendo mais três tapiocas. Sirva em seguida.

TAPIOCA (DOCE):

2 xícaras de polvilho doce;
2 xícaras de coco fresco ralado;
Mel a gosto.

Misture todos os ingredientes e, com as palmas das mãos, esfregue para fazer uma farofa granulada e úmida. Leve ao fogo uma frigideira pequena e aqueça-a. Coloque três colheres dessa mistura na frigideira, espalhando por igual e apertando levemente. Deixe a farofa se unir formando uma panqueca grossa. Abaixe o fogo e vire-a. Deixe mais um pouco na frigideira e sirva. Também se pode regar com leite de coco com um pouco de água e mel.

PÃO 100% INTEGRAL:

1 kg de farinha de trigo integral;
1 colher (sopa) de fermento biológico;
½ colher (sopa) de lecitina;
3 colheres de azeite de oliva;
1 colher (sopa) de sal;
800 ml de água morna.

Em uma tigela misture a farinha de trigo integral, o sal e o fermento. Acrescente o azeite e a lecitina, misture bem. Aos poucos, vá acrescentando a água morna até dar o ponto. Sove bem a massa e forme os pães. Coloque-os em um pirex untado e deixe-os crescer. Leve-os ao forno preaquecido até assar.

Obs.: o trigo integral puro necessita de mais água para hidratar as fibras. Deixe a massa mais molhada.

PÃO DE CENTEIO:

700 g de centeio;
150 g de farinha integral;
2 colheres (sopa) de fermento biológico instantâneo;
1 colher (soja) de lecitina;
3 colheres de azeite de oliva;
Água morna;
1 colher (sopa) de sal.

Misture os ingredientes secos. Abra um buraco no centro e acrescente o azeite e a lecitina. Acrescente água até ficar uma massa mole. Sove bem. Acrescente centeio suficiente para não grudar. Separe a massa em um pirex untado, espere crescer e asse em forno já aquecido por cerca de 30 minutos.

Obs.: podem-se elaborar outros pães, com aveia, quinoa, linhaça, etc.

PÃO DE QUEIJO COM BATATA-DOCE:

2 xícaras de polvilho azedo;
2 xícaras de batata-doce cozida e espremida;
½ xícara (100 ml) de azeite de oliva;
Sal a gosto;
2 ovos;
300 g de queijo provolone ralado fino.

Em uma tigela coloque os ingredientes e misture-os bem. Faça bolinhas e coloque-as em uma assadeira, uma ao lado da outra, deixando espaço entre elas. Leve-os ao forno médio, preaquecido, por 35 minutos ou até assarem e dourarem levemente. Retire-os do forno e sirva-os.

PÃO DE MILHO:

1 lata de milho-verde;
2 ovos caipiras;
1 xícara (200 ml) de leite de soja;
¼ de xícara (70 ml) de azeite de oliva;
1 colher (chá) de sal;
1 xícara (chá) de creme de arroz;
1 xícara de fubá mimoso;
Parmesão sem lactose a gosto;
Fermento biológico;
Óleo de girassol para untar;
Fubá para enfarinhar.

Bata no liquidificador o milho, os ovos, o leite, o azeite e o sal. Coloque tudo em uma tigela e misture a farinha de arroz, o fubá, o fermento biológico e o parmesão. Coloque em uma forma de bolo, untada com óleo de girassol e polvilhada com fubá. Asse em forno médio por cerca de 30 minutos ou até ficar dourado e firme. Retire, espere amornar e desenforme. Corte em fatias e sirva.

PÃO DE MANDIOQUINHA/MAÇÃ:

30 g de fermento biológico fresco;
2 ovos caipiras;
500 g de mandioquinha cozida, ou maçã com casca;
½ xícara (100 ml) de azeite de oliva;
5 xícaras (chá) de farinha de trigo integral;
Óleo de girassol e farinha de trigo para untar;
1 gema para pincelar;
1 xícara de açúcar demerara;
1 colher (chá) de sal.

Em uma tigela, misture o fermento com o açúcar e o sal até ficar homogêneo e dissolver por completo. Misture os ovos, a mandioquinha (ou a maçã) e o azeite. Junte a farinha aos poucos até que desgrude das mãos. Se necessário, acrescente mais farinha. Modele dois pães e coloque-os em duas formas de bolo, untadas e enfarinhadas. Deixe descansar por uma hora. Pincele as gemas e leve-os ao forno médio, preaquecido por 30 minutos ou até dourar. Sirva-os em seguida.

PÃOZINHO DE SALSICHA DE SOJA:

10 salsichas de soja cortadas pela metade (fatiadas);
30 g de fermento biológico fresco;
1 xícara (chá) de leite de soja morno;
1 colher (chá) de sal;
2 colheres (sopa) de azeite de oliva;
½ xícara (chá) de farinha de soja;
2 xícaras (chá) de farinha de trigo integral;
1 gema de ovo para pincelar;
1 colher (sopa) de açúcar demerara.

Em um vasilhame, misture o leite de soja, o açúcar, o sal e o azeite. Acrescente o fermento, as farinhas misturadas, aos poucos, mexendo com uma colher de pau até soltar as laterais do vasilhame. Transfira para uma superfície lisa e sove por cinco minutos. Forme uma bola, cubra-a e deixe-a descansar por uma hora ou até dobrar de volume. Abra a massa com cinco centímetros de espessura e corte tiras de cinco por dez centímetros. Enrole as salsichas e coloque-as sobre uma assadeira. Pincele com a gema e leve ao forno médio, preaquecido, por 15 minutos ou até dourar.

PATÊ DE LEGUMES:

2 xícaras de legumes (cenoura, maxixe, palmito, vagem, abóbora, bardana, etc.);
½ xícara de cebola picada;
3 dentes de alho assados;
½ xícara de cheiro-verde picado, sal e azeite a gosto;
1 colher (sopa) de óleo de girassol.

Cozinhe o legume com um pouco de sal em pouca água ou no vapor. Refogue os temperos. Bata tudo no liquidificador e tempere ao gosto com sal e azeite de oliva extra virgem.

PATÊ DE AZEITONA:

1 xícara de azeitona descaroçada;
3 colheres (sopa) de maionese de soja;
2 dentes de alho;
Cebolinha verde picada.

Bata todos os ingredientes, menos a cebolinha, no liquidificador, até ficar cremoso. Ponha em uma vasilha, acrescente a cebolinha bem picada, mexa bem e coloque na geladeira até a hora de servir.

MAIONESE DE SOJA:

1 xícara de leite de soja concentrado;
4 dentes de alho;
Limão e sal a gosto;
Azeite de oliva extravirgem, até dar o ponto.

Ponha o leite no liquidificador, tampando e deixando apenas a tampinha aberta. Ligue-o em baixa rotação e vá despejando um filete de azeite de oliva extravirgem até o leite engrossar e fechar a abertura central do conteúdo do liquidificador. Ponha o produto em uma tigela de vidro e adicione suco de limão, mexendo sempre. Quando engrossar, ao seu gosto, adicione sal a gosto e está pronto.

PATÊ DE AMÊNDOAS:

½ litro de molho de tomate temperado;
1 xícara de pão amanhecido;
1 xícara de amêndoas;
2 colheres (sopa) de azeite de oliva;
Bata tudo no liquidificador e sirva.

PATÊ DE MILHO-VERDE:

1 lata de milho em conserva;
3 dentes de alho;
3 colheres (sopa) de salsa;
3 colheres (sopa) de cebolinha;
3 colheres (sopa) de creme de cebola;
2 colheres (sopa) de maionese de soja.

Bata no liquidificador todos os ingredientes, menos a maionese. Use um pouco da água do milho. Quando tudo estiver homogêneo, retire do liquidificador e adicione a maionese. Mexa bem e sirva.

PATÊ DE ABOBRINHA E ALHO:

1 abobrinha verde;
1 cebola;
2 cabeças de alho;
1 colher (chá) de suco de limão;
Sal a gosto;
1 colher (chá) de orégano;
3 colheres de azeite de oliva.

Leve a abobrinha, a cebola e o alho com as cascas para assarem, envoltos em papel-alumínio a 200 graus. Quando estiverem macios, retire as cascas do alho, junte a cebola e a abobrinha e os demais temperos. Bata no liquidificador. Altere o tempero a gosto, acrescentando mais limão ou mais sal.

PATÊ DE TOFU:

1 peça de tofu (500 g);
2 dentes de alho;
Suco de 1 limão;
Sal marinho e azeite de oliva a gosto;
Tempero: manjericão, azeitonas pretas e cebolinha.

Bata no liquidificador o tofu com o alho, o suco de limão e o tempero. Vá adicionando, aos poucos, o azeite até ficar em consistência de maionese. Por último, coloque uma boa pitada de sal marinho.

PATÊ DE TOMATE:

½ xícara de castanha-de-caju;
1 xícara de tomates sem pele;
1 cebola picada;
1 colher de chá de orégano;
3 dentes de alho;
Sal a gosto;
4 colheres (sopa) de azeite de oliva;
Pão integral torrado ou amanhecido.

Coloque o tomate com os temperos em uma panela, cubra com água e deixe ferver até a água diminuir pela metade. Bata no liquidificador com o azeite de oliva e o pão até obter a consistência desejada.

PATÊ DE PALMITO E TOFU:

1 xícara de palmito;
1 xícara de tofu escaldado e escorrido;
1 cebola picada;
3 dentes de alho;
3 folhinhas de louro;
Sal a gosto;
Um amarradinho de cheiro-verde (salsinha e cebolinha);
½ xícara de água;
2 colheres (sopa) de farinha de trigo;
4 colheres (sopa) de azeite de oliva;
2 colheres (sopa) de leite de soja em pó.

Junte os temperos e a água em uma panela. Quando ferver, acrescente o palmito e o tofu e deixe por uns dez minutos. Retire o louro e o amarradinho de cheiro-verde. Acrescente o azeite e o trigo, mexendo com uma colher de pau. Retire do fogo e bata no liquidificador com o leite de soja em pó. Use para passar no pão, em canapés, etc.

PATÊ DE RICOTA:

½ ricota fresca (250 g);
½ xícara de leite de soja;
1 colher (sopa) de azeitona picadinha;
½ colher (sopa) de azeite;
2 colheres (sopa) de cheiro-verde picadinho;
Sal a gosto.

Amasse a ricota com um garfo em uma tigela. Vá acrescentando os demais ingredientes e misture bem, com o auxílio de um garfo. Sirva com fatias de pão de centeio. Acompanhe com um chá de guaco ou de outra erva.

BISCOITOS DE TRIGO INTEGRAL:

1 xícara de amêndoas;
½ xícara de suco de maçãs;
2 colheres (sopa) de mel;
4 colheres (sopa) de óleo de girassol;
1 pitadinha de sal.

Misture os ingredientes e bata-os no liquidificador. Coloque em uma tigela e vá acrescentando trigo integral e mexendo com as mãos até obter uma massa moldável. Faça bolinhas finas. Coloque-as em um pirex untado e leve-as para assar em forno a 180 graus por 25 minutos.

BOLACHAS DE ÁGUA E SAL:

4 xícaras de farinha de trigo integral;
½ xícara de farinha de glúten;
4 colheres (sopa) de azeite de oliva;
1 colher (chá) de sal;
2 colheres (sopa) de malte (açúcar de cereais);
1 colher (sopa) de lecitina de soja;
½ colher (sopa) de fermento biológico instantâneo;
4 xícaras de água morna.

Misture os ingredientes secos com o fermento biológico. Junte os outros ingredientes e vá acrescentando água morna até formar uma massa elástica, igual a um palito de dentes. Coloque em uma assadeira e só então marque a massa com um utensílio (faca), em retângulos ou quadrados, como as bolachas de água e sal. Com o garfo, faça furos em cada bolacha. Deixe crescer e leve para assar em forno já aquecido a 180 graus por dez minutos. Depois, reduza a temperatura e deixe por mais uns 15 minutos.

SEQUILHOS DE COCO:

2 xícaras de coco fresco ralado;
6 colheres (sopa) de óleo de girassol;
1 colher (sopa) de erva-doce;
1 pitadinha de sal;
Estévia para adoçar;
Araruta.

Coloque o coco e o óleo em uma tigela, acrescente a estévia e mexa bem. Vá acrescentando araruta e trabalhando a massa até que se desprenda ligeiramente das mãos. Tire pedacinhos de massa com a ponta de uma colher, arrume-os em uma assadeira e leve-os ao forno a 170 graus, até corar.

Obs.: os sequilhos podem ser feitos de castanha-do-pará, semente de girassol, castanhas-de-caju, etc.

BOLACHINHAS DE AVEIA:

1 xícara de aveia;
1 xícara de castanha-do-pará moída;
1 xícara de suco de maçã;
4 colheres de mel;
1 pitada de sal;
1 colher de raspa de limão;
4 colheres de óleo de oliva.

    Obs.: pode-se adicionar quinoa, linhaça, gérmen de trigo, levedura de cerveja, etc.

    Junte os ingredientes, amasse-os bem, faça bolinhas e achate-as com um garfo. Leve-as para assar em forno a 180 graus até ficarem coradas e bem secas.

BOLACHINHA DE COCO:

2 xícaras de coco fresco ralado;
1 xícara de castanha-do-pará moída;
1 colher de lecitina de soja;
⅓ xícara de azeite de oliva;
1 xícara de linhaça moída;
2 xícaras de aveia ou quinoa;
2 xícaras de farinha de trigo integral;
½ xícara de maisena;
1 pitada de sal;
½ xícara de mel e 2 colheres (sopa) de estévia;
1 xícara de suco de laranja-lima.

    Junte os ingredientes e vá amassando até conseguir moldar bolachinhas. Coloque-as em assadeira, leve-as ao forno a 180 graus. Pode desligar o forno após 20 minutos e deixar as bolachinhas secarem. Quando esfriarem, guarde-as em um vidro fechado.

BOLO INTEGRAL:

3 ovos caipiras;
100 g de coco ralado;
½ xícara (chá) de mel;
2 colheres (sopa) de linhaça;
1 ½ xícara (chá) de açúcar mascavo;

2 colheres (sopa) de azeite de oliva;
1 xícara (chá) de farinha de trigo;
2 xícaras (chá) de farinha de trigo integral;
1 colher (sopa) de farelo de trigo;
1 xícara (chá) de aveia;
1 colher (sopa) de fermento;
Óleo de girassol e farinha de trigo para untar;
3 xícaras (chá) de leite de soja.

No liquidificador, bata os ovos, o leite de soja, o coco ralado, a linhaça, o açúcar mascavo e o azeite até ficar homogêneo. Transfira para uma tigela, acrescente as farinhas, o farelo de trigo e a aveia; misture bem. Adicione o fermento, mexa e despeje em uma forma de buraco no meio, untada e enfarinhada. Leve ao forno médio preaquecido por 35 minutos, ou até que ao enfiar um palito ele saia limpo. Retire do forno, deixe esfriar, desenforme e sirva. Se desejar, sirva acompanhado de mel.

BOLO DE AMENDOIM:

5 ovos caipiras;
1 xícara (chá) de amendoim torrado e moído sem casca;
2 xícaras (chá) de açúcar mascavo;
100 g de coco ralado;
Azeite de oliva e farinha de trigo para untar.

Bata no liquidificador os ovos, o amendoim, o açúcar e o coco até homogeneizar. Despeje em uma forma de buraco no meio, untada e enfarinhada e leve ao forno médio, preaquecido, por 30 minutos ou até enfiar o palito no centro e ele sair limpo. Deixe esfriar, desenforme e sirva. Se desejar, decore com amendoim picado e tiras de coco fresco.

MOUSSE DE MAÇÃ E HORTELÃ:

750 g de maçã-verde descascada;
2 colheres (sopa) de água;
6 galhos de hortelã;
5 colheres (sopa) de iogurte zero lactose;
3 colheres (sopa) de mel;
2 claras;
1 colher (sopa) de açúcar mascavo.

Corte as maçãs em fatias e coloque-as em uma panela com a água e a hortelã. Tampe e cozinhe por 15 minutos. Retire a hortelã e bata as maçãs no liquidificador. Deixe esfriar e acrescente o iogurte e o mel. Misture bem. Bata as claras em neve e junte o açúcar mascavo sem parar de bater. Retire do liquidificador e misture ao preparado de maçãs. Distribua em taças e leve à geladeira por três horas. Sirva em seguida.

PUDIM DE COCO COM LARANJA:

2 xícaras (chá) de açúcar;
1 xícara (200 ml) de água;
1 colher (sopa) de azeite de oliva;
1 ½ xícara (chá) de açúcar para caramelizar a forma;
100 g de coco ralado;
1 colher (sopa) de farinha de trigo;
6 ovos caipiras;
1 xícara 200 ml de suco de laranja-lima.

Em uma panela (vidro ou inox), leve ao fogo o açúcar com a água até formar uma calda grossa. Adicione o azeite de oliva, misture e deixe esfriar. Coloque o açúcar na forma do pudim e leve ao fogo para caramelizar. Gire a forma para untar as laterais e reserve. Despeje na forma e leve para assar em banho-maria em forno médio por 1h20. Espere esfriar, desenforme e leve à geladeira por duas horas antes de servir. Se desejar, decore com raspas de laranja-lima.

PUDIM DE ARROZ INTEGRAL:

2 xícaras de arroz integral;
5 xícaras (chá) de água;
3 xícaras (chá) de açúcar cristal;
4 xícaras (chá) de leite de soja;
1 colher (sopa) de raspas de cascas de limão;
6 ovos;
1 colher (sopa) de farinha de trigo.

Em uma panela (vidro ou inox), cozinhe em fogo baixo o arroz com a água até secar. Leve uma forma de buraco no meio, de 24 centímetros de diâmetro, diretamente na boca do fogão, em fogo médio, com uma xícara e meia (chá) do açúcar. Com uma colher de pau, vá mexendo até que o açúcar derreta e forme um caramelo. Segure a forma com uma luva para não queimar as mãos e, com o auxílio da colher de pau, espalhe um pouco do caramelo nas bordas. No liquidificador, bata todos os ingredientes até ficar um creme liso. Despeje na forma caramelada e leve ao forno médio, preaquecido, em banho-maria, por um hora. Leve à geladeira por duas horas antes de desenformar. Desenforme e sirva.

PUDIM DE PÃO INTEGRAL:

3 xícaras de pão integral amanhecido;
1 xícara de castanhas picadas (de caju ou do pará);
1 xícara de passas;
Raspinhas de limão;
3 maçãs raladas;
3 xícaras de leite de soja;
Mel a gosto.

Junte o pão amanhecido ao leite de soja até que ele se desmanche. Adicione o restante dos ingredientes e mexa bem. Leve para assar em um pirex untado e em banho-maria. Sirva com uma calda de frutas secas.

PUDIM DE LEITE CONDENSADO DE SOJA:

2 latas de leite condensado de soja;
1 xícara (chá) de leite de soja;
6 ovos caipiras;
1 colher (sopa) de extrato de baunilha;
2 colheres (sopa) de azeite de oliva;
calda;
1 xícara (chá) de açúcar demerara;
½ xícara (chá) de água.

Em uma panela (de vidro ou inox), dissolva o açúcar na água e leve ao fogo baixo, por cerca de dez minutos. Despeje em uma forma de buraco no meio e gire para untar todos os lados. Reserve. Ponha todos os ingredientes no liquidificador, bata e despeje na forma. Asse em banho-maria em forno médio, preaquecido, por 45 minutos ou até firmar. Deixe esfriar e leve à geladeira por quatro horas antes de desenformar.

TORTA DE MAÇÃ:

5 maçãs grandes;
¼ de xícara de mel;

1 colher (sopa) de raspa de limão;
4 colheres (sopa) de farinha de aveia;
Ingredientes da crosta:
1½ xícara de nozes bem batidas no liquidificador (sem água);
2 colheres (sopa) de mel;
Como fazer:
Crosta: bater as nozes no liquidificador. Despeje em uma tigela e misture com o mel. Amasse com as pontas dos dedos, depois da massa bem unida, forre um pirex. Reserve.
Recheio:
   Descasque e corte as maçãs em fatias bem finas. Cozinhe-as em fogo baixo com cinco colheres (sopa) de água em panela tampada até que as maçãs estejam moles, mas não desmanchando. Escorra o líquido (reaproveitando-o) e coloque as maçãs para bater no liquidificador com o mel, a aveia e metade das raspas de limão, coloque o recheio sobre a crosta e salpique com o resto das raspas de limão. Leve à geladeira até a hora de servir.

TORTA DE AMEIXA:

2 xícaras de ameixas-pretas cozidas;
½ xícara de uvas-passas sem semente ½ xícara de açúcar mascavo ou mel;
½ xícara de nozes;
1 colher (sopa) de maisena;
1 crosta de torta.
   Misture todos os ingredientes, derrame sobre uma crosta não assada e leve ao forno moderado.

CANJICA:

   Deixe de molho de um dia para o outro 500 g de canjica. Pela manhã, escorra a água, lave bem e ponha para cozinhar com uma pitada de sal, bastante água, por uns 30 minutos em panela de pressão. Com o milho cozido, acrescente quatro xícaras de castanha-do-pará para uma xícara de leite de coco. Utilize o adoçante Estévia. Você ainda pode acrescentar amendoim torrado e moído e leite de soja.

CANJICA DE MILHO-VERDE (CURAU):

6 espigas de milho;
½ coco fresco;

1 pitada de sal;
Açúcar mascavo a gosto;
Canela para polvilhar.

Cortar as espigas, raspando bem o sabugo. Moer esses grãos no liquidificador na seguinte proporção: para cada xícara de milho, três de água. Coar (se desejar) e colocar em uma panela grande. Retirar o coco da casca, cortá-lo em pedaços e triturá-lo no liquidificador. Adicionar à panela com o milho. Acrescentar açúcar a gosto e uma pitada de sal. Levar para ferver em fogo alto, mexendo constantemente com colher de pau. Quando engrossar, abaixar o fogo e deixar cozinhar até o ponto de pudim. Polvilhe com canela se for conveniente. Sirva quente ou frio.

AMENDOIM DOCE:

2 copos de amendoim;
1 copo de água;
1 ¼ de copo de açúcar mascavo.

Ponha tudo dentro de uma panela e leve ao fogo, mexendo sempre, principalmente quando estiver quase seco. Ao secar, tire da panela e ponha em um pirex. Só tampe depois de bem frio.

GELATINA VEGETAL:

2 colheres (sopa) de ágar-ágar;
2 xícaras de água, adicionando-a a gosto.

Coloque a água para ferver. Quando a água estiver quase para ferver, misture o ágar-ágar e abaixe o fogo. Ferva em fogo brando até que fique bem dissolvido. Pode-se usar ainda com frutas ou legumes. Se quiser adoçar, acrescente mel ou uma fruta qualquer. Se quiser uma gelatina colorida, escolha uma fruta que desejar e faça um suco, usando-o no lugar da água. Observe que, no caso do abacaxi, deve-se ferver a água antes de adicionar o ágar-ágar.

ARROZ DOCE:

2 xícaras de arroz integral;
2 xícaras de frutas cristalizadas;
2 xícaras de coco ralado;
Cascas de 1 limão maduro;
4 xícaras de leite vegetal;

2 xícaras de uvas-passas sem sementes;
5 xícaras de água;
Mel ou açúcar mascavo a gosto.

Lave as uvas-passas e reserve. Cozinhe o arroz integral em água, com cascas finas de limão. Quando estiver cozido, retire as cascas do limão, junte as uvas-passas, o leite, as frutas cristalizadas, o coco e o mel (ou o mascavo). Deixe ferver até tomar a consistência desejada. Sirva quente ou frio. Pode-se usar canela em pó.

LEITE SE SOJA:

Deixe a soja de molho na água, durante a noite. Pela manhã, lave--a muito bem, procurando eliminar as casquinhas. Cubra-a com água fervente. Deixe a soja em fervura branda por três minutos. Desligue o fogo. Escorra a água, torne a lavá-la e deixe-a novamente por três minutos em água fervendo. Escorra a água e torne a lavar.

Para cada medida de soja, use três medidas de água fria. Bata no liquidificador. Coe em um pano ou em coadores finos e leve para ferver. Deixe ferver por três minutos em fogo brando e retire do fogo. Tempere com uma pitadinha de sal.

É conveniente adicionar erva-doce, hortelã ou outras ervas aromáticas para dar ao leite de soja um sabor especial. Se quiser, use também um pouco de cevada em pó. Para adoçar, pode usar um pouquinho de mel ou estévia.

Experimente bater no liquidificador um copo de leite de soja, temperado com ½ copo de leite de coco. Faça outras experiências.

LEITE DE CASTANHAS:

1 litro de água;
1 copo de castanhas cruas (do pará, de caju ou nozes, amêndoas, amendoim, coco, pecã, avelã, etc.);
1 ½ colher (chá) de semente de erva-doce;
1 pitada de sal;
Mel a gosto.

Obs.: é possível variar o sabor do leite, trocando o tipo de chá; em vez de erva-doce, use hortelã, melissa, etc.

Faça um chá com a erva-doce. Coe-o e deixe-o esfriar até o ponto desejado. Bata no liquidificador metade desse chá e toda a castanha. Coe (se desejar) e adicione o restante do chá. Adicione a pitada de sal.

Adoce com mel a gosto ou bata com alguma fruta fresca ou seca. Está pronto para servir.

Obs.: Lembre-se de que a polpa coada é excelente para mingaus, sopas, assados, farofas, patês, etc.

LEITE DE AVEIA:

1 copo de aveia;
5 copos de água;
3 ou 4 colheres (sopa) de mel;
Frutas frescas ou secas, se desejar.

Deixe a aveia de molho em dois copos de água por duas horas. Coloque no liquidificador os três copos de água restantes e vá adicionando a aveia e a água do molho, pouco a pouco, batendo sempre (se quiser um leite mais grosso, diminua a água). Se desejar um sabor diferente, selecione a fruta desejada e bata tudo junto até ficar bem homogêneo. Pode-se fazer o leite com chá de hortelã, erva-doce ou guaco, no lugar da água. Coe e sirva frio.

MINGAU DE AVEIA:

1 litro de leite de soja;
6 colheres de aveia;
Mel a gosto.

Obs.: pode-se adicionar quinoa, linhaça, gérmen de trigo, levedura de cerveja, etc.

Em uma panela, coloque o leite e o mel. Quando ferver, acrescente a aveia, mexendo bem. Tampe a panela e desligue o fogo. Deixe a panela tampada e o fogo desligado por 15 minutos.

LEITE CONDENSADO DE SOJA:

1 ½ xícara (chá) de açúcar demerara;
1 xícara (chá) de leite de soja em pó;
1 colher (sopa) de azeite de oliva;
½ xícara (chá) de água fervente.

Coloque no liquidificador o açúcar, o leite em pó, o azeite e a água quente. Bata por dez minutos ou até ficar cremoso e homogêneo, limpando esporadicamente as laterais com uma espátula. Deixe descansar por seis horas antes de utilizar. Conserve gelado por quatro horas.

IOGURTE DE AMEIXAS:

4 copos de iogurte;
1 copo de ameixas-pretas sem caroço;
6 colheres (sopa) de mel ou de estévia;
1 pitada de sal;
6 colheres (sopa) de água.

Cozinhe ligeiramente as ameixas com mel e água. Quando esfriarem, bata-as no liquidificador com o iogurte.

Obs.: pode-se adicionar, morango, uvas-passas, ameixa com bananas, etc.

VITAMINA DE FRUTAS VERMELHAS:

1 colher (sopa) de coco ralado;
½ copo (125 ml) de leite de soja;
1 pote (170 g) de iogurte zero lactose;
2 colheres (sopa) de quinoa;
1 xícara de frutas vermelhas (amora ou morango);

Bata tudo no liquidificador e beba em seguida.

VITAMINA DE MANGA E MORANGO:

1 manga sem casca e sem caroço;
1 xícara de morangos picados;
2 xícaras de leite de arroz;
Mel a gosto.

Bata tudo no liquidificador e beba em seguida.

VITAMINA DE PÊSSEGO COM ABACAXI:

2 fatias de abacaxi;
1 pêssego descascado sem caroço;
1 xícara de leite de amêndoas;
5 colheres (sopa) de mel.

Bata tudo no liquidificador e beba em seguida.

VITAMINA DE BANANA COM MORANGO:

1 banana;
1 morango;
1 gota de essência de baunilha;

2 colheres (sopa) de aveia em flocos;
1 colher (sopa) de granola;
1 copo de leite de amêndoas;
Mel a gosto.
    Bata tudo no liquidificador e beba em seguida.

VITAMINA DE MAMÃO COM MORANGO:

1 mamão papaia sem casca e sem sementes;
10 morangos;
8 ameixas secas e sem caroços;
1 litro de leite de arroz.
    Bata tudo no liquidificador e, se preferir, adicione mel, bebendo em seguida.

VITAMINA DE ABACATE COM AMÊNDOAS:

400 g de polpa de abacate;
1 ½ xícara (300 ml) de leite de amêndoas;
Suco de 1 limão.
    Bata tudo no liquidificador e, se preferir, adicione açúcar mascavo, bebendo em seguida.

VITAMINA DE MAÇÃ COM AMÊNDOA:

1 copo (250 ml) de leite de amêndoas;
1 maçã com casca;
1 colher de grão de chia;
1 colher de aveia em flocos;
1 colher de linhaça;
Mel a gosto.
    Bata tudo no liquidificador e beba em seguida.

VITAMINA DE UVA COM GOIABA:

1 pacote (100 g) de polpa de uva;
1 goiaba vermelha madura descascada;
2 colheres (sopa) de leite de soja em pó;
2 colheres (sopa) de açúcar mascavo;
1 xícara (200 ml) de água;
1 colher (chá) de gengibre.
    Bata tudo no liquidificador e beba em seguida.

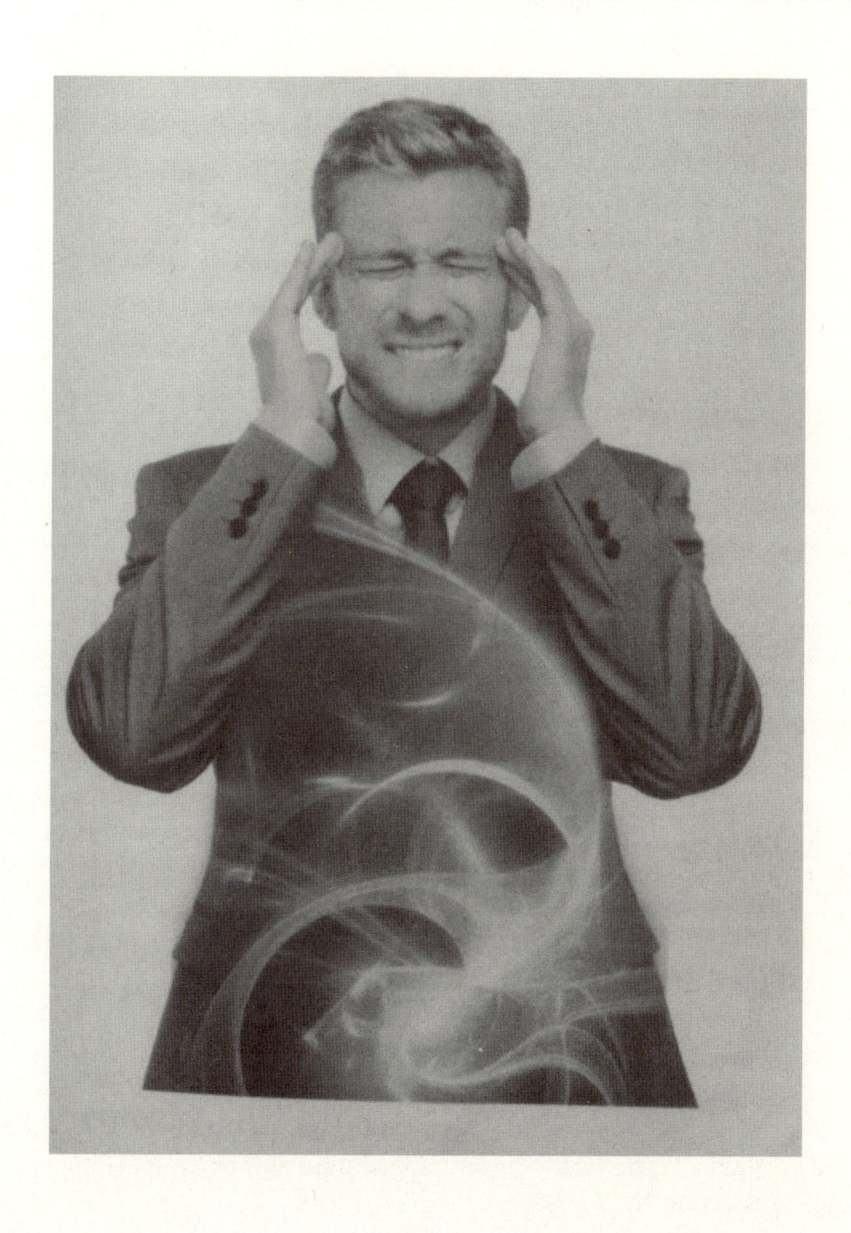

QUARTO PRINCÍPIO: FEBRE

QUARTO PRINCÍPIO: FEBRE

Para chegarmos aos 100 anos sem medicamentos e hospitais, necessitamos perceber e eliminar a febre interna.

Desde 1880, o alemão Luís Kuhne, por sua experiência clínica, já comprovava que todo doente tem uma febre interna, isto é, que todas as pessoas morrem de febre, com exceção das que morrem por acidentes ou situações especiais.

Hoje também constatamos que a temperatura elevada no ventre (febre) é uma característica das pessoas doentes, e que a existência dessa febre interna no ventre é uma das principais *causa mortis*, porque as pessoas comem, e quando o alimento chega ao aparelho digestivo, encontra uma temperatura elevada (constatadá pelo pulso), causando um azedume nos alimentos ingeridos e, como consequência, destruindo o que havia de nutrição, porque a febre no ventre produz elevado nível de fermentação e putrefação dos alimentos ingeridos, e em vez de nutrirem, envenenam o sangue.

A desnutrição pela febre é mais um fator (juntamente à má alimentação) que destrói o sangue.

Outra observação importante é que as pessoas não morrem de câncer, diabetes, hipertensão, etc. Elas morrem por causa do sangue detonado, sujo e cheio de toxinas.

Conclusão: a pessoa com febre interna come e não se nutre. Fica cada dia mais fraca, tornando seu sangue mais sujo, com mais impurezas, e disso provém a morte.

Mas por que a febre, que causa a desnutrição e destrói o sangue, nos impede de chegar à velhice avançada?

Porque nós humanos desenvolvemos a febre em nosso dia a dia, aumentando a temperatura interna nos intestinos, pulmões, gânglios, fígado, pâncreas, baço, etc., com alimentos industrializados, processados e indigestos, como frituras, refrigerantes, margarinas, laticínios, chocolates, açúcares, adoçantes, cafés, alimentos de origem animal, etc.

Além disso, também optamos pela febre ao ingerirmos a química dos medicamentos, cosméticos e demais produtos sintéticos, cheios de química.

Por não sabermos lidar com nosso estresse e problemas diários, optamos pela aflição, angústia, ansiedade, preocupação, medo, mágoa, ódio e raiva, que desequilibram nosso sistema de glândulas (suprarrenais, próstata, baço, fígado, tireoide, ovários, pâncreas, etc.), produzindo elevado nível de cortisol, dopamina, aldosterona, noradrenalina, acetilcolina, adrenalina na corrente sanguínea e, como consequência, aumento da febre e envenenamento do sangue.

Por outro lado, quando desenvolvemos um trabalho que exercita o corpo, como, por exemplo, quando preparamos a terra para uma pequena horta, quando fazemos qualquer trabalho em casa que exercite os músculos ou até quando estamos praticando exercícios físicos, observamos que os músculos dos braços, das pernas e de todo o corpo se aquecem progressivamente, produzindo suor e reduzindo ou eliminando a febre.

A rede nervosa e o sangue, que cobrem a superfície do corpo, por acionarem a energia vital, reagem, ativando e irrigando sangue na pele e, como consequência, produzem uma febre benéfica na própria pele.

A febre é benéfica porque aquele calor excessivo, que estava no ventre, desaloja-se e vem até a pele, eliminando a febre interna, porque essa oxigenação do corpo dá condições de a pele exercer suas funções e de ser mais um pulmão, de ser mais um rim.

Quando comemos uma nutritiva salada de verduras, a digestão é rápida, fácil e simples, não se produzindo qualquer alteração de temperatura no ventre, porque a clorofila tem ampla compatibilidade com nossa hemoglobina e, portanto, não produz irritação nos nervos (reação nervosa) nem no sangue.

Mas, se fazemos uma abundante refeição com picanhas, feijoadas, churrasco (ou quaisquer frituras ou com carnes animais), acompanhada de caipirinhas, cervejas, vinhos, licores, refrigerantes e, para completar, cafezinhos com açúcar ou adoçantes, sobremesas com bastantes doces, a digestão, quando ocorre, demora quatro, cinco ou mais horas.

Observemos que, após a refeição, a temperatura no ventre se altera substancialmente, chegando aos 38° ou 39 °C, porque esses alimentos não nutrem e ainda provocam irritação nos nervos e no sangue, pela fermentação e putrefação, desencadeando a febre.

É exatamente essa febre que inicia o bloqueio na atividade normal e funcional dos pulmões, e isso fica claro porque, simultaneamente, ocorre a aceleração do ritmo das válvulas (tricúspide, mitral, aórtica e pulmonar), átrios e ventrículos e do miocárdio, aumentando e alterando a frequência sanguínea para os pulmões; e, como consequência, congestionam-se, paulatinamente, todos os órgãos do aparelho respiratório, restringindo, dificultando e estreitando o espaço destinado à oxigenação do corpo.

A pele também fica prejudicada, porque o sangue passa a ser congestionado nos pulmões, no coração, no baço, no pâncreas, nos intestinos delgado e grosso, nos rins, no fígado, etc., impedindo que ele irrigue toda a superfície do corpo, esfriando a pele e incapacitando-a de desempenhar suas essenciais funções de nutrição e eliminação.

A importância da pele para eliminar a febre é encontrar uma estratégia para que haja o suor. Quando aparece o suor, as substâncias em fermentação encontram saída, baixa a grande tensão nos órgãos internos e baixa também o calor na pele.

Os vírus, as bactérias, os fungos ou qualquer outro micróbio são integrantes e obedecem às leis da natureza. O micróbio tem sua missão e participação na harmonia do universo.

Portanto, não são os vírus, as bactérias, os fungos ou qualquer tipo de micróbios que causam infecções em nosso corpo. Os micróbios só entram no corpo daquelas pessoas que desenvolvem o ambiente propício para sua acomodação e desenvolvimento.

São pessoas que têm uma alimentação industrializada e indigesta, com más digestões e consequentes fermentações e putrefações intestinais.

São pessoas de atitudes tempestivas que optam por um estresse incontrolável, secretando hormônios em níveis elevados no sistema linfático e no sangue.

São pessoas que consomem muita química de medicamentos, cosméticos e demais fármacos sintéticos.

São pessoas de vida sedentária, isto é, que não exercitam a respiração, que não recebem diariamente a vitamina D do sol, que passam vários dias enclausurados em ambientes com ar-condicionado, etc.

São pessoas que tomam banho com água quente, esfriando e destruindo a pele e aumentando a temperatura interna, com calor excessivo nas vísceras (ventre).

Dessa forma, elas desenvolvem a inflamação, a infecção, a febre. É nesse ambiente, com temperatura elevada nas vísceras (febre), com matérias mórbidas e substâncias tóxicas, que o micróbio entra e se desenvolve.

Observe que já existia a inflamação, a infecção, a febre, antes de o micróbio chegar.

Sabendo-se que a febre destrói o sistema imunológico, como podemos preveni-la ou eliminá-la?

Alimentação: Ingerir diariamente alimentos como soja (em grãos, leite e tofu), cará (inhame), peixes de escamas, mandioca, linhaça, chá de hortelã, batata-doce, arroz integral, verduras cruas, legumes cozidos no vapor, castanhas (caju e pará), um ovo caipira cozido, Suco de clorofila com uma fruta, conforme consta do item 2.2.

Exercícios de respiração, de alongamento, conforme consta do item 2.22.

Eliminar a química dos medicamentos, desodorantes, cremes, "produtos de beleza", naftalinas, produtos de limpeza e protetor solar, etc.

Perceber e reduzir ao mínimo as frustrações, as preocupações e as insatisfações, que ocorrem quando eu opto pela aflição, angústia, ansiedade, medo, mágoa, preocupação, ódio e raiva, porque elas contraem meu sistema de glândulas (hipófise, pâncreas, fígado, tireoide, suprarrenais, próstata, ovários, mamas, etc., secretando em níveis elevados cortisol, aldosterona, noradrenalina, dopamina, adrenalina, acetilcolina, etc., que, quando jogados na corrente sanguínea, envenenam o sangue;

Eliminar a febre interna, com cataplasma de barro, conforme item 2.5.

Banho de assento, conforme item 2.3.

Natação no mar ou em piscina sem química, fazendo massagens na região da garganta com o objetivo de equilibrar a tireoide e a paratireoide (eliminar a deficiência de iodo), e massagens também no baço e gânglios para ajudar a equilibrar o sistema linfático.

Observação: Esta é a quarta etapa preventiva na eliminação de qualquer doença, especialmente as doenças degenerativas, como Alzheimer, câncer, mal de Parkinson, esclerose múltipla, diabetes, artrose, arteriosclerose, cardiopatia isquêmica, etc.

QUINTO PRINCÍPIO: SISTEMA IMUNOLÓGICO

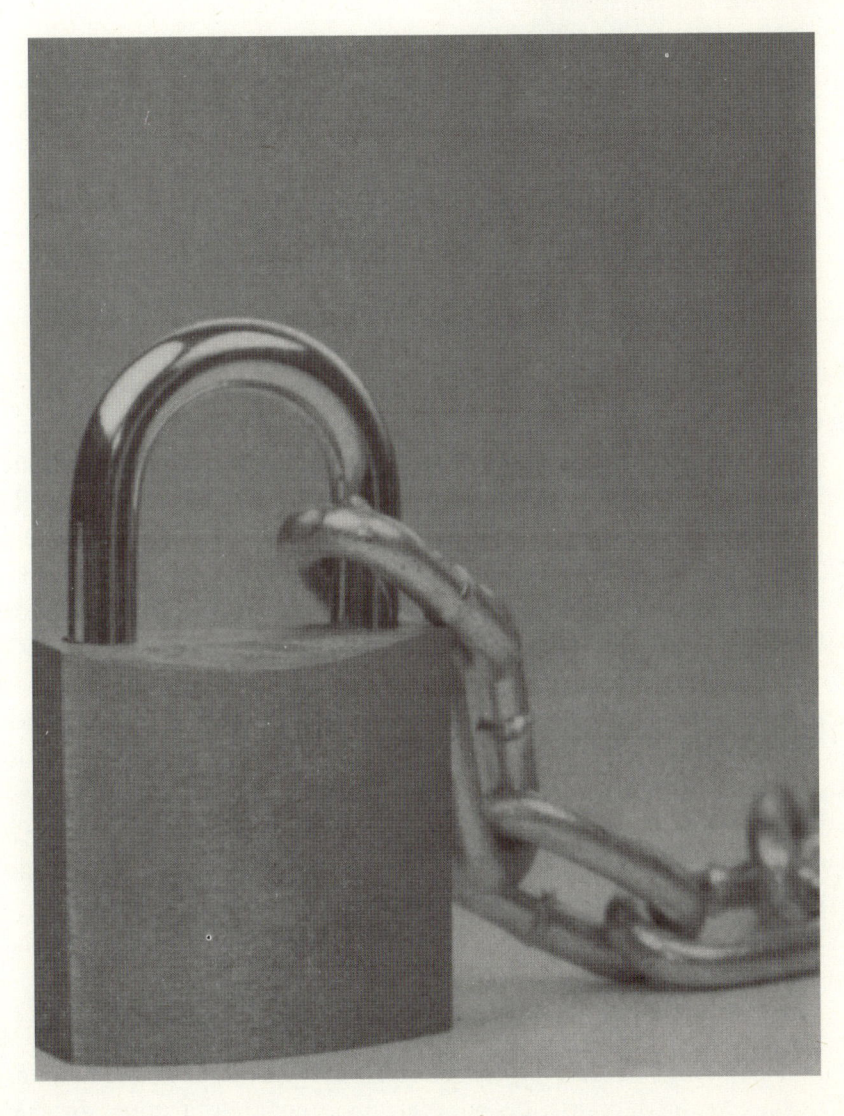

Quinto Princípio: Sistema Imunológico

Para chegar aos 100 anos sem medicamentos e sem hospitais, é necessário equilibrar, ou até recuperar, o sistema imunológico.

Nosso sistema imunológico é uma dádiva que recebemos desde nosso nascimento e é uma estrutura de defesa complexa e especializada no combate às doenças. É importante tê-lo equilibrado, porque mantém e garante nossa saúde durante toda a vida, inclusive na velhice avançada.

Todos nós sabemos e vivemos envoltos em ampla poluição, toda espécie de toxinas, fungos, bactérias e parasitas que causam infecções e o enfraquecimento do sistema imunológico. Conheço muitas pessoas que bobearam, vacilaram e desenvolveram a Síndrome da Imunodeficiência Adquirida – AIDS (provavelmente o principal distúrbio do sistema imunológico). Observei, ainda, outras pessoas que desenvolveram distúrbios autoimunes (pessoas com imunologia tão enfraquecida que, indevidamente, produziam anticorpos que atacavam os órgãos do próprio corpo).

Quais são os fatores que desequilibram e enfraquecem o sistema imunológico?

O sistema imunológico fica enfraquecido, debilitado por:

1. Alimentação industrializada, processada, desequilibrada e indigesta, com refrigerante, bacon, presunto, chocolate, fritura, sorvete, alimentos gelados, bombo, ovos fritos ou mexidos, salsichas, salames, hambúrgueres, *croissants*, batatas fritas, *ketchup*, café, açúcar, adoçantes, laticínios, excesso de frutas, alimentos de origem animal, mariscos,

pão branco, arroz branco, manteiga, margarina e alimentos elaborados e requentados no forno de micro-ondas.

Por exemplo, vamos analisar as consequências que ocorrem em nosso corpo quando bebemos uma lata de refrigerante (375 ml), de acordo com as pesquisas elaboradas pelo prof. dr. Carlos Alexandre Fett, da UFMT:

PRIMEIROS DEZ MINUTOS:

Dez colheres de chá de açúcar batem em seu corpo, 100% do recomendado diariamente.

Você não vomita imediatamente pelo doce extremo, porque o ácido fosfórico corta o gosto.

20 MINUTOS:

O nível de açúcar em seu sangue estoura, forçando um jorro de insulina.

O fígado responde, transformando todo o açúcar que recebe em gordura (é muito para esse momento em particular).

40 MINUTOS:

A absorção de cafeína está completa. Suas pupilas dilatam, a pressão sanguínea sobe, o fígado responde bombeando mais açúcar na corrente. Os receptores de adenosina no cérebro são bloqueados para evitar tonteiras.

45 MINUTOS:

O corpo aumenta a produção de dopamina, estimulando os centros de prazer do corpo (fisicamente, funciona como com a heroína).

50 MINUTOS:

O ácido fosfórico empurra cálcio, magnésio e zinco para o intestino grosso, aumentando o metabolismo. As altas doses de açúcar e outros adoçantes aumentam a excreção de cálcio na urina, ou seja, está urinando em seus ossos, uma das causas da osteoporose.

60 MINUTOS:

As propriedades diuréticas da cafeína entram em ação. Você urina.

Agora é garantido que porá para fora cálcio, magnésio e zinco, dos quais seus ossos precisariam. Conforme a onda abaixa, você sofrerá um choque de açúcar. Ficará irritadiço. Você já terá posto para fora tudo que estava no refrigerante, mas não sem antes ter posto para fora, junto, coisas das quais seu organismo sentirá falta.

Pense nisso antes de beber refrigerantes.
Seu sistema imunológico agradece!

2. Vacinas, reposição hormonal (terapia hormonal), antibióticos, injeções, cirurgias, transfusão de sangue, quimioterapias, radioterapias e toda espécie de medicamentos que transformam as doenças comuns em doenças crônicas.

VACINAS

Vamos analisar, quando crianças ou adultos recebem uma vacina.

Primeiro caso: pesquisa realizada pelo dr. Roberto Giraldo, M. D., questiona: "Por que somos obrigados pela lei a ser vacinados?".

"A primeira lei sobre vacinas foi promulgada em Massachusetts, em 1905 (varíola). É considerada a mãe de todas as legislações da Saúde Pública do mundo. Logo depois, cada estado dos Estados Unidos começou a legislar sobre a obrigatoriedade das vacinas para crianças. Em 1922, a Corte Suprema de Justiça norte-americana decidiu arbitrariamente que a 'Lei Escolar da Obrigatoriedade das Vacinas' era constitucional. Hoje, a Organização Mundial da Saúde (OMS), fundada em 7 de abril de 1948, subordinada à ONU, regula a obrigatoriedade das vacinas para todos os países membros das Nações Unidas. Seu escritório central está em Genebra, Suíça."

"Algumas décadas atrás, só eram disponíveis poucas vacinas, mas, hoje, no Brasil, as crianças são obrigadas pelas leis governamentais a receber cerca de 15 vacinas antes da adolescência; nos Estados Unidos, aos 15 anos uma criança já tomou 36 vacinas."

"Há muitas denúncias de cientistas internacionais de que as vacinas causam: autismo, morte súbita de berço, choro encefalítico, dislexia, epilepsia, paralisia cerebral, lúpus, artrite reumatoide, tireoidite, esclerose múltipla, asma e alergias de todo tipo, câncer, malformações genéticas, alterações imunológicas, atrofia do timo e até AIDS, retardo do desenvolvimento da criança, agitação, déficit de atenção, dificuldade na aprendizagem, estimulando o aumento do uso de drogas (maconha, cocaína, heroína, etc., o comportamento violento, a criminalidade juvenil e o risco de suicídio)."

"De outro lado, não é certo que as vacinas acabaram com doenças infecciosas; os números mostram que, graças a melhores condições de vida, as doenças infecciosas já estavam diminuindo muito antes da aplicação de vacinas. Ao contrário, as vacinas são um dos fatos para o novo aumento de doenças infecciosas no mundo."

"As vacinas são o maior descalabro da Medicina baseado na errada 'Teoria dos Germes' de Louis Pasteur. O ser humano é criado com uma farmácia interior, capaz de prevenir e curar todo desequilíbrio orgânico e psíquico, sempre que as emoções da pessoa o permitam. As emoções positivas estimulam, as emoções negativas (inveja, narcisismo, megalomania, arrogância, soberba, etc.) deprimem o funcionamento de nossa farmácia interior. As vacinas são um ato contra a natureza, que atrapalha nossa farmácia interior, tornando a criança e a pessoa vulnerável a muitas doenças."

Segundo caso: Texto extraído do livro *The Hundred-Year Lie,* do escritor e jornalista norte americano Randall Fitzgerald:

"De acordo com a maioria dos especialistas em saúde pública, os avanços mais importantes, obtidos no combate e prevenção às doenças infecciosas, desde o final do século XIX e início do século XX, não foram devidos à introdução das vacinas, mas à melhoria nas condições de saúde pública, de modo geral, como resultado do consumo de água mais limpa e de serviços de tratamento de esgotos mais eficientes."

"As vacinas, porém, nem sempre são seguras ou eficazes. Aqui estão quatro exemplos:

"A publicação médica britânica *The Lancet* divulgou um relatório, em 1980, sobre um teste de vacinação, realizado na Índia, envolvendo 260 mil pessoas, por meio do qual se descobriu que mais casos de tuberculose ocorrem em pessoas vacinadas contra essa doença do que entre aquelas que não haviam recebido a vacina.

"A publicação *The Journal of the American Medical Association* publicou um artigo sobre sarampo, em 1990, revelando que, apesar de mais de 95% das crianças norte-americanas, em idade escolar, terem sido vacinadas contra o sarampo, surtos dessa doença continuaram a ocorrer nas escolas; e a maioria dos casos de desenvolvimento da doença envolvia crianças previamente vacinadas.

"Ainda que, entre 1990 e 1993, a *Food and Drug Administration* (órgão do governo que controla a qualidade dos medicamentos e alimentos nos Estados Unidos) tenha contabilizado 54.072 reações adversas a vacinas, a agência admitiu que esse total representa apenas 10% dos casos de reações adversas, isso porque a maioria dos médicos mostra-se relutante em notificar os problemas.

"Em 1994, uma edição do *The New England Journal of Medicine* relatou que ao menos 80% das crianças com idade abaixo de 5 anos, que desenvolveram coqueluche, já haviam sido vacinadas contra essa doença."

Existe mais um aspecto desfavorável relativo às vacinas e vacinações mais comuns, especialmente para as crianças. "O problema não são as vacinas, são os aditivos contidos nas vacinas", afirma o professor de farmácia Richard Deth, da Northestern University. A maioria dos médicos sequer tem consciência da existência desses aditivos, muito menos do fato de que eles podem ser um problema.

Aditivos comumente utilizados na formulação das vacinas incluem mercúrio, alumínio, formaldeído, glutamato monossódico, sulfetos e etilenoglicol (anticongelante). Cada um desses aditivos já teve conexões estabelecidas com distúrbios que vão desde danos ao cérebro e aos nervos até autismo e DDAH (Distúrbio do Déficit de Atenção e Hiperatividade). Em média, a quantidade de mercúrio que as crianças comumente recebem, provenientes das vacinas, no início de suas vidas, representa todo o volume de mercúrio a que uma pessoa pode se expor, com segurança, durante toda a vida. Sintomas de intoxicação por mercúrio nas crianças têm sido documentados como semelhantes aos sintomas de DDAH e autismo.

"Pouca gente imagina que, quando está recebendo uma vacina, ao mesmo tempo recebe não apenas uma dose do antígeno específico para a doença que se pretende combater – como, por exemplo, a difteria –, mas também uma mistura de substâncias químicas reconhecidamente tóxicas, capazes de provocar danos cerebrais e câncer, adicionados como conservantes e outros 'adjuvantes', que contribuem para uma rápida, intensa e duradoura resposta imunológica", assinala Paula Baillie-Hamilton, especialista britânica em toxinas e vacinas. "Desde que as vacinas em massa das crianças começaram, no século XX, notificações de sérios problemas cerebrais, cardiovasculares, metabólicos e de várias outras naturezas patológicas também começaram a encher as páginas das publicações médicas."

"Relatórios de vários países comprovam que crianças vacinadas, além de desenvolverem níveis de QI mais baixos, sofrem uma maior incidência de problemas comportamentais, asma e diabetes do que crianças não vacinadas."

Tais relatórios de problemas associados às vacinações levaram J. Anthony Morris, ex-diretor chefe do escritório de controle de vacinações da FDA, a declarar: "Existe uma grande quantidade de evidências para provar que a imunização das crianças faz mais mal do que bem".

Ao menos nove vacinações infantis são comumente exigidas em todos os 50 estados norte-americanos para que as crianças passem a frequentar o sistema de educação pública. Os aditivos contidos nessas vacinas desafiam o metabolismo e o sistema imunológico das crianças, que não foram projetados, como os nossos também não foram, para processar substâncias químicas sintéticas, e as toxinas são rejeitadas e desviadas pelo fígado, acumulando-se nos órgãos e tecidos. Numerosos estudos publicados no *Journal of Applied Microbiology* e em outras publicações científicas já estabeleceram conexões entre o conservante de vacinas mais comum – que é o timerosal – e uma vasta gama de efeitos colaterais tóxicos, pelo fato de ele conter mercúrio.

A certa altura, em 1991, quando as agências de saúde pública norte-americanas recomendavam as vacinações infantis contendo timerosal, um eminente imunologista expediu um memorando, alertando os executivos da Merck, um dos fabricantes de vacinas que utilizavam o timerosal, que "a carga de mercúrio parecia grande demais" para as crianças de 6 meses de idade que recebiam as vacinas. A dose de mercúrio contida no timerosal era até 87 vezes maior do que os padrões recomendados pelo governo para o consumo diário de mercúrio proveniente de pescados.

Oito anos se passaram antes que os órgãos federais de saúde finalmente concordassem que as vacinações rotineiras poderiam oferecer algum risco à saúde infantil. Apesar disso, a única medida tomada pelo governo, então, foi aconselhar os fabricantes que considerassem a retirada do timerosal da formulação de suas vacinas.

A solução mais óbvia seria a utilização de frascos contendo doses individuais. Assim, conservantes como o timerosal não seriam mais necessários. Os fabricantes de vacinas, porém, resistem a essa opção, porque isso elevaria seus custos, que eles mantêm baixos porque produzem e conservam grandes quantidades. Além disso, executivos da indústria de vacinas argumentam que há "incertezas" quanto aos dados obtidos em pesquisas sobre a toxicidade dos conservantes.

"O que eles estão admitindo", continua Blaylock, "é que existe uma forma de mercúrio que tem sido utilizada em vacinas desde a década de 1930, e ninguém se deu ao trabalho de estudar seus efeitos sobre o cérebro das crianças. Apenas quando tais problemas se tornam óbvios, isto é, quando assumem proporções epidêmicas e quando advogados são envolvidos, é que eles (os imunologistas) percebem que há um problema. Esse é um tema recorrente nos órgãos reguladores do governo, tal como as discussões que já presenciamos com relação ao flúor, ao aspartame, ao glutamato monossódico, à dioxina e aos pesticidas."

Observações:

1. Vacina é toxicidade no sangue de um recém-nascido;

2. Vacina não é preventiva;

3. Ainda há problemas com o armazenamento, transporte, refrigeração contínua, que deixam as vacinas estragadas;

4. Melhor do que as vacinas (prevenção) é a criança ingerir água potável de boa qualidade, ter higiene, saneamento básico e, principalmente, receber alimentação equilibrada da mãe.

REPOSIÇÃO HORMONAL

Os efeitos danosos das terapias de reposição hormonal, com hormônios sintéticos nas mulheres na faixa etária de 38 a 50 anos (menopausa), desencadeiam efeitos colaterais, que são doenças como flacidez e erosão dos seios, hipertensão, depressão, aumento de peso, desequilíbrio no sistema linfático com retenção de líquidos, salpingite (inflamação das trompas), ooforite (inflamação dos ovários) e sangramento vaginal.

Há uma pesquisa conhecida como "Women's Health Initiative", publicada no *Journal of The American Medical Association*, que contou com a participação de 27 mil voluntárias norte-americanas, em que se chegou à conclusão de que o tratamento com hormônios farmacêuticos sintéticos aumentava os riscos de doenças como câncer de mama, infarto e derrame.

Se, na menopausa, as mulheres deixam de produzir, nos níveis necessários, os hormônios estrogênio e progesterona, culminando com o fim da vida produtiva e a suspensão da menstruação, também é necessário que tenham uma mudança em seu estilo de vida, inclusive em sua alimentação.

Como solução, a mulher deve optar por:

1. Alimentos que contêm fitoesteróis, que conferem equilíbrio hormonal, aumentando a produção de estrogênio e progesterona. Entre eles estão a soja (em grãos, leite e tofu), cará (inhame), peixes de escamas, mandioca, linhaça, chá de hortelã, batata-doce, arroz integral, verduras cruas, legumes cozidos no vapor, castanhas (caju e pará), um ovo caipira cozido por dia, suco de clorofila com uma fruta, conforme consta do item 2.2. A mulher deve evitar alimentos como: refrigerante, frituras, sorvetes e toda espécie de alimentos industrializados, processados e indigestos.

2. Exercícios de respiração, alongamento, conforme consta do item 2.22.

3. Perceber e reduzir a níveis mínimos aflição, angústia, ansiedade, medo, mágoa, preocupação, ódio e raiva.

4. Vida sedentária (ausência de exercícios de respiração, exercícios aeróbicos e anaeróbicos).

5. Imaturidade. A pessoa que fuma e ingere bebidas alcoólicas, ou uma pessoa que tenha sua vontade acima de tudo, não tem disciplina na alimentação, não tem limites. É um(a) mimado(a). Por isso, é um compulsivo.

6. Prisão de ventre. É uma doença intestinal grave, caracterizada pelo atraso em evacuar as fezes (estas devem ser evacuadas duas vezes ao dia). As células absorvem os nutrientes dos alimentos. O que sobra é LIXO. Reter o lixo por mais de 12 horas impurifica e destrói o sangue; como consequência, envenena o sistema linfático e o sistema nervoso, isto é, destrói o sistema imunológico.

Quando optamos pela aflição, angústia, ansiedade, preocupação, medo, mágoa, ódio e raiva, desequilibramos o sistema de glândulas, secretando hormônios como cortisol, dopamina, aldosterona, noradrenalina, acetilcolina, adrenalina, em níveis elevados na corrente sanguínea e, como consequência, envenenando o sangue, detonando o sistema imunológico.

Quais são os fatores que equilibram e fortalecem o sistema imunológico?

A resistência imunológica depende da purificação de nosso sangue, uma vez que os glóbulos brancos são os principais elementos que sustentam e protegem nosso corpo contra qualquer tipo de infecção.

Portanto, todo ser humano já possui essa resistência imunológica, essa energia vital, essa força vital, que é uma força energética abstraída biologicamente do cérebro e da medula espinhal, gerenciada pela vitalidade de nosso espetacular sistema nervoso. É o sangue quem alimenta, oxigena e mantém nervos, tecidos, músculos, ligamentos e ossos sadios.

Na medicina atual, não existe qualquer recurso terapêutico nem medicamento que desenvolva, dinamize ou substitua a força, a energia vital, isto é, que mantenha o sistema imunológico equilibrado.

Resumindo: toda doença é curável. Só depende de recuperarmos nossa força vital, a energia vital, isto é, reequilibrarmos o sistema imunológico.

Nascemos para viver com saúde. O desequilíbrio, a infecção, a doença, tudo é nossa opção, porque é fruto de nossos erros, de nossa rejeição ao bem, à vida.

No sistema imunológico, destacamos o sistema linfático e o sangue.

SISTEMA LINFÁTICO

É uma rede de vasos, tecidos e gânglios que drenam, filtram o fluído dos capilares sanguíneos e o devolvem ao sangue. O objetivo é manter o equilíbrio dos líquidos no sistema cardiovascular e distribuir células imunológicas em todo o corpo.

A linfa é o líquido que contém os glóbulos brancos linfócitos. Os principais órgãos do sistema linfático são:

Baço: é o chefe e o maior órgão do sistema linfático e produz linfócitos (uma espécie de glóbulos brancos);

Timo: é uma glândula que produz glóbulos brancos vitais;

Amígdalas: as duas amígdalas são plenas em tecidos linfáticos e, portanto, são guardiãs que defendem o corpo contra substâncias tóxicas que circulam no sangue. Nunca devem ser extirpadas.

Gânglios axilares: filtram a linfa corrente nos braços e seios;

Vasos linfáticos: transportam a linfa dos tecidos até os principais canais linfáticos, através dos gânglios;

Veia subclávia: se dirige ao coração, recebe a linfa filtrada dos canais torácico e linfático direito;

Gânglios linfáticos poplíteos: filtram a linfa das pernas e dos pés;

Apêndice: é um órgão importante que integra o sistema linfático, é pleno de tecidos linfoides, por conseguinte, participa do sistema imunitário intestinal.

Conclui-se que fazer cirurgia extirpando o apêndice é algo ridículo. É uma maneira de ganhar dinheiro.

SANGUE

As pessoas não ficam doentes e não morrem de câncer, diabetes, acidente vascular cerebral, Alzheimer, mal de Parkinson, enfarto do miocárdio, gangrena, trombose, falência múltipla dos órgãos, etc. Elas ficam doentes e morrem antes da velhice avançada por causa do sangue ácido, sujo, detonado, envenenado e cheio de matérias estranhas, impurezas e toxinas. É em consequência do sangue complicado que aparecem os cânceres e toda espécie de doenças.

O amigo F.N.M. gastou uma fortuna na compra de uma Ferrari importada zero quilômetro. Descuidou-se e pôs gasolina em um posto de combustível na BR-116. O combustível estava adulterado e também "batizado". Resumindo, a linda Ferrari deu problemas e retornou para São Paulo em um guincho.

Observemos que o sangue é muito mais importante para o corpo do que um simples combustível para um veículo.

Isso acontece porque o sangue é o elemento mais importante do sistema imunológico. O sangue é a vida, a saúde, a força, a energia vital do corpo. Os nervos, os ossos, o cérebro, os músculos e todos os tecidos do corpo são oxigenados, alimentados e mantidos pelo sangue.

Lembremo-nos ainda que nós dispomos de cerca de cinco litros de sangue. Esse sangue é conduzido pelas veias, com dióxido de carbono (sangue venoso), até as cavidades superiores do coração, que passa pelo átrio direito ao ventrículo direito, contando ainda com o trabalho das válvulas tricúspide e pulmonar para chegar aos pulmões, enquanto, pela circulação sistólica, o sangue, que é oxigenado nos pulmões, contendo oxigênio e nutrientes vitais, é bombeado destes para as artérias, pelo átrio esquerdo, ventrículo esquerdo, e ainda com o desempenho das válvulas mitral e aórtica.

Concluindo, as artérias conduzem o sangue com oxigênio e nutrientes vitais para todos os tecidos e órgãos do corpo, através das moléculas de hemoglobinas dos glóbulos vermelhos.

O sangue se compõe também das plaquetas, cuja função principal é a sua coagulação.

O plasma trabalha no transporte de lipídios, proteínas, gorduras, para as células. Os glóbulos brancos, que são os principais integrantes do sistema imunológico, têm como principal função a proteção do corpo contra as infecções de qualquer espécie. Alguns cientistas afirmam que as células sanguíneas são formadas na medula óssea (tutano) dos ossos planos, como costelas, omoplatas e pelves.

Entendo que não. Inicialmente, defino **digestão** como a transformação dos alimentos que ingerimos em sangue. Como, normalmente, comemos de quatro em quatro horas, o processo biológico de transformação dos alimentos em sangue se consagra nas vilosidades do íleo (porção maior do intestino delgado), e não na medula óssea dos ossos planos.

A formação das células sanguíneas na medula óssea pode ocorrer em situações especiais, como aquela ocorrida em Ankara, na Turquia, onde houve um desmoronamento de um imóvel, ocasião em que um cidadão ficou preso nos escombros por cinco dias, sem comer e beber, até que os bombeiros retiraram-no com vida.

Outra situação é quando uma pessoa faz um prolongado jejum. Aí sim, por inexistência de alimentos no intestino delgado (íleo), o processo biológico da formação e renovação das células sanguíneas ocorrerá na medula óssea.

Portanto, a solução para o equilíbrio do sistema imunológico é purificar o sangue. Partindo do princípio de que digestão é a transformação do alimento que ingerimos em sangue, então necessitamos ter uma alimentação com bastantes verduras (clorofila), legumes, arroz integral, peixes de escamas, etc., conforme consta do item 2.2.

É necessário eliminar de nossa alimentação, pelo menos por 90 dias, refrigerantes, frituras, arroz branco, açúcar, adoçantes, café, sorvetes, pizzas, excesso de frutas, alimentos gelados, chocolates, laticínios, margarinas, manteigas, leite de vaca e gorduras de origem animal.

    É preciso reduzir a níveis mínimos nossa opção pela aflição, angústia, ansiedade, preocupação, medo, mágoa, ódio e raiva, que desencadeiam um derrame hormonal em níveis elevados na corrente sanguínea.

É o caso da química dos medicamentos, desodorantes, cremes, "produtos de beleza", laxantes, purgantes, anticoncepcionais, produtos de limpeza, protetor solar, etc.

Deve-se praticar natação no mar ou em piscina sem química, fazendo massagens na região da garganta com o objetivo de equilibrar a tireoide e a paratireoide (eliminar a deficiência de iodo), e massagens também no baço e gânglios para ajudar a equilibrar o sistema linfático.

O mais importante é a necessidade diária de fazermos a oxigenação do corpo, seguindo as orientações constantes no item 2.22.

Observação: esta é a quinta etapa preventiva na eliminação de qualquer doença, especialmente as degenerativas, como Alzheimer, câncer, mal de Parkinson, esclerose múltipla, diabetes, artrose, arteriosclerose, cardiopatia isquêmica, etc.

CAPÍTULO 2:
AGENTES DE SAÚDE

2.0 – AMOR

O **amor** é o maior e mais sublime sentimento. É a essência, a estrutura e a finalidade da existência. É o ato puro, a espiritualidade, a virtude maior da vida, é mais expressivo que a força da criação, tão vulcânico quanto o Vesúvio, suave quanto o pôr do sol, delicado como o orvalho, sublime como a divindade.

Só o amor transforma a tristeza em alegria, a dúvida em fé, a obnubilação em luz, a discórdia em união, os erros em verdades, o desespero em paz e esperança.

Quando amamos, alcançamos a pureza e a flexibilidade de uma criança, a sensibilidade de um artista, o conhecimento de um sábio, a compreensão de um filósofo, a sutileza e a coragem de uma pessoa tolerante e saudável.

Por isso, existe uma só espécie de amor. Um só sentimento verdadeiro e apaixonado que podemos e devemos dirigir a DEUS, a uma mulher (homem), aos filhos, à família, aos vizinhos, aos desconhecidos e a toda a humanidade.

É pelo exposto que podemos confirmar que **quem ama não perdoa!**

Porque quem realmente **ama** não se sente ofendido, não se sente decepcionado, não se sente magoado e, por isso, **não tem o que perdoar.**

O Amor é Felicidade.
O Amor é Saúde.

2.1 – ÁGUA FRIA

A **ÁGUA FRIA** sobre o corpo (banho frio ou ablução) é saúde, porque provoca reações benéficas na circulação sanguínea, no sistema nervoso, no sistema linfático e em todo o metabolismo.

A **ÁGUA FRIA** tem duas boas consequências, que é a contração da rede sanguínea da pele, que joga o sangue da periferia para os órgãos internos (rins, baço, pâncreas, fígado, intestinos, suprarrenais, etc.), e provoca uma reação que descongestiona esses órgãos, retornando e enchendo a rede circulatória da pele, para onde se desloca o excesso de calor e as toxinas no sangue, a ser eliminados pela pele. É nesse caso que a pele funciona como mais um RIM. Por isso, maior é a atividade funcional de todo o corpo e, como consequência, melhora a dinâmica da alcalinidade do sangue.

ÁGUA FRIA é importante alimento (depois do ar), porque possui energia solar, elétrica e magnética.

Os elementos energéticos da água (de preferência água pura ou das verduras, legumes e frutas sem agrotóxicos) são absorvidos por nosso corpo, especialmente pela boca, quando devemos bebê-la em pequenos goles, mastigando-a, insalivando-a, para que produza os reais benefícios energéticos ao nosso organismo.

Se uma pessoa estiver **DESMAIADA**, fazendo-se ablução de água fria em seu rosto, ela recupera os sentidos.

Sem água natural não existe vida. Por exemplo, quando as plantas não recebem água, desidratam e morrem.

O banho frio é fortificante, é saúde, mas deve ser rápido, precedido de alguns exercícios físicos e distante das refeições.

O banho quente debilita e é uma das principais causas dos resfriados e gripes, porque produz reação fria sobre a pele, aumentando o calor interno (no baço, intestinos, fígado, pâncreas, etc.) provocando o desequilíbrio térmico do corpo, debilitando todo o organismo, fragilizando minha base imunológica e, como consequência, abrindo as portas para que entrem em meu corpo as bactérias, os fungos, as viroses e toda espécie de micróbios.

A água, como agente curativo na pele do ventre, também no banho de assento e banho de tronco, tem ação purificadora, regeneradora, desinflamante, portanto curativa.

ÁGUA FRIA (natural) é saúde.

Observação: O **GELO** não deve ser utilizado interna nem externamente, porque paralisa a circulação sanguínea e nervosa na área em que for posto. Portanto, é prejudicial tomar água gelada e utilizar bolsa de gelo em contusões, por exemplo.

2.2 – ALIMENTAÇÃO

O OBJETIVO DESSA ALIMENTAÇÃO É A PURIFICAÇÃO DO SANGUE, isto é, DEIXAR O SANGUE ALCALINO.

Portanto, a digestão é a transformação do alimento que ingerimos em sangue.

Elementos de um cardápio:

1. **Ao acordar, como primeira opção:** tomar um ou dois copos de água com limão. Segunda opção: tomar um copo de água com alho macerado desde a noite anterior. Terceira opção, tomar um copo de água + uma colher de linhaça + cinco ameixas-pretas, deixadas de molho desde a noite anterior;

2. **Tomar água, tomar suco, comer sopa (insalivar e mastigar bem os alimentos);**

3. **Cereais integrais:** arroz integral cateto, aveia, trigo, cevada, amaranto, milho, etc.;

4. **Feijões (ricos em proteínas, vitaminas e minerais):** lentilhas, feijão-azuki, soja e seus derivados, grão-de-bico, ervilhas, quinoa, chia, etc.;

5. **Raízes e tubérculos:** cará, inhame, batata-doce, mandioca, mandioquinha, etc.;
6. **Legumes:** abóbora, abobrinha, bardana (gobô), batata yacon, beterraba, brócolis, cenoura, cevadinha, chuchu, erva-doce, maxixe, nabo, palmito, pepino, quiabo, rabanete, vagem;
7. **Verduras cruas:** acelga, agrião, alface, alho-poró, almeirão, catalônia, cebolinha, chicória, couve, couve-de-bruxelas, couve-flor, escarola, espinafre, hortelã, manjericão, mostarda, repolho, repolho-crespo, rúcula, salsinha, salsão, etc.;
8. **Oleaginosas:** ricas em gorduras poli-insaturadas, vitaminas, minerais e proteínas – castanha-do-pará (duas por dia), castanha-de-caju (quatro por dia), avelã, amendoim, amêndoas, nozes, etc.;
9. **Sementes:** de abóbora, gergelim, girassol, linhaça, etc.;
10. **Peixes de escamas:** Salmão, sardinha, trutas, etc.;
11. **Frutas:** abacaxi, acerola, banana, figo, goiaba, laranja-lima, maçã com casca, mamão, pera, pêssego, uva, etc.;
12. **Suco de clorofila:** pela manhã e à noite, cinco ou seis verduras cruas, juntamente com uma fruta ou com água de coco;
13. Um ovo caipira cozido por dia;
14. **Açúcares:** demerara, mascavo, mel;
15. **Chás:** dente-de-leão, cavalinha, salsaparrilha, sete-sangrias, cipó-mil-homens, alcachofra, urtiga, chapéu-de-couro, sabugueiro, banchá, quebra-pedra. À noite, chá de guaco;
16. **Temperos**: (cebola, alho, azeite extravirgem), óleo de girassol, azeite de oliva, óleo de coco, *shoyu light*, sal marinho;
17. **Pães integrais** (sem fermento);
18. **Panelas**: Não usar panela de alumínio, micro-ondas. Dê preferência à panela de vidro, de aço inoxidável, de ferro;
19. **Não consumir: Alimentos que causam acidez no sangue:** tomate, berinjela, batata (inglesa), jiló e pimentão (e pimentas); açúcar, adoçantes, alimentos gelados, bebidas alcoólicas, café, doces, leite, manteiga, margarina, pães (farinha refinada), pizzas, queijos, refrigerantes e sal em excesso.

OBSERVAÇÕES: O consumo de FRUTAS deve ser moderado. Uma refeição (matinal, almoço ou jantar) não pode ter as frutas como base. As frutas devem ser consumidas no máximo como sobremesa. Seu consumo excessivo contribui para a acidez do sangue. Há doenças como artrite, artrose, cistite, reumatismo, lúpus eritematoso, etc., principais causas é o consumo excessivo de frutas.

2.3 – BANHO DE ASSENTO ALTERNADO

Ferva três litros de água, com folhas de eucalipto ou cavalinha, ou gengibre ou nabo branco comprido, e ponha em uma bacia grande (ou semelhante) com água fria, para que o chá e a água fiquem suportavelmente quentes. A água não deve ultrapassar o nível do umbigo.

Mantenha outra água quente em uma garrafa térmica, para que, quando a água da bacia começar a esfriar, possa retirar um pouco e repor com a água quente da garrafa. Permaneça por quatro minutos.

Ponha água fria em outra bacia grande (ou semelhante) e permaneça por um minuto.

Repita o procedimento por seis vezes (isto é, quatro minutos na água quente e um minuto na água fria, totalizando 30 minutos).

Faça esse banho uma ou duas vezes ao dia e bem distante das refeições.

Após o banho, agasalhe-se bem ou deite-se.

É bom tomar chá de guaco ou dente-de-leão durante esses procedimentos.

É contraindicado para mulheres grávidas e para mulheres em período menstrual.

2.4 – ESCALDA-PÉS ALTERNADOS

Fazer uma panela de chá de cavalinha ou gengibre, ou eucalipto ou nabo branco comprido, e pôr em um balde com água fria, para que o chá e a água fiquem suportavelmente quentes.

Mantenha água quente em uma garrafa térmica, para que, quando a água da bacia começar a esfriar, possa retirar um pouco e repor com a água quente da garrafa. A água deve ficar no meio da perna. Ponha os dois pés na água quente por quatro minutos.

Ponha água fria em outro balde e ponha os dois pés por um minuto.

Repita o procedimento seis vezes (isto é, quatro minutos na água quente e um minuto na água fria, totalizando 30 minutos).

Após o escalda-pés, agasalhe muito bem os pés.

Faça o escalda-pés uma ou duas vezes ao dia e bem distante das refeições.

É bom tomar o chá de guaco ou dente-de-leão durante esses procedimentos.

É contraindicado para mulheres grávidas e para mulheres em período menstrual.

2.5 – CATAPLASMA DE BARRO

Terra natural (sem estrumes, sem sujeiras e sem agrotóxicos).
Cavar, fazendo um buraco, e dali colher a terra e peneirá-la.
Misturar a terra com água fria ou com chá de guaco ou cipó-mil--homens morno, até formar uma pasta.
Aplicá-la sobre todo o ventre, isto é, abaixo dos seios até a virilha;
Diariamente, por duas horas, durante 20 dias;
Aplicá-la após uma refeição.

2.6 – CATAPLASMA DE CARÁ

Indicado para eliminar inflamações no aparelho reprodutor masculino: orquite, epididimite e prostatite.
Rale um cará médio e misture-o com 10% de raiz branca de cebolinha (picada e macerada);
Estenda a massa sobre um pano fino.
Aplique diretamente sobre o local inflamado.
Aplique diariamente, por uma hora, durante 20 dias.

2.7 – CATAPLASMA DE INHAME-BRANCO

Descascar e ralar quatro a cinco inhames-brancos de tamanho médio (não pode ser inhame-vermelho).
Descascar e ralar meia cabeça de gengibre; misturá-los com um pouco de farinha de trigo comum (ficará uma massa pastosa que não grudará nos dedos).
Espalhe a massa sobre um tecido de algodão e ponha diretamente sobre a parte do corpo doente.
Para o emplastro não se deslocar, enfaixe-o com uma faixa de tecido de algodão (caso precise ficar em pé ou andar).
Aplique o emplastro durante 40 minutos.
Observação: Se houver coceira, passe um pouco de óleo de gergelim na área.

Não use plásticos.

2.8 – CATAPLASMA DE TOFU

1 kg de tofu
100 g de farinha de trigo
Corte o tofu em fatias, para eliminar o excesso de água.
Quando enxugar, esfarele o tofu e misture com a farinha de trigo.
Espalhe a pasta sobre uma faixa de tecido de algodão.
Aplique esse emplastro no lado da cabeça onde houve a hemorragia ou o derrame cerebral. Em caso de febre muito alta, coloque-o na testa.
Aplique a compressa durante uma hora e renove-a, se necessário.
Observação: O cataplasma de tofu é eficaz no combate a febre muito alta, meningite, acidente com pancada na cabeça, hemorragia e derrame cerebral.

2.9 – CHÁS

Calêndula: infusão
Em um recipiente (não de alumínio), coloque um punhado de folhas dessa erva e acrescente dois ou três copos de água fervente. Deixe repousar por alguns minutos.
É útil no combate às úlceras estomacais, infecções, colite, hidropisia, hematúria, doenças do fígado, diarreia e purificação do sangue.

Cavalinha: infusão
Em um recipiente (não de alumínio), coloque uma porção dessa erva e acrescente dois ou três copos de água fervente. Deixe em infusão por 5 minutos.
É útil contra doenças dos rins e da bexiga, erupções cutâneas, arteriosclerose e perda de memória.

Dente-de-leão: infusão
Em um recipiente (não de alumínio), ponha uma porção de folhas em dois ou três copos de água fervente. Deixe em infusão por cinco minutos.
É útil para alcalinizar o sangue, sudorífero, diurético, gota e reumatismo.

Guaco: infusão
Em um recipiente (não de alumínio), ponha um punhado de folhas de guaco em dois ou três copos de água fervente. Deixe em infusão por cinco minutos.
É útil contra gripes e resfriados.

Chá misto

Um limão (fatiado e com casca), um colher (sopa) de gengibre, dois ou três dentes de alho macerados, canela (+/- dois paus), dez cravos da índia.

Ferva um litro de água por dez minutos. Após os dez minutos, ponha um punhado de folhas de guaco e deixe ferver mais uns 20 segundos. Desligue o fogo e deixe em infusão por sete minutos. Coe o chá e ponha-o em uma garrafa térmica.

Observação: se você é hipertenso, reduza o gengibre.

2.10 – BABOSA (ALOE ARBORESCENS)

Útil contra os cânceres em geral, prisão de ventre, AIDS, etc.
Remova os espinhos das bordas das folhas.
De três a cinco folhas de babosas que, enfileiradas, totalizem um metro ou um pouquinho a mais.
Cerca de seis colheres (40 a 50 ml) de bebida destilada (pinga ou uísque).
Meio quilo de mel de abelha puro.
Lavar e picar as folhas, sem remover a casca;
Bata no liquidificador com o mel e a pinga ou uísque; não filtrar.
Armazene em um recipiente de vidro escuro, para impedir a passagem de luz. Pode ficar dentro ou fora da geladeira.
Tomar uma colher de sopa, 15 minutos antes do café matinal, do almoço e do jantar.
Agite bem a garrafa antes de usá-la.
Após tomar uma garrafa, se o resultado não aparecer, espere dez dias (de intervalo), e no 11º dia, reinicie com uma segunda garrafa. Repita a ingestão e os intervalos até que o resultado apareça.

Observação: colher a babosa bem cedo (antes do nascer do sol) ou depois do pôr do sol. A luz do sol inibe uma das propriedades da babosa.

2.11 – COMPRESSA DE BABOSA

Não use a babosa em flor (época do florescimento).
Opte por uma haste em que não brotou flor durante o ano.
É útil contra pancadas (hematomas), inchaços, queimaduras, febre, luxação.

Pode ser aplicado por quatro horas e poderá ser renovado por um novo cataplasma.

Colher as folhas da babosa, sem a luz do sol.

Utilizar somente a polpa gelatinosa (ralar a polpa).

Utilizar um tecido de algodão e espalhar a polpa.

Aplicar sobre o local desejado e enfaixar.

2.12 – COMPRESSAS SIMULTÂNEAS

Faça um chá de gengibre ou cavalinha ou dente-de-leão.

Ponha um pedaço de tecido dentro e torça-o bem e, ainda quente, coloque-o sobre a testa por três minutos.

Ao mesmo tempo, coloque sobre a nuca um pedaço de tecido umedecido em água fria e torcido, também por três minutos.

Alterne, pondo o tecido quente na nuca e o tecido frio na testa, também por três minutos.

Repita o procedimento por sete vezes.

Faça uma ou duas vezes ao dia, e bem distante das refeições.

2.13 – COMPRESSA DE GENGIBRE

Rale de três a quatro cabeças de gengibre, **com casca**.

Coloque em um pedaço de pano, fazendo uma boneca (trouxinha), leve ao fogo, com três litros de água filtrada, até ficar bem quente (**a água não pode ferver**).

Ponha duas toalhas pequenas (uma para cada local a ser tratado), dentro da água quente (em infusão).

Torça uma toalha e coloque-a na região desejada e cubra-a com uma toalha grande, para manter o calor por mais tempo.

Após quatro ou cinco minutos, repita a operação, trocando-a pela outra toalha que permaneceu na água quente.

Mantenha a infusão de água quente com o gengibre coberto para que a água permaneça quente, e reacenda o fogo até chegar à temperatura desejada, tendo o cuidado para não deixar a água ferver.

Faça essa operação por meia hora, uma ou duas vezes ao dia, durante todo o tratamento.

Observação: A panela não pode ser de alumínio. Use o aço inoxidável ou vidro.

2.14 – COMPRESSA DE FOLHA DE REPOLHO

As folhas de repolho devem ser verdes, grossas e abertas (o repolho-roxo não serve).

Retire a saliência do talo e lave-as.

Ponha as folhas sobre uma tábua (ou qualquer superfície plana) e passe um rolo de macarrão ou uma garrafa sobre elas, para que fiquem macias.

Essas folhas devem ser levemente aquecidas (pode ser pelo vapor de qualquer panela que esteja no fogo).

Ponha as folhas sobrepostas no local desejado e depois fixe-as com um barbante, elástico ou atadura.

Essa compressa deve ser feita pela manhã e renovada à noite.

Observação: A folha de repolho tem propriedades curativas, combatendo doenças como abcessos, feridas, erisipela, inchaços, enxaqueca, reumatismo, artrite, tumores benignos, etc.

2.15 – CONSCIÊNCIA

CONSCIÊNCIA é o maior fenômeno humano.

Mas o que é **consciência**?

1 – É a ampla percepção de minha realidade interna (contato com meu próprio ser) e realidade externa, contemporânea (o que acontece no mundo).

2 – Inclui a percepção do que é certo e do que é errado.

3 – Resulta, dentro de nós, da unificação da espiritualidade (gratidão, amor, fé, entusiasmo, sentir, etc.), da filosofia (verdade, pensamento, planejamento, etc.) e da ciência (experimentação, trabalho, bondade, ação boa e útil).

4 – A **consciência** é dialética.

• **1º elemento:** Consciência Ética (que é nossa essência). Já temos, dentro de nós, o puro sentimento de justiça, de verdade, de amor, de paz, de bondade, arte, trabalho bom e útil e de todo bem que existe.

• **2º elemento:** Consciência Intelectual, que é o saber, o conhecimento que, desde crianças, recebemos de nossos pais e familiares e, depois, na escola, dos professores.

• **3º elemento:** É a Síntese, que é a Consciência Plena, isto é, a união dos dois elementos anteriores, que são a verdadeira lucidez e a sabedoria. É o equilíbrio. É a saúde. É o nosso elo com Deus.

*Louco não é quem não tem **consciência** do que faz.*
*Louco é quem recusa usar, usufruir da **consciência** que tem.*
Observação: quando rejeitamos a Deus, isto é, rejeitamos a consciência, nós aceitamos e adquirimos os vícios, as manias, as frustrações, os medos, a tristeza. Por conseguinte, nós **OPTAMOS** por **aflição, angústia, ansiedade, mágoa, medo, ódio, preocupação** e **raiva**, isto é, optamos pela **doença**, em sua primeira etapa.

Portanto, o distúrbio e mau funcionamento de uma célula (doença) não é um problema químico. É uma quebra energética. É um problema energético.

A doença entra em nós humanos em três etapas:
Primeira etapa: *a doença aparece no nível energético, que é o que acabamos de ver (quando rejeitamos nossa consciência e optamos pela aflição, ansiedade, raiva, etc.);*
Segunda etapa: *a doença se incorpora às nossas células (aos DNAs);*
Terceira etapa: *aparece a doença (a dor, a inflamação, os cânceres, o Alzheimer, as alergias, a esquizofrenia, a hipertensão, etc.).*

Conclui-se que os fármacos (drogas medicamentosas) não curam a doença, porque são matérias, são químicas (a química é matéria, inferior à nossa ENERGIA VITAL), logo não combatem e não curam o primeiro nível da doença, que é ENERGÉTICO.

Assim, podemos afirmar que os medicamentos tiram somente os sintomas e não atingem a raiz da doença, e como consequência, a doença reaparecerá mais crônica, além de os medicamentos produzirem os "efeitos colaterais".

2.16 – ENERGIA VITAL (FORÇA VITAL)

Todo ser humano possui uma **energia vital**, uma força energética abstraída biologicamente do cérebro e da medula espinhal, acumulada e distribuída ao corpo pelo sistema nervoso, e os nervos equilibrados dependem da pureza do sangue.

Essa **energia vital**, essa **força vital,** é que **cura**, é que reestabelece a saúde do corpo, é que mantém a saúde, a vida.

Nascemos para viver com saúde. O desequilíbrio, a enfermidade, a doença são frutos de nossos erros, de nossa rejeição ao Bem, à Vida.

Na medicina atual, não existe qualquer recurso terapêutico, não existe medicamento que desenvolva, dinamize ou substitua a **força**, a **energia vital**, isto é, que mantenha o sistema imunológico equilibrado.

A **energia vital** do ser humano fica reduzida e debilitada por injeções, vacinas, cirurgias, medicamentos, intoxicação intestinal e deficiência das atividades dos pulmões, dos intestinos, dos rins e, principalmente, da pele.

A vitalidade de nosso espetacular **sistema nervoso** depende do sangue, que oxigena, alimenta e mantém **nervos**, ligamentos, músculos e tecidos, de todo o corpo, sadios.

Nosso corpo possui defensores de nossa imunologia, como o rim, o baço, as amígdalas, o fígado, o pâncreas, o apêndice, o timo e os gânglios, cuja missão é combater e eliminar as matérias estranhas e as impurezas que estão em nosso sangue.

Nós humanos enfraquecemos nossa **energia vital** (imunologia) porque artificializamos nossa vida. Afastamo-nos dos bens que a natureza nos oferece.

2.17 – MANILÚVIO

Os procedimentos são iguais aos do escalda-pés alternados. É evidente que se trocam os pés pelas mãos.

2.18 – MAR: OS BENEFÍCIOS DA ÁGUA DO MAR PARA MINHA SAÚDE

A água do mar é o sangue da terra.

Por milhões e milhões de anos, as chuvas, as enxurradas e os rios levaram os sais minerais "roubados" da crosta terrestre, depositando-os no mar.

Portanto, a água do mar contém todos os micronutrientes necessários à vida.

O líquido amniótico, onde passamos nove meses no ventre de nossas mães nos desenvolvendo, é muito semelhante à água do mar. Em face dessa espetacular identidade entre a água do mar e a estrutura biológica humana, há uma compatibilidade de regeneração e recomposição da energia vital humana, especialmente quando esta estiver enfraquecida por qualquer tipo de doença, graças às propriedades terapêuticas da água do mar.

A estrutura científica das propriedades terapêuticas da água do mar foram estudadas e estabelecidas pelo cientista francês René Quinton, em 1904, quando demonstrou a Lei da Constância Salina. O ponto fundamental dessa lei é estabelecer a origem marinha das primeiras células animais e a presença desse meio marinho em toda a linha zoológica, demonstrando que cada uma das células do organismo vivo se banha em um meio fisiológico idêntico ao meio marinho.

O dr. René Quinton comparou o nosso organismo com um aquário marinho, e provou sua tese por meio de três demonstrações:

1. Conseguiu manter vivos, imersos em água do mar, glóbulos humanos que morreriam em qualquer outro meio artificial;

2. Retirou de um cachorro uma parte importante de seu sangue para substituí-lo por uma quantidade igual de água do mar;

3. Introduziu venosamente, durante oito horas seguidas, água do mar equivalente a 66% do peso do cachorro. Em seguida, esvaziou totalmente o sangue do cão e o substituiu por água do mar. Todos os componentes do sangue (dentre os quais os glóbulos vermelhos e brancos) desapareceram. Depois de algumas horas de enfraquecimento, o cachorro reagiu e retornou com intenso vigor.

Obs.: O cachorro faleceu cinco anos depois dessa experiência, por acidente (atropelamento).

A vida teve origem no mar. O sangue humano é uma réplica bioquímica da água do mar.

Conclui-se que, graças às qualidades e propriedades terapêuticas da água do mar, por sua riqueza em sais minerais e sua compatibilidade com a energia vital do ser humano, é necessário que tenhamos uma aproximação, uma vivência com este ambiente, através da natação, de exercícios de respiração e de massagens dentro da água do mar.

2.19 – MEDITAÇÃO

- Apoie as mãos sobre a mesa ou em posição de lótus, fique bem acomodado;
- Feche os olhos;
- Respire profundamente (DUT – Dê Um Tempo);
- Respire calmamente (DUT);
- Agora, traga o pensamento para sua respiração;
- Sinta a respiração (DUT);
- Perceba a respiração (DUT);

- Sinta a paz, a calma, a harmonia (DUT);
- Deixe a mente sem pensamentos, deixe a mente vazia;
- Pausa de dois minutos;
- Agora, imagine, visualize que estamos recebendo uma luz, uma energia;
- Luz, energia, de paz, de saúde (DUT);
- Luz, energia vinda do alto (DUT);
- Luz, energia vinda de Deus (DUT);
- Luz, energia, que ilumina e que energiza todo o meu cérebro; (DUT)
- Luz, energia, que ilumina e que energiza toda a minha face (DUT);
- Luz, energia, que ilumina e que energiza todo o meu sangue (DUT);
- Luz, energia, que ilumina e que energiza todo o meu corpo (DUT);
- Pausa de dois minutos;
- Gratidão. Gratidão à bondade, à verdade, ao bem, a Deus (DUT);
- Sinta a paz, a harmonia, a calma, a saúde (DUT);
- Agora, traga o pensamento para sua respiração (DUT);
- Podemos abrir os olhos.

2.20 – ÓLEO DE GERGELIM

Útil em massagens para melhorar a circulação sanguínea, em contusões, com pele irritada, com cabelos ressecados ou enfraquecidos.

Também indicado para sangramento do reto e rachaduras (inclusive nos seios).

2.21 – ÓLEO DE RÍCINO

O óleo de rícino deve ser ingerido com água morna, na mesma proporção (para cada colher de óleo de rícino, uma colher de água morna).

Até 5 anos: uma ou duas colheres de sopa.
Até 10 anos: três colheres de sopa.
Até 15 anos: quatro colheres de sopa.
Adultos: cinco colheres de sopa.

Reiniciando a alimentação, deve-se tomar pequenas quantidades de líquido, por exemplo, chá de carqueja ou chá de tanchagem.

2.22 – OXIGENAÇÃO DO CORPO

(fazer no sol ou ao ar livre)

O objetivo é a alcalinização do sangue.

A oxigenação do corpo é fundamental porque põe toda a estrutura do corpo em condições de ativar todas as suas funções, especialmente a pele, os rins, os pulmões, o coração e os intestinos e, por conta disso, expulsar todas as matérias estranhas e as substâncias tóxicas do sangue.

Os músculos, nervos, cérebro, coração e todos os órgãos do corpo necessitam da purificação do **sangue**, através da **pele**, para manter e renovar a **energia vital**, advinda da oxigenação do corpo, ao sol ou ao ar livre; para que os pulmões, que recebem o sangue com dióxido de carbono, processem e oxigenem o sangue, e esse oxigênio seja transportado, pelos glóbulos vermelhos, dos pulmões para todo o corpo.

A **oxigenação do corpo** inicia-se com o alongamento, ao sol ou ao ar livre.

Obs.: deitar de costas no chão (na cama ou no sofá) começar o alongamento com as pernas, flexionando-as (para cima e para baixo), trançando-as (para a direita e para a esquerda) e sacudindo-as (verticalmente). Para completar, traga as pernas sobre o tronco e a cabeça, como se as pontas dos pés fossem tocar na própria cabeça. Repetir por três vezes. Após o alongamento, fazer esta sequência:

1. Fazer um tipo de exercício físico. Por exemplo, polichinelo ou uma corrida curta, até que o suor apareça na pele;

2. Água fria sobre a cabeça, braços, pernas e todo o corpo. Água natural sobre o corpo é fundamental para purificar (alcalinizar) o sangue;

3. Respiração: respirar profundamente (ao sol ou ao ar livre), levantando os braços e os calcanhares (ao mesmo tempo), ficando na ponta dos pés até as mãos se unirem lá em cima (segurar o ar por alguns segundos) e descer expirando lentamente. Repetir por 20 vezes.

Portanto, concluída a primeira sequência 1, 2, 3, repete-se, retornando ao 1, fazendo outro tipo de exercício.

Por exemplo, flexão abdominal ou outra corrida curta (o importante é o suor aparecer na pele). Depois o 2 (água fria sobre a cabeça, braços, pernas e todo o corpo) e depois o 3 (respiração) até 20 vezes.

Repita a sequência, alternando com outros exercícios físicos (pular corda, corridas curtas) até completar 40 minutos.

Observação 1: Fazendo-se a **oxigenação do corpo**, ao sol ou ao ar livre, teremos, alternadamente, calor e frio sobre a pele, obteremos sucessivas **vasodilatações** e **vasoconstrições** na pele e nos órgãos internos do corpo, provocando a produção de fluxo e refluxo do **sangue**. Assim ocorre a contribuição para a sua purificação.

Observação 2: Fazendo-se a **oxigenação do corpo**, no mar (praia e água do mar) teremos maiores benefícios, porque o objetivo é a purificação do sangue, e o sangue humano é uma réplica bioquímica da água do mar, e graças às suas propriedades terapêuticas, por sua riqueza em sais minerais e sua compatibilidade com nossa energia vital humana, há benefícios muito maiores, principalmente quando praticamos a natação, os exercícios de respiração e as massagens dentro da água do mar.

Observação 3: A academia, quando se mantém em um ambiente fechado, não é recomendável, porque não tem a necessária e plena oxigenação do ar nem a ação direta do sol.

Podemos afirmar que a saúde humana está em nossas próprias mãos. É preciso apenas manter a pele limpa, livre e exposta ao ar livre, recebendo as energias da atmosfera, do orvalho, da água (inclusive da chuva) e do sol.

2.23 – SORO CASEIRO

1 litro de água do filtro ou mineral;
1 colher (chá) de sal;
1 colher de sopa de suco de limão;

2 colheres (chá) de açúcar demerara.

Tome uma colher (sopa) de hora em hora ou em um período menor, se necessário.

2.24 – REFRIGERANTES

O QUE ACONTECE QUANDO VOCÊ ACABA DE BEBER UMA LATA DE REFRIGERANTE

Primeiros 10 minutos:

Dez colheres de chá de açúcar batem em seu corpo, 100% do recomendado diariamente.

Você não vomita imediatamente pelo doce extremo, porque o ácido fosfórico corta o gosto.

20 minutos:

O nível de açúcar em seu sangue estoura, forçando um jorro de insulina.

O fígado responde transformando todo o açúcar que recebe em gordura (é muito para esse momento em particular).

30 minutos:

A absorção de cafeína está completa. Suas pupilas dilatam, a pressão sanguínea sobe, o fígado responde bombeando mais açúcar na corrente. Os receptores de adenosina no cérebro são bloqueados para evitar tonteiras.

45 minutos:

O corpo aumenta a produção de dopamina, estimulando os centros de prazer do corpo (fisicamente, funciona como com a heroína).

50 minutos:

O ácido fosfórico empurra cálcio, magnésio e zinco para o intestino grosso, aumentando o metabolismo. As altas doses de açúcar e outros adoçantes aumentam a excreção de cálcio na urina, ou seja, está urinando em seus ossos, uma das causas da osteosporose.

60 minutos:

As propriedades diuréticas da cafeína entram em ação. Você urina. Agora é garantido que porá para fora cálcio, magnésio e zinco, dos quais seus ossos precisam. Conforme a onda abaixa, você sofrerá um choque de açúcar. Ficará irritadiço. Você já terá posto para fora tudo que estava no refrigerante, mas não sem antes ter posto para fora, junto, coisas das quais seu organismo sentirá falta.

Pense nisso antes de beber refrigerantes.
Se não puder evitá-los, modere sua ingestão!
Prefira sucos naturais.
Seu corpo agradece!

> Prof. Dr. Carlos Alexandre Fett
> Faculdade de Educação Física da UFMT – Mestrado da Nutrição da UFMT Laboratório de Aptidão Física e Metabolismo – 3615-8836 – Consultoria em Performance Humana e Estética.

2.25 – SUCO DE *ALOE VERA*

Tomar um colher de sopa *de aloe* vera, diluída em um pouco de água. O suco de *aloe vera* (de preferência orgânico) pode ser obtido através da planta ou em casas de produtos naturais.

Se houver incômodo (diarreia), reduza a dosagem.

2.26 – LIMPEZA DA VESÍCULA, DO FÍGADO E DOS RINS

O tratamento tem duração de 15 dias, em duas fases:

Primeira fase – do 1º ao 7º dia:
Café da manhã (até as 8 horas):
1. Ao acordar, tomar um ou dois copos de água com alho (macerado desde a noite anterior);
2. Comer uma ou duas maçãs com cascas;
3. Chá dente-de-leão ou de cavalinha (uma xícara).

Às 10 horas: não há lanche da manhã
Almoço:
Arroz integral, verduras e legumes (inclusive feijão-azuki, soja em grãos, mandioca, cará, inhame, brócolis, couve-flor, etc.);

Proteína animal: pode-se comer um pouco de peixe (de escamas) grelhado.

Às 15 horas: – Não há lanche da tarde
Jantar (até as 19 horas):
Duas castanhas-do-pará, quatro castanhas-de-caju e um pouco de granola;

Chá de guaco (uma xícara).

Fazer diariamente estas terapias:

Compressa de gengibre, conforme item 2.13 (distante da refeição);

Logo depois, cataplasma de inhame-branco, conforme item 2.7 (distante da refeição);

Cataplasma de barro, conforme item 2.5 (logo após uma refeição).

Segunda fase – Do 8º ao 14º dia:

Café da manhã (até as 8 horas):

Ao acordar, tomar um ou dois copos de água com alho (macerado desde a noite anterior);

Comer uma ou duas maçãs com cascas;

Chá de dente-de-leão ou de cavalinha (uma xícara).

Às 10 horas:

Comer duas maçãs com cascas ou fazer e tomar o suco de duas maçãs com cascas (o objetivo é o ácido málico; e o suco pode ser feito com água ou um pouco de água de coco).

Almoço:

Não pode comer peixe, ovos, carnes ou qualquer proteína animal; deve-se consumir arroz integral, verduras e legumes (inclusive feijão--azuki, soja em grãos, mandioca, cará, inhame, brócolis, couve-flor, etc.).

Às 15 horas:

Comer duas maçãs com cascas ou fazer e tomar o suco de duas maçãs com cascas (o objetivo é o ácido málico; e o suco pode ser feito com água ou um pouco de água de coco).

Jantar (até as 19 horas):

Duas castanhas-do-pará, quatro castanhas-de-caju e um pouco de granola;

Chá de guaco (uma xícara).

Fazer diariamente estas terapias:

Compressa de gengibre, conforme item 2.13 (distante da refeição);

Logo depois, cataplasma de inhame-branco, conforme item 2.7 (distante da refeição);

Cataplasma de barro, conforme item 2.5 (logo após uma refeição).

No 15º dia:

Café da manhã:

Ao acordar, tomar um ou dois copos de água com alho (macerado desde a noite anterior);

Comer uma ou duas maçãs com cascas;

Chá de dente-de-leão (uma xícara).

Às 10 horas:
Comer duas maçãs com cascas ou fazer e tomar o suco de duas maçãs com cascas (o objetivo é o ácido málico; e o suco pode ser feito com água ou com um pouco de água de coco);

Almoço: tem de ser no máximo até as 12 horas.
Não pode comer peixe, ovos, carnes ou qualquer proteína animal;
Deve-se consumir arroz integral, verduras e legumes (inclusive feijão-azuki, soja em grãos, mandioca, cará, inhame, brócolis, couve-flor, etc.).

Entre as 17 e as 18 horas:
Sulfato de magnésio (sal amargo): tomar a primeira dose de sulfato de magnésio (15 gramas) com água (se quiser, pode pôr algumas gotas de limão);

Entre as 19 e as 20 horas:
Tomar a segunda dose de sulfato de magnésio;

Entre as 21 e as 22 horas:
Lavagem intestinal: Pôr em um copo 180 ml de sumo de limão e adicionar 120 ml de azeite de oliva extravirgem. Misture bem e tome (pode-se usar um canudinho). Logo após, deite-se com a cabeça um pouco mais elevada e permaneça por 20 ou 30 minutos. Em seguida, durma bem.

Às 6h30 da manhã seguinte, tome a terceira dose do sulfato de magnésio.

Às 8h30 tome a quarta e última dose de sulfato de magnésio.

Aguarde, elimine a sujeira gastrointestinal, inclusive os cálculos vesiculares, hepáticos e renais. Você terá sua saúde restabelecida com a limpeza da vesícula, do fígado e dos rins.

OBSERVAÇÕES:

1. Diabéticos e pessoas com cândida não devem consumir nem a maçã nem seu suco. Devem adquirir o ácido málico e utilizar seis gramas (uma colher de chá) em um litro de água mineral por dia, durante todo o tratamento.

2. Pessoas que cirurgicamente retiraram a vesícula normalmente têm muito mais cálculos hepáticos, devem fazer a limpeza pelo menos a cada semestre.

3. Crianças e adolescentes de até 15 anos devem fazer a limpeza com a metade da dosagem para adultos.

4. No 15º dia (último) do tratamento, não se deve tomar nenhum tipo de medicamento.

5. Cirurgia para a retirada da vesícula nunca foi uma solução, ao contrário, haverá a geração de mais cálculos nas vias biliares do fígado e, como consequência, mais doenças serão desencadeadas.

2.27 – GRATIDÃO

A neurociência explica o poder da GRATIDÃO em nosso corpo.

Quando geramos sentimentos de gratidão em nossos pensamentos, ativamos o sistema de recompensa do cérebro. Esse sistema é responsável pela sensação de bem-estar e prazer de nosso corpo.

Quando o cérebro identifica que algo de bom aconteceu, que fomos bem-sucedidos e que existem coisas na nossa vida que merecem reconhecimento e somos gratos por isso, ocorre a liberação de dopamina, um importante neurotransmissor que aumenta a sensação de prazer. Por isso, pessoas que manifestam gratidão vivem em níveis elevados de emoções positivas, satisfação com a vida, vitalidade e otimismo.

A gratidão deve ser construída por nosso Ato Puro. Por outra via neural, a gratidão estimula as vias cerebrais para a liberação de outro hormônio chamado ocitocina, que estimula o afeto, traz tranquilidade, reduz a ansiedade, o medo e a fobia.

Exercitar o sentimento da gratidão dissolve o medo, a angústia e os sentimentos de raiva. Fica mais fácil controlar os estados mentais neuróticos e desnecessários.

Nosso cérebro não é capaz de sentir, ao mesmo tempo, gratidão e raiva.

Você é que faz a escolha.

Mantenha-se na contemplação e ação e exercite diariamente a gratidão. Para fazer com que seu dia comece de forma positiva, já pela manhã, experimente pensar em diversos motivos que você tem para sentir gratidão.

E termine seu dia refletindo sobre as realizações que lhe deram prazer.

Cultive a gratidão em seu coração e viva mais e melhor!

CAPÍTULO 3

DOENÇAS: CAUSAS E TRATAMENTOS

DOENÇA É A ACIDEZ NO SANGUE.
O TRATAMENTO, AQUI PROPOSTO, CONSISTE EM ALCALINIZAR O SANGUE.

ÁCIDO ÚRICO

É uma substância tóxica produzida pelo organismo, quando processa proteínas e purinas.

Quando o ácido úrico está em nível muito elevado no sangue e os rins não conseguem eliminá-lo, provoca inflamações por sua transformação em cristais duros que se alojam nas articulações, desenvolvendo doenças como gota, artritismo, cálculos nos rins e vesícula.

CAUSAS

Sangue ácido, sujo, carregado de impurezas.

Excesso de proteína animal (carne de vaca, porco, frango, etc.), isto é, más digestões, como consequência de uma alimentação desequilibrada, industrializada, indigesta, com chocolates, frituras, sorvetes, alimentos gelados, bombons, ovos fritos ou mexidos, salsichas, salames, hambúrgueres, *croissants*, batatas fritas, *ketchup*, café, açúcar, adoçantes, laticínios, excesso de frutas, pão branco, arroz branco, manteiga, margarina e alimentos elaborados e requentados no forno de micro-ondas.

Elevado nível diário de **aflição, angústia, ansiedade, preocupação, medo, mágoa, ódio e raiva**.

O açúcar e o gás dos refrigerantes.

Imaturidade: Fumar e consumir bebidas alcoólicas, especialmente cervejas. A vontade está acima de tudo. Não tem limites. É mimado (a). Por isso, é imaturo(a).

TRATAMENTO

Suco de *aloe vera*, conforme item 2.25.

Ingerir chá (infusão) de chapéu-de-couro, quebra-pedra, espinheira-santa, sabugueiro ou salsaparrilha.

Não comer cebolas.

Escalda-pés alternados, conforme item 2.4.

Mude a alimentação, pelo menos por alguns meses. Consuma proteínas, carboidratos, fibras, gorduras, sais minerais e vitaminas vegetais (arroz integral, feijão-azuki, soja e seus derivados, castanhas, amêndoas, cereais integrais e a clorofila das verduras e legumes) e o mínimo de frutas.

Nesse período, elimine o consumo de proteínas animais (carne bovina, suína, frango, queijos, leite, pizzas, frituras, guloseimas e refrigerantes.

Siga uma alimentação que consta do cardápio no item 2.2.

Para que meu sangue fique alcalino é necessário eu perceber e reduzir ao mínimo minha aflição, angústia, ansiedade, preocupação, medo, mágoa, ódio e raiva, que ocorrem quando eu não sei lidar com minhas frustrações e insatisfações; assim, fico estressado e já começa a doença, porque, nesse momento, há uma contração de meu sistema de glândulas (hipófise, pâncreas, fígado, tireoide, suprarrenais, próstata, ovários, mamas, etc.) secretando em níveis elevados cortisol, aldosterona, noradrenalina, dopamina, adrenalina, acetilcolina, etc., que, quando jogados na corrente sanguínea, envenenam o sangue.

Oxigenação do corpo, conforme item 2.22.

Eliminar a febre interna com cataplasma de barro, conforme item 2.5.

Eliminar a química dos medicamentos, desodorantes, cremes, produtos de beleza, protetor solar ou qualquer outro produto químico que destrua e acidifique o sangue.

Natação no mar ou em piscina sem química, fazendo massagens na região da garganta, com o objetivo de equilibrar a tireoide e a paratireoide (eliminar a deficiência de iodo), e massagens também no baço, rins, pâncreas, próstata, ovários, fígado, etc., em todo o ventre, para reequilibrar o corpo através da região gastrointestinal.

Compressa de gengibre, conforme item 2.13.

Cataplasma de inhame-branco, conforme item 2.7;

Limpeza da vesícula, fígado e rins, conforme item 2.26.

ACNE

Erupções da pele, em geral no rosto, causadas pela obstrução e inflamação das glândulas sebáceas (pela produção excessiva de sebo) da pele. Mais frequente nos adolescentes homens.

TRATAMENTO

Tomar chá de arnica ou bardana.

Fazer compressa com pepino ralado (sem descascar), cenoura ralada, folhas de confrei e limão. Aplicar durante 20 minutos (durante os 20 minutos não tomar sol).

Não deve espremer as espinhas porque deixam cicatrizes;

Seja uma pessoa determinada. Tenha força de vontade. Minimize ou elimine o consumo de proteínas animais (carne bovina, suína, frango, queijos, leite, pizzas, frituras, guloseimas e refrigerantes.

Consuma proteínas, carboidratos, gorduras, fibras, sais minerais e vitaminas vegetais (arroz integral, feijão-azuki, castanhas, amêndoas, soja e seus derivados, cereais integrais e a clorofila das verduras e legumes) e o mínimo de frutas.

Siga uma alimentação que consta do cardápio no item 2.2.

Oxigenação do corpo, conforme item 2.22.

Natação no mar ou em piscina sem química, fazendo massagens na região da garganta com o objetivo de equilibrar a tireoide e a paratireoide (eliminar a deficiência de iodo), e massagens também no baço,

rins, pâncreas, próstata, ovários, fígado, etc., em todo o ventre, para reequilibrar o corpo através da região gastrointestinal.

Eliminar a química dos medicamentos, desodorantes, cremes, produtos de beleza, protetor solar ou qualquer outro produto químico que destrua e acidifique o sangue.

Suco de *aloe vera*, conforme item 2.25.

Limpeza da vesícula, fígado e rins, conforme item 2.26;

AFTA

São inflamações na mucosa da boca, desenvolvendo pequenas chagas ou úlceras.

TRATAMENTO

Tomar chá de malva ou tanchagem (tomar e fazer bochechos).

Antes de dormir, tomar um copo de água com uma colher de mel.

Fazer bochechos com água e suco de limão.

É necessário mudar a alimentação. A partir de hoje, consuma bastante clorofila (das verduras e legumes), proteínas e carboidratos vegetais (arroz integral, feijão-azuki, castanhas, soja e seus derivados, amêndoas, cereais integrais), e o mínimo de frutas.

Minimize ou elimine o consumo de proteínas animais (carne bovina, suína, frango, queijos, leite), pizzas, frituras, guloseimas e refrigerantes.

Siga uma alimentação que consta do cardápio no item 2.2;

Para que meu sangue fique alcalino, é necessário eu perceber e reduzir ao mínimo minha aflição, angústia, ansiedade, preocupação, medo, mágoa, ódio e raiva, que ocorrem quando eu não sei lidar com minhas frustrações e insatisfações, por isso, fico estressado, e logo começa a doença, porque, nesse momento, há uma contração de meu sistema de glândulas (hipófise, pâncreas, fígado, tireoide, suprarrenais, próstata, ovários, mamas, etc.), secretando em níveis elevados cortisol, aldosterona, noradrenalina, dopamina, adrenalina, acetilcolina, etc., que, quando jogados na corrente sanguínea, envenenam o sangue.

Oxigenação do corpo, conforme item 2.22.

Natação no mar ou em piscina sem química, fazendo massagens na região da garganta com o objetivo de equilibrar a tireoide e paratireoide (eliminar a deficiência de iodo), e massagens também no baço, nos rins, pâncreas, próstata, ovários, fígado, etc., em todo o ventre, para reequilibrar o corpo através da região gastrointestinal.

Eliminar a química dos medicamentos, desodorantes, cremes, produtos de beleza, protetor solar ou qualquer outro produto químico que destrua e acidifique o sangue.

Eliminar a febre interna com cataplasma de barro, conforme item 2.5.

Escalda-pés alternados, conforme item 2.4.

Suco de *aloe vera*, conforme item 2.25.

Limpeza da vesícula, do fígado e dos rins, conforme item 2.26.

AIDS – SÍNDROME DA IMUNODEFICIÊNCIA ADQUIRIDA

É uma doença grave, caracterizada por distúrbios no sistema imunológico, por ser uma imunodeficiência adquirida após o nascimento.

TRATAMENTO

A cura da AIDS depende da recuperação do sangue, tornando-o alcalino, puro.

Tomar de cinco a sete gotas de óleo de copaíba diariamente.

Comer nabo cru diariamente.

Eliminar a febre interna com cataplasma de barro, conforme item 2.5.

Compressa de gengibre, conforme item 2.13.

Cataplasma de inhame-branco, conforme item 2.7.

Mude a alimentação, pelo menos por alguns meses. Consuma proteínas, carboidratos, fibras, gorduras, sais minerais e vitaminas vegetais (arroz integral, feijão-azuki, soja e seus derivados, castanhas, amêndoas, cereais integrais e a clorofila das verduras e legumes), e o mínimo de frutas.

Nesse período, elimine o consumo de proteínas animais (carne bovina, suína, frango, queijos, leite), pizzas, frituras, guloseimas e refrigerantes.

Siga uma alimentação que consta do cardápio no item 2.2.

Oxigenação do corpo, conforme item 2.22.

Natação no mar ou em piscina sem química, fazendo massagens na região da garganta com o objetivo de equilibrar a tireoide e a paratireoide (eliminar a deficiência de iodo), e massagens também no baço, rins, pâncreas, próstata, ovários, fígado, etc., em todo o ventre, para reequilibrar o corpo através da região gastrointestinal.

Para que meu sangue fique alcalino, é necessário eu perceber e reduzir ao mínimo minha aflição, angústia, ansiedade, preocupação, medo, mágoa, ódio e raiva, que ocorrem quando eu não sei lidar com minhas frustrações e insatisfações, por isso, fico estressado, e então começa a doença, porque, nesse momento, há uma contração de meu sistema de glândulas (hipófise, pâncreas, fígado, tireoide, suprarrenais, próstata, ovários, mamas, etc.), secretando em níveis elevados o cortisol, aldosterona, noradrenalina, dopamina, adrenalina, acetilcolina, etc., que, quando jogados na corrente sanguínea, envenenam o sangue.

Prática e ato sexual devem ser evitados por pelo menos 90 dias. Sexo é para quem tem saúde. O doente não pode desperdiçar a escassa energia vital de que ainda dispõe.

Suco de *aloe vera*, conforme item 2.25.

Limpeza da vesícula, fígado e rins, conforme item 2.26.

ALERGIAS

É uma sensibilidade, uma resposta imunológica exagerada a certas substâncias, especialmente às proteínas de determinados alimentos.

CAUSAS

Sangue ácido, sujo, carregado de impurezas.

Más digestões, como consequência de uma alimentação desequilibrada, industrializada, indigesta, com chocolates, frituras, sorvetes, alimentos gelados, bombons, ovos fritos ou mexidos, salsichas, salames, hambúrgueres, *croissants*, batatas fritas, *ketchup*, café, açúcar, adoçantes, laticínios, excesso de frutas, alimentos de origem animal, mariscos, pão branco, arroz branco, manteiga, margarina e alimentos elaborados e requentados no forno de micro-ondas.

A química dos medicamentos, desodorantes, cremes, produtos de beleza, laxantes, purgantes, anticoncepcionais, produtos de limpeza, protetor solar, etc.

Açúcar e gás dos refrigerantes.

Banho com água quente que esfria e destrói a pele e, além disso, posteriormente apanha friagem.

TRATAMENTO

Tomar chá de dente-de-leão, calêndula, cavalinha, bardana ou carobinha do campo.

Escalda-pés alternados, conforme item 2.4.

Seja uma pessoa determinada. Tenha força de vontade. Minimize ou elimine o consumo de proteínas animais (carne bovina, suína, frango, queijos, leite), pizzas, frituras, guloseimas e refrigerantes.

Consuma proteínas, carboidratos, gorduras, fibras, sais minerais e vitaminas vegetais (arroz integral, feijão-azuki, castanhas, amêndoas, soja e seus derivados, cereais integrais e a clorofila das verduras e legumes), e o mínimo de frutas.

Siga uma alimentação que consta do cardápio no item 2.2.

Oxigenação do corpo, conforme item 2.22.

Natação no mar ou em piscina sem química, fazendo massagens na região da garganta com o objetivo de equilibrar a tireoide e a paratireoide (eliminar a deficiência de iodo), e massagens também no baço, rins, pâncreas, próstata, ovários, fígado, etc., e em todo o ventre, para reequilibrar o corpo através da região gastrointestinal.

Para que meu sangue fique alcalino, é necessário eu perceber e reduzir ao mínimo minha aflição, angústia, ansiedade, preocupação, medo, mágoa, ódio e raiva, que ocorrem quando eu não sei lidar com minhas frustrações e insatisfações, por causa disso, fico estressado, e então começa a doença, porque, nesse momento, há uma contração de meu sistema glandular (hipófise, pâncreas, fígado, tireoide, suprarrenais, próstata, ovários, mamas, etc.) secretando, em níveis elevados cortisol, aldosterona, noradrenalina, dopamina, adrenalina, acetilcolina, etc., que, quando jogados na corrente sanguínea, envenenam o sangue.

Eliminar a febre interna com cataplasma de barro, conforme item 2.5.

Eliminar a química dos medicamentos, desodorantes, cremes, produtos de beleza, protetor solar ou qualquer outro produto químico que destrua e acidifique o sangue.

Suco de *aloe vera*, conforme item 2.25.

Limpeza da vesícula, fígado e rins, conforme item 2.26.

ALZHEIMER

É uma doença caracterizada pela demência, em face a deterioração progressiva da capacidade mental, em razão dos distúrbios degenerativos das células do encéfalo.

CAUSAS

Sangue ácido, sujo, carregado de impurezas.

Excesso de proteína animal (carne de vaca, porco, frango, etc.), isto é, más digestões, como consequência de uma alimentação desequilibrada, industrializada, indigesta, com chocolates, frituras, sorvetes, alimentos gelados, bombons, ovos fritos ou mexidos, salsichas, salames, hambúrgueres, *croissants*, batatas fritas, *ketchup*, café, açúcar, adoçantes, laticínios, excesso de frutas, pão branco, arroz branco, manteiga, margarina e alimentos elaborados e requentados no forno de micro-ondas.

Prisão de ventre.

Elevado nível diário de aflição, angústia, ansiedade, preocupação, medo, mágoa, ódio e raiva.

Vida sedentária (falta de oxigenação no cérebro).

TRATAMENTO

Eliminar a febre interna com cataplasma de barro, conforme item 2.5, inclusive aplicar no rosto, na nuca e em todo o ventre.

Fazer exercícios físicos duas vezes ao dia, ao sol, jogando água fria sobre o rosto (e toda a cabeça), braços e pernas. Se possível, fazer tudo isso na praia, completando com exercícios de respiração. Fica melhor se fizer a oxigenação no corpo, conforme item 2.22.

Mel, cebola, alho. Meio quilo de mel, cinco cebolas (roxas) e três cabeças de alho. Levá-los ao liquidificador e guardar em um vidro na geladeira. Tomar uma colher (chá) três vezes ao dia, uma hora antes das refeições. Tomar por três semanas, dar um intervalo de uma semana, e repetir por mais três semanas.

É necessário mudar a alimentação. A partir de hoje, consuma bastante clorofila (das verduras e legumes), proteínas e carboidratos vegetais (arroz integral, feijão-azuki, castanhas, soja e seus derivados, amêndoas, cereais integrais), e o mínimo de frutas.

Minimize ou elimine o consumo de proteínas animais (carne bovina, suína, frango, queijos, leite), pizzas, frituras, guloseimas e refrigerantes.

Siga uma alimentação que consta do cardápio no item 2.2.

Compressa de gengibre, conforme item 2.13.

Cataplasma de inhame-branco, conforme item 2.7.

Eliminar a química dos medicamentos, desodorantes, cremes, produtos de beleza, protetor solar ou qualquer outro produto químico que destrua e acidifique o sangue.

AMIGDALITE (FARINGITE)

As amígdalas são duas glândulas que ficam na garganta e são integrantes do sistema linfático.

São guardiãs e defensoras do corpo contra toxinas e substâncias estranhas, isto é, que entram em nosso corpo pela respiração e pelo alimento industrializado e indigesto que ingerimos no dia a dia.

Amigdalite é a inflamação das amígdalas.

Faringite é a inflamação da faringe.

Sintomas: as amígdalas ficam vermelhas, inchadas, geram dor de garganta com febre, calafrios, dores na região dos ouvidos e nas articulações do corpo.

CAUSAS

Sangue ácido, sujo, carregado de impurezas.

Más digestões, como consequência de uma alimentação desequilibrada, industrializada, indigesta, com chocolates, frituras, sorvetes, alimentos gelados, bombons, ovos fritos ou mexidos, salsichas, salames, hambúrgueres, *croissants*, batatas fritas, *ketchup*, café, açúcar, adoçantes, laticínios, excesso de frutas, alimentos de origem animal, mariscos, pão branco, arroz branco, manteiga, margarina e alimentos elaborados e requentados no forno de micro-ondas.

Elevado nível diário de aflição, angústia, ansiedade, preocupação, medo, mágoa, ódio e raiva.

Açúcar e gás dos refrigerantes.

TRATAMENTO

Fazer gargarejo e tomar chá de cavalinha, flores de arnica ou tanchagem com alho e limão.

Tomar chá de salsaparrilha, bardana ou urtiga.

Chá misto: um limão (fatiado e com casca), uma colher (sopa) de gengibre, dois ou três dentes de alho macerados, canela (+/- dois paus), dez cravos-da-índia. Ferva um litro de água por dez minutos. Após os dez minutos, ponha um punhado de folhas de guaco e, depois de uns 20 segundos, desligue o fogo e deixe em infusão por sete minutos. Coe o chá e armazene-o em uma garrafa térmica.

Obs.: se você é hipertenso, reduza o gengibre.

Eliminar a febre interna com cataplasma de barro, conforme item 2.5, inclusive aplicar no rosto, pescoço, nuca e em todo o ventre.

Escalda-pés alternados, conforme item 2.4.

Natação no mar ou em piscina sem química, fazendo massagens na região da garganta com o objetivo de equilibrar a tireoide e a paratireoide (eliminar a deficiência de iodo), e massagens também no baço, rins, pâncreas, próstata, ovários, fígado, etc., em todo o ventre, para reequilibrar o corpo através da região gastrointestinal.

Seja uma pessoa determinada. Tenha força de vontade. Minimize ou elimine o consumo de proteínas animais (carne bovina, suína, frango, queijos, leite), pizzas, frituras, guloseimas e refrigerantes.

Consuma proteínas, carboidratos, gorduras, fibras, sais minerais e vitaminas vegetais (arroz integral, feijão-azuki, castanhas, amêndoas, soja e seus derivados, cereais integrais e a clorofila das verduras e legumes), e o mínimo de frutas.

Siga uma alimentação que consta do cardápio no item 2.2.

Compressa de gengibre, conforme item 2.13, no ventre e na garganta.

Cataplasma de inhame-branco, conforme item 2.7, no ventre e na garganta;

Para que meu sangue fique alcalino, é necessário eu perceber e reduzir ao mínimo minha aflição, angústia, ansiedade, preocupação, medo, mágoa, ódio e raiva, que ocorrem quando eu não sei lidar com minhas frustrações e insatisfações. Desse modo, fico estressado, e logo começa a doença, porque, nesse momento, há uma contração de meu sistema de glândulas (hipófise, pâncreas, fígado, tireoide, suprarrenais, próstata, ovários, mamas, etc.) secretando, em níveis elevados, o cortisol, a aldosterona, a noradrenalina, a dopamina, a adrenalina, a acetilcolina, etc., que, quando jogados na corrente sanguínea, envenenam o sangue.

Oxigenação do corpo, conforme item 2.22.

Eliminar a química dos medicamentos, desodorantes, cremes, produtos de beleza, protetor solar ou qualquer outro produto químico que destrua e acidifique o sangue.

Inalação:

Ferver folhas de eucalipto e rodelas finas de gengibre, água e fogo (não usar panelas de alumínio). Respire bastante, cobrindo a cabeça com uma toalha, sobre a vasilha.

Suco de *aloe vera*, conforme item 2.25.

Limpeza da vesícula, fígado e rins, conforme item 2.26.

AMNÉSIA (MEMÓRIA FRACA)

CAUSAS

Sangue ácido, sujo, carregado de impurezas.

Consumo de bebidas alcoólicas e geladas.

O açúcar e o gás dos refrigerantes.

Vida sedentária.

Más digestões, como consequência de uma alimentação desequilibrada, industrializada, indigesta, com chocolates, frituras, sorvetes, alimentos gelados, bombons, ovos fritos ou mexidos, salsichas, salames, hambúrgueres, *croissants*, batatas fritas, *ketchup*, café, açúcar, adoçantes, laticínios, excesso de frutas, alimentos de origem animal, mariscos, pão branco, arroz branco, manteiga, margarina e alimentos elaborados e requentados no forno de micro-ondas.

Prisão de ventre.

A química dos medicamentos, desodorantes, cremes, produtos de beleza, laxantes, purgantes, anticoncepcionais, produtos de limpeza, protetor solar, etc.

TRATAMENTO

Tomar chá (infusão) de guavirova.

Oxigenação do corpo, conforme item 2.22.

Natação no mar ou em piscina sem química, fazendo massagens na região da garganta com o objetivo de equilibrar a tireoide e a paratireoide (eliminar a deficiência de iodo), e massagens também no baço, rins, pâncreas, próstata, ovários, fígado, etc., em todo o ventre, para reequilibrar o corpo através da região gastrointestinal.

Mude a alimentação, pelo menos por alguns meses. Consuma proteínas, carboidratos, fibras, gorduras, sais minerais e vitaminas vegetais (arroz integral, feijão-azuki, soja e seus derivados, castanhas, amêndoas, cereais integrais e a clorofila das verduras e legumes), e o mínimo de frutas.

Nesse período, elimine o consumo de proteínas animais (carne bovina, suína, frango, queijos, leite), pizzas, frituras, guloseimas e refrigerantes.

Siga uma alimentação que consta do cardápio no item 2.2.

Para que meu sangue fique alcalino, é necessário eu perceber e reduzir ao mínimo minha aflição, angústia, ansiedade, preocupação, medo, mágoa, ódio e raiva, que ocorrem quando não sei lidar com minhas frustrações e insatisfações. Sendo assim, fico estressado, e, por isso, começa a doença, porque, nesse momento, há uma contração de meu sistema de glândulas (hipófise, pâncreas, fígado, tireoide, suprarrenais, próstata, ovários, mamas, etc.), secretando em níveis elevados cortisol, aldosterona, noradrenalina, dopamina, adrenalina, acetilcolina, etc., que, quando jogados na corrente sanguínea, envenenam o sangue.

Eliminar a febre interna com cataplasma de barro, conforme item 2.5.

Compressa de gengibre, conforme item 2.13.

Cataplasma de inhame-branco, conforme item 2.7.

Eliminar a química dos medicamentos, desodorantes, cremes, produtos de beleza, protetor solar ou qualquer outro produto químico que destrua e acidifique o sangue.

Suco de *aloe vera*, conforme item 2.25.

Limpeza da vesícula, do fígado e dos rins, conforme item 2.26.

ANEMIA

É uma deficiência, um distúrbio da hemoglobina (componente dos glóbulos vermelhos), que viabiliza o oxigênio nos pulmões e o transporte pela circulação sanguínea até os tecidos corporais.

O grande problema da anemia é que prejudica e reduz o transporte de oxigênio do sangue, e todos os órgãos do corpo recebem insuficiente quantidade de oxigênio.

O tipo mais comum é a anemia ferropriva, caracterizada pela deficiência de ferro no corpo, uma vez que o ferro é um componente essencial da hemoglobina.

CAUSAS

Más digestões, como consequência de uma alimentação desequilibrada, industrializada, indigesta, com chocolates, frituras, sorvetes, alimentos gelados, bombons, ovos fritos ou mexidos, salsichas, salames, hambúrgueres, *croissants*, batatas fritas, *ketchup*, café, açúcar, adoçantes, laticínios, excesso de frutas, alimentos de origem animal, mariscos, pão branco, arroz branco, manteiga, margarina e alimentos elaborados e requentados no forno de micro-ondas.

Elevado nível diário de aflição, angústia, ansiedade, preocupação, medo, mágoa, ódio e raiva.

Açúcar e gás dos refrigerantes.

TRATAMENTO

Tomar chá de carqueja, dente-de-leão, alecrim, alfafa, guaco ou cavalinha.

Eliminar a química dos medicamentos, desodorantes, cremes, produtos de beleza, protetor solar ou qualquer outro produto químico que destrua e acidifique o sangue.

Eliminar a febre interna com cataplasma de barro, conforme item 2.5.

Mude a alimentação, pelo menos por alguns meses. Consuma proteínas, carboidratos, fibras, gorduras, sais minerais e vitaminas vegetais (arroz integral, feijão-azuki, soja e seus derivados, castanhas, amêndoas, cereais integrais e a clorofila das verduras e legumes), e o mínimo de frutas.

Nesse período, elimine o consumo de proteínas animais (carne bovina, suína, frango, queijos, leite), pizzas, frituras, guloseimas e refrigerantes.

Siga uma alimentação que consta do cardápio no item 2.2.

Oxigenação do corpo, conforme item 2.22.

Natação no mar ou em piscina sem química, fazendo massagens na região da garganta com o objetivo de equilibrar a tireoide e a paratireoide (eliminar a deficiência de iodo), e massagens também no baço, rins, pâncreas, próstata, ovários, fígado, etc., em todo o ventre, para reequilibrar o corpo através da região gastrointestinal;

Para que meu sangue fique alcalino, é necessário eu perceber e reduzir ao mínimo minha aflição, angústia, ansiedade, preocupação, medo, mágoa, ódio e raiva, que ocorrem quando não sei lidar com minhas frustrações e insatisfações, sendo que fico estressado, e, por consequência, começa a doença, porque, nesse momento, há uma contração de meu sistema de glândulas (hipófise, pâncreas, fígado, tireoide, suprarrenais, próstata, ovários, mamas, etc.), secretando em níveis elevados cortisol, aldosterona, noradrenalina, dopamina, adrenalina, acetilcolina, etc., que, quando jogados na corrente sanguínea, envenenam o sangue.

Banho de assento alternado, conforme item 2.3.

Escalda-pés alternados, conforme item 2.4.

Suco de *aloe vera*, conforme item 2.25.

Limpeza da vesícula, do fígado e dos rins, conforme item 2.26.

ANGINA

Dor torácica que, em geral, surge ao se fazer esforço físico e que é aliviada com repouso.

Tem origem no músculo cardíaco. A dor é provocada por irrigação sanguínea insuficiente no miocárdio.

CAUSAS

Sangue ácido, sujo, carregado de impurezas.

Más digestões, como consequência de uma alimentação desequilibrada, industrializada, indigesta, com chocolates, frituras, sorvetes, alimentos gelados, bombons, ovos fritos ou mexidos, salsichas, salames, hambúrgueres, *croissants*, batatas fritas, *ketchup*, café, açúcar, adoçantes, laticínios, excesso de frutas, alimentos de origem animal, mariscos, pão branco, arroz branco, manteiga, margarina e alimentos elaborados e requentados no forno de micro-ondas.

Prisão de ventre.

Elevado nível diário de aflição, angústia, ansiedade, medo, mágoa, preocupação, ódio e raiva.

Açúcar e gás dos refrigerantes.

TRATAMENTO

Tomar chá de dente-de-leão, salsaparrilha, bardana, cavalinha e sabugueiro.

Mel, cebola, alho. Meio quilo de mel, cinco cebolas (roxas) e três cabeças de alho. Levá-los ao liquidificador e guardar em um vidro na geladeira. Tomar uma colher (chá) três vezes ao dia, uma hora antes das refeições. Tomar por três semanas, dar um intervalo de uma semana, e repetir por mais três semanas.

Para que meu sangue fique alcalino, é necessário eu perceber e reduzir ao mínimo minha aflição, angústia, ansiedade, preocupação, medo, mágoa, ódio e raiva, que ocorrem quando eu não sei lidar com minhas frustrações e insatisfações. Isso faz com que eu fique estressado, e então começa a doença, porque, nesse momento, há uma contração de meu sistema de glândulas (hipófise, pâncreas, fígado, tireoide, suprarrenais, próstata, ovários, mamas, etc.), secretando em níveis elevados cortisol, aldosterona, noradrenalina, dopamina, adrenalina, acetilcolina, etc., que, quando jogados na corrente sanguínea, envenenam o sangue.

Eliminar a febre interna com cataplasma de barro, conforme item 2.5.

Seja uma pessoa determinada. Tenha força de vontade. Minimize ou elimine o consumo de proteínas animais (carne bovina, suína, frango, queijos, leite), pizzas, frituras, guloseimas e refrigerantes.

Consuma proteínas, carboidratos, gorduras, fibras, sais minerais e vitaminas vegetais (arroz integral, feijão-azuki, castanhas, amêndoas, soja e seus derivados, cereais integrais e a clorofila das verduras e legumes), e o mínimo de frutas.

Siga uma alimentação que consta do cardápio no item 2.2.

Oxigenação do corpo, conforme item 2.22.

Natação no mar ou em piscina sem química, fazendo massagens na região da garganta com o objetivo de equilibrar a tireoide e a paratireoide (eliminar a deficiência de iodo), e massagens também no baço, rins, pâncreas, próstata, ovários, fígado, etc., em todo o ventre, para reequilibrar o corpo através da região gastrointestinal.

Eliminar a química dos medicamentos, desodorantes, cremes, produtos de beleza, protetor solar ou qualquer outro produto químico que destrua e acidifique o sangue.

Suco de *aloe vera*, conforme item 2.25.

Limpeza da vesícula, do fígado e dos rins, conforme item 2.26.

APENDICITE

O apêndice é um órgão útil e importante na defesa de nosso organismo, porque sua missão consiste em produzir antitóxicos para neutralizar as toxinas que se desenvolvem no ceco, em face às fermentações e putrefações dos intestinos, como consequência das péssimas digestões.

Apendicite é a irritação, o processo inflamatório do apêndice. Localiza-se na parte inferior do ceco, do lado direito do ventre.

CAUSAS

Sangue ácido, sujo, carregado de impurezas.

Más digestões, como consequência de uma alimentação desequilibrada, industrializada, indigesta, com chocolates, frituras, sorvetes, alimentos gelados, bombons, ovos fritos ou mexidos, salsichas, salames, hambúrgueres, *croissants*, batatas fritas, *ketchup*, café, açúcar, adoçantes, laticínios, excesso de frutas, alimentos de origem animal, mariscos, pão branco, arroz branco, manteiga, margarina e alimentos elaborados e requentados no forno de micro-ondas.

Prisão de ventre.

Elevado nível diário de aflição, angústia, ansiedade, preocupação, medo, mágoa, ódio e raiva.

Açúcar e gás dos refrigerantes.

TRATAMENTO

Tomar chá de carqueja, cavalinha, alfafa, cipó-mil-homens ou moringa oleífera.

Compressa de gengibre, conforme item 2.13.

Cataplasma de inhame-branco, conforme item 2.7.

Eliminar a febre interna com cataplasma de barro, conforme item 2.5.

É necessário mudar a alimentação. A partir de hoje, consuma bastante clorofila (das verduras e legumes), proteínas e carboidratos vegetais (arroz integral, feijão-azuki, castanhas, soja e seus derivados, amêndoas, cereais integrais), e o mínimo de frutas.

Minimize ou elimine o consumo de proteínas animais (carne bovina, suína, frango, queijos, leite), pizzas, frituras, guloseimas e refrigerantes.

Siga uma alimentação que consta do cardápio do item 2.2.

Oxigenação do corpo, conforme item 2.22.

Natação no mar ou em piscina sem química, fazendo massagens na região da garganta com o objetivo de equilibrar a tireoide e a paratireoide (eliminar a deficiência de iodo), e massagens também no baço, rins, pâncreas, próstata, ovários, fígado, etc., em todo o ventre, para reequilibrar o corpo através da região gastrointestinal.

Eliminar a química dos medicamentos, desodorantes, cremes, produtos de beleza, protetor solar ou qualquer outro produto químico que destrua e acidifique o sangue.

Escalda-pés alternados, conforme item 2.4.

Suco de *aloe vera*, conforme item 2.25.

Limpeza da vesícula, fígado e rins, conforme item 2.26.

APNEIA DO SONO

É uma doença em que a respiração é interrompida durante o sono, por aproximadamente dez segundos, cinco ou seis vezes por hora.

O maior problema consiste na redução dos níveis de oxigênio e, com certeza, por prejudicar a circulação sanguínea sistêmica (grande circulação) e, como consequência, pode ser fatal.

CAUSAS

Excesso de peso.

Sangue ácido, sujo, carregado de impurezas.

Más digestões, como consequência de uma alimentação desequilibrada, industrializada, indigesta, com chocolates, frituras, sorvetes, alimentos gelados, bombons, ovos fritos ou mexidos, salsichas, salames, hambúrgueres, *croissants*, batatas fritas, *ketchup*, café, açúcar, adoçantes, laticínios, excesso de frutas, alimentos de origem animal, mariscos,

pão branco, arroz branco, manteiga, margarina e alimentos elaborados e requentados no forno de micro-ondas.

Prisão de ventre.

Elevado nível diário de aflição, angústia, ansiedade, preocupação, medo, mágoa, ódio e raiva.

TRATAMENTO

Eliminar a febre interna com cataplasma de barro, conforme item 2.5, inclusive aplicar no rosto, na nuca e em todo o ventre.

Oxigenação do corpo, conforme item 2.22.

Respiração: respirar profundamente (ao sol ou ao ar livre), levantando os braços e os calcanhares (ao mesmo tempo), ficando na ponta dos pés até as mãos se unirem lá em cima (segurar o ar por alguns segundos) e descer expirando lentamente. Repetir 20 vezes. Repetir essa sequência especialmente antes de dormir.

Para que meu sangue fique alcalino, é necessário eu perceber e reduzir ao mínimo minha aflição, angústia, ansiedade, preocupação, medo, mágoa, ódio e raiva, que ocorrem quando não sei lidar com minhas frustrações e insatisfações. Assim, fico estressado e, por causa disso, começa a doença, porque, nesse momento, há uma contração de meu sistema de glândulas (hipófise, pâncreas, fígado, tireoide, suprarrenais, próstata, ovários, mamas, etc.), secretando em níveis elevados cortisol, aldosterona, noradrenalina, dopamina, adrenalina, acetilcolina, etc., que, quando jogados na corrente sanguínea, envenenam o sangue.

Seja uma pessoa determinada. Tenha força de vontade. Minimize ou elimine o consumo de proteínas animais (carne bovina, suína, frango, queijos, leite pizzas, frituras, guloseimas e refrigerantes),

Consuma proteínas, carboidratos, gorduras, fibras, sais minerais e vitaminas vegetais (arroz integral, feijão-azuki, castanhas, amêndoas, soja e seus derivados, cereais integrais e a clorofila das verduras e legumes), e o mínimo de frutas.

Siga uma alimentação que consta do cardápio no item 2.2.

Eliminar a química dos medicamentos, desodorantes, cremes, produtos de beleza, protetor solar ou qualquer outro produto químico que destrua e acidifique o sangue.

Natação no mar ou em piscina sem química, fazendo massagens na região da garganta com o objetivo de equilibrar a tireoide e paratireoide (eliminar a deficiência de iodo), e massagens também no baço, rins, pâncreas, próstata, ovários, fígado, etc. , em todo o ventre, para reequilibrar o corpo através da região gastrointestinal.

Suco de *aloe vera*, conforme item 2.25.

Limpeza da vesícula, do fígado e dos rins, conforme item 2.26.

ARRITMIAS

Frequência e/ou ritmos anormais dos batimentos cardíacos.

CAUSAS

Sangue ácido, sujo, carregado de impurezas.

Más digestões, como consequência de uma alimentação desequilibrada, industrializada, indigesta, com chocolates, frituras, sorvetes, alimentos gelados, bombons, ovos fritos ou mexidos, salsichas, salames, hambúrgueres, *croissants*, batatas fritas, *ketchup*, café, açúcar, adoçantes, laticínios, excesso de frutas, alimentos de origem animal, mariscos, pão branco, arroz branco, manteiga, margarina e alimentos elaborados e requentados no forno de micro-ondas.

Prisão de ventre.

Elevado nível diário de aflição, angústia, ansiedade, medo, mágoa, preocupação, ódio e raiva.

TRATAMENTO

Mel, cebola, alho. Meio quilo de mel, cinco cebolas (roxas) e três cabeças de alho. Levá-los ao liquidificador e guardar em um vidro na geladeira. Tomar uma colher (chá) três vezes ao dia, uma hora antes das refeições. Tomar por três semanas, dar um intervalo de uma semana, e repetir por mais três semanas.

Para que meu sangue fique alcalino, é necessário eu perceber e reduzir ao mínimo minha aflição, angústia, ansiedade, preocupação, medo, mágoa, ódio e raiva, que ocorrem quando não sei lidar com minhas frustrações e insatisfações. Assim, fico estressado, e começa a doença. Porque nesse momento há uma contração de meu sistema de glândulas (hipófise, pâncreas, fígado, tireoide, suprarrenais, próstata, ovários, mamas, etc.), secretando em níveis elevados cortisol, aldosterona, noradrenalina, dopamina, adrenalina, acetilcolina, etc., que, quando jogados na corrente sanguínea, envenenam o sangue.

Mude a alimentação, pelo menos por alguns meses. Consuma proteínas, carboidratos, fibras, gorduras, sais minerais e vitaminas vegetais (arroz integral, feijão-azuki, soja e seus derivados, castanhas, amêndoas, cereais integrais e a clorofila das verduras e legumes), e o mínimo de frutas.

Nesse período, elimine o consumo de proteínas animais (carne bovina, suína, frango, queijos, leite), pizzas, frituras, guloseimas e refrigerantes.

Siga uma alimentação que consta do cardápio no item 2.2.

Eliminar a febre interna com cataplasma de barro, conforme item 2.5.

Respiração: respirar profundamente (no sol ou ao ar livre), levantando os braços e os calcanhares (ao mesmo tempo), ficando na ponta dos pés até as mãos se unirem lá em cima (segurar o ar por alguns segundos) e descer expirando lentamente. Repetir 20 vezes.

Eliminar a química dos medicamentos, desodorantes, cremes, produtos de beleza, protetor solar ou qualquer outro produto químico que destrua e acidifique o sangue.

Suco de *aloe vera*, conforme item 2.25.

Limpeza da vesícula, do fígado e dos rins, conforme item 2.26.

ARTERIOSCLEROSE

Acúmulo de colesterol LDL, dos triglicerídeos e de outras substâncias adiposas nas paredes das artérias, originando seu estreitamento.

CAUSAS

Sangue ácido, sujo, carregado de impurezas.

Más digestões, como consequência de uma alimentação desequilibrada, industrializada, indigesta, com chocolates, frituras, sorvetes, alimentos gelados, bombons, ovos fritos ou mexidos, salsichas, salames, hambúrgueres, *croissants*, batatas fritas, *ketchup*, café, açúcar, adoçantes, laticínios, excesso de frutas, alimentos de origem animal, mariscos, pão branco, arroz branco, manteiga, margarina e alimentos elaborados e requentados no forno de micro-ondas.

Prisão de ventre.

Elevado nível diário de aflição, angústia, ansiedade, medo, mágoa, preocupação, ódio e raiva.

TRATAMENTO

Tomar chá de sabugueiro, dente-de-leão, chapéu-de-couro, cavalinha, manjerona ou sete sangrias.

Mude a alimentação, pelo menos por alguns meses. Consuma proteínas, carboidratos, fibras, gorduras, sais minerais e vitaminas vegetais (arroz integral, feijão-azuki, soja e seus derivados, castanhas, amêndoas, cereais integrais e a clorofila das verduras e legumes), e o mínimo de frutas.

Nesse período, elimine o consumo de proteínas animais (carne bovina, suína, frango, queijos, leite), pizzas, frituras, guloseimas e refrigerantes.

Siga uma alimentação que consta do cardápio no item 2.2.

Eliminar a febre interna com cataplasma de barro, conforme item 2.5, inclusive aplicar no rosto, na nuca e em todo o ventre.

Compressa de gengibre, conforme item 2.13.

Cataplasma de inhame-branco, conforme item 2.7.

Para que meu sangue fique alcalino, é necessário eu perceber e reduzir ao mínimo minha aflição, angústia, ansiedade, preocupação, medo, mágoa, ódio e raiva, que ocorrem quando não sei lidar com minhas frustrações e insatisfações. Assim, fico estressado e, por isso, começa a doença, porque, nesse momento, há uma contração de meu sistema de glândulas (hipófise, pâncreas, fígado, tireoide, suprarrenais, próstata, ovários, mamas, etc.), secretando em níveis elevados cortisol, aldosterona, noradrenalina, dopamina, adrenalina, acetilcolina, etc., que, quando jogados na corrente sanguínea, envenenam o sangue.

Oxigenação do corpo, conforme item 2.22.

Natação no mar ou em piscina sem química, fazendo massagens na região da garganta com o objetivo de equilibrar a tireoide e a paratireoide (eliminar a deficiência de iodo), e massagens também no baço, rins, pâncreas, próstata, ovários, fígado, etc., em todo o ventre, para reequilibrar o corpo através da região gastrointestinal;

Eliminar a química dos medicamentos, desodorantes, cremes, produtos de beleza, protetor solar ou qualquer outro produto químico que destrua e acidifique o sangue.

Mel, cebola, alho. Meio quilo de mel, cinco cebolas (roxas) e três cabeças de alho. Levá-los ao liquidificador e guardar em um vidro na geladeira. Tomar uma colher (chá) três vezes ao dia, uma hora antes das refeições. Tomar por três semanas, dar um intervalo de uma semana e repetir por mais três semanas.

Suco de *aloe vera*, conforme item 2.25.

Limpeza da vesícula, do fígado e dos rins, conforme item 2.26.

ARTRITE/ARTROSE

Doenças das articulações (inflamação e degeneração) dos dedos, dos joelhos, dos punhos, dos tornozelos, da coluna, dos cotovelos, das mãos, dos braços, dos pés, etc., como consequência do enfraquecimento geral do corpo, especialmente do sistema musculoesquelético, provocando calafrios, inchaços, dores e temperatura elevada nessas articulações (os problemas aumentam no inverno).

Há cálcio em quantidade suficiente no corpo, apenas é mal distribuído porque a glândula tireoide está com mau funcionamento, desequilibrada. Assim, o cálcio não é devidamente distribuído pelo corpo e se acumula, sobretudo nas articulações.

CAUSAS

Sangue ácido, sujo, carregado de impurezas.

Más digestões, como consequência de uma alimentação desequilibrada, industrializada, indigesta, com chocolates, frituras, sorvetes, alimentos gelados, bombons, ovos fritos ou mexidos, salsichas, salames, hambúrgueres, *croissants*, batatas fritas, *ketchup*, café, açúcar, adoçantes, laticínios, excesso de frutas, alimentos de origem animal, mariscos, pão branco, arroz branco, manteiga, margarina, alimentos elaborados e requentados no forno de micro-ondas.

Prisão de ventre.

Elevado nível diário de aflição, angústia, ansiedade, preocupação, medo, mágoa, ódio e raiva.

TRATAMENTO

Tomar chá de salsaparrilha, urtigão, dente-de-leão ou cavalinha.

Imergir as mãos, os pés ou a parte do corpo mais afetada em água quente com gengibre, duas ao dia, pelo menos por dez minutos (especialmente antes de dormir).

Escalda-pés alternados, conforme item 2.4.

Macerar folhas de bálsamo e massagear mãos, pés ou outra parte do corpo afetada.

Compressa de gengibre, conforme item 2.13.

Cataplasma de inhame-branco, conforme item 2.7.

Oxigenação do corpo, conforme item 2.22.

Natação no mar ou em piscina sem química, fazendo massagens na região da garganta com o objetivo de equilibrar a tireoide e a paratireoide (eliminar a deficiência de iodo), e massagens também no baço, rins, pâncreas, próstata, ovários, fígado, etc., em todo o ventre, para reequilibrar o corpo através da região gastrointestinal.

Eliminar a febre interna com cataplasma de barro, conforme item 2.5.

Eliminar a química dos medicamentos, desodorantes, cremes, produtos de beleza, protetor solar ou qualquer outro produto químico que destrua e acidifique o sangue.

Para que meu sangue fique alcalino, é necessário eu perceber e reduzir ao mínimo minha aflição, angústia, ansiedade, preocupação, medo, mágoa, ódio e raiva, que ocorrem quando não sei lidar com minhas frustrações e insatisfações. Isso me deixa estressado e, assim, começa a doença, porque, nesse momento, há uma contração de meu sistema de glândulas (hipófise, pâncreas, fígado, tireoide, suprarrenais, próstata, ovários, mamas, etc.) secretando em níveis elevados cortisol, aldosterona, noradrenalina, dopamina, adrenalina, acetilcolina, etc.,) que, quando jogados na corrente sanguínea, envenenam o sangue.

Seja uma pessoa determinada. Tenha força de vontade. Minimize ou elimine o consumo de proteínas animais (carne bovina, suína, frango, queijos, leite), pizzas, frituras, guloseimas e refrigerantes.

Consuma proteínas, carboidratos, gorduras, fibras, sais minerais e vitaminas vegetais (arroz integral, feijão-azuki, castanhas, amêndoas, soja e seus derivados, cereais integrais e a clorofila das verduras e legumes), e o mínimo de frutas.

Siga uma alimentação que consta do cardápio no item 2.2.

Suco de *aloe vera*, conforme item 2.25.

Limpeza da vesícula, do fígado e dos rins, conforme item 2.26.

ASMA

É a dificuldade de respirar, associada ao chiado no peito, em decorrência do excesso de muco, que provoca espasmos e o estreitamento das vias respiratórias.

CAUSAS

Poluição, bolores, ácaros, água quimicada, agrotóxicos, pelos de animais, etc.

Más digestões, como consequência de uma alimentação desequilibrada, industrializada, indigesta, com chocolates, frituras, sorvetes, alimentos gelados, bombons, ovos fritos ou mexidos, salsichas, salames, hambúrgueres, *croissants*, batatas fritas, *ketchup*, café, açúcar, adoçantes, laticínios, excesso de frutas, alimentos de origem animal, mariscos, pão branco, arroz branco, manteiga, margarina e alimentos elaborados e requentados no forno de micro-ondas.

Açúcar e gás dos refrigerantes.

Banho com água quente que esfria e destrói a pele e, além disso, posteriormente, apanha friagem.

TRATAMENTO

Inalação: ferver folhas de eucalipto e rodelas finas de gengibre, água e fogo (não usar panelas de alumínio). Respire bastante, cobrindo a cabeça com uma toalha sobre a vasilha.

Inalação: ferver folhas de eucalipto com sal grosso (não usar panelas de alumínio). Respire bastante, cobrindo a cabeça com uma toalha sobre a vasilha.

Chá misto: um limão (fatiado e com casca), uma colher (sopa) de gengibre, dois ou três dentes de alho macerados, canela (+/- dois paus), dez cravos da índia. Ferver um litro de água por dez minutos. Após os dez minutos, pôr um punhado de folhas de guaco e, em mais uns 20 segundos, desligue o fogo e deixe em infusão por sete minutos. Coe o chá e ponha-o em uma garrafa térmica.

Observação: se você é hipertenso, reduza o gengibre.

Chá (infusão) de assa-peixe, sabugueiro, tanchagem ou guaco.

Escalda-pés alternados, conforme item 2.4.

Inspirar profundamente por uma narina, prender o ar por alguns segundos e expirar pela outra narina. Inspirar novamente pela narina que expirou e seguir sucessivamente (várias vezes durante o dia).

Respiração: respirar profundamente (ao sol ou ao ar livre), levantando os braços e a calcanhares (ao mesmo tempo), ficando na ponta dos pés até as mãos se unirem lá em cima (segurar o ar por alguns segundos) e descer expirando lentamente. Repetir 20 vezes.

Seja uma pessoa determinada. Tenha força de vontade. Minimize ou elimine o consumo de proteínas animais (carne bovina, suína, frango, queijos, leite), pizzas, frituras, guloseimas e refrigerantes.

Consuma proteínas, carboidratos, gorduras, fibras, sais minerais e vitaminas vegetais (arroz integral, feijão-azuki, castanhas, amêndoas, soja e seus derivados, cereais integrais e a clorofila das verduras e legumes), e o mínimo de frutas.

Siga uma alimentação que consta do cardápio no item 2.2.

Natação no mar ou em piscina sem química, fazendo massagens na região da garganta com o objetivo de equilibrar a tireoide e a paratireoide (eliminar a deficiência de iodo), e massagens também no baço, rins, pâncreas, próstata, ovários, fígado, etc., em todo o ventre, para reequilibrar o corpo através da região gastrointestinal.

Eliminar a febre interna com cataplasma de barro, conforme item 2.5.

Eliminar a química dos medicamentos, desodorantes, cremes, produtos de beleza, protetor solar ou qualquer outro produto químico que destrua e acidifique o sangue.

Suco de *aloe vera*, conforme item 2.25.

Limpeza da vesícula, do fígado e dos rins, conforme item 2.26.

ATAQUE EPILÉPTICO (EPILEPSIA)

Pressão bioquímica na função circulatória do cérebro.

CAUSAS

Açúcar e gás dos refrigerantes.

Más digestões, como consequência de uma alimentação desequilibrada, industrializada, indigesta, com chocolates, frituras, sorvetes, alimentos gelados, bombons, ovos fritos ou mexidos, salsichas, salames, hambúrgueres, *croissants*, batatas fritas, *ketchup*, café, açúcar, adoçantes, laticínios, excesso de frutas, alimentos de origem animal, mariscos, pão branco, arroz branco, manteiga, margarina, alimentos elaborados e requentados no forno de micro-ondas.

Sangue ácido, sujo, carregado de impurezas.

TRATAMENTO

Pôr um pedaço de tecido na boca, entre os dentes (maior que um lenço), para não morder a língua.

O doente deve permanecer deitado (não ser removido) com a cabeça acima do nível do corpo.

Jejum é necessário.

Manter os pés em água quente e, simultaneamente, envolver a cabeça com uma toalha fria e com outra toalha fria massagear todo o corpo.

Eliminar a febre interna com cataplasma de barro, conforme item 2.5, inclusive aplicar no rosto, na nuca e em todo o ventre.

Chá de artemísia, arruda, sálvia, erva-cidreira, maracujá ou tanchagem.

Mel, cebola, alho. Meio quilo de mel, cinco cebolas (roxas) e três cabeças de alho. Levá-los ao liquidificador e guardar em um vidro na geladeira. Tomar uma colher (chá) três vezes ao dia, uma hora antes das refeições. Tomar por três semanas, dar um intervalo de uma semana, e repetir por mais três semanas.

É necessário mudar a alimentação. A partir de hoje, consuma bastante clorofila (das verduras e legumes), proteínas e carboidratos vegetais (arroz integral, feijão-azuki, castanhas, soja e seus derivados, amêndoas, cereais integrais), e o mínimo de frutas.

Minimize ou elimine o consumo de proteínas animais (carne bovina, suína, frango, queijos, leite), pizzas, frituras, guloseimas e refrigerantes.

Siga uma alimentação que consta do cardápio no item 2.2.

Compressa de gengibre, conforme item 2.13.
Cataplasma de inhame-branco, conforme item 2.7.

Para que meu sangue fique alcalino, é necessário eu perceber e reduzir ao mínimo minha aflição, angústia, ansiedade, preocupação, medo, mágoa, ódio e raiva, que ocorrem quando não sei lidar com minhas frustrações e insatisfações. Isso me deixa estressado, e então começa a doença, porque, nesse momento, há uma contração de meu sistema de glândulas (hipófise, pâncreas, fígado, tireoide, suprarrenais, próstata, ovários, mamas, etc.), secretando em níveis elevados cortisol, aldosterona, noradrenalina, dopamina, adrenalina, acetilcolina, etc., que, quando jogados na corrente sanguínea, envenenam o sangue.

AVC – ACIDENTE VASCULAR CEREBRAL

É um acidente no cérebro que danifica parcialmente o encéfalo em decorrência de uma interrupção no fornecimento de sangue, como consequência de um bloqueio da artéria que irriga e oxigena o cérebro.

TRATAMENTO

Manter os pés em água quente e, simultaneamente, envolver a cabeça com uma toalha fria e com outra toalha fria massagear todo o corpo.

Eliminar a febre interna com cataplasma de barro, conforme item 2.5, inclusive aplicar no rosto, na nuca e em todo o ventre.

Manter o doente deitado com a cabeça um pouco mais alta do que o corpo.

Mel, cebola, alho. Meio quilo de mel, cinco cebolas (roxas) e três cabeças de alho. Levá-los ao liquidificador e guardar em um vidro na geladeira. Tomar uma colher (chá) três vezes ao dia, uma hora antes das refeições. Tomar por três semanas, dar um intervalo de uma semana, e repetir por mais três semanas.

Chá de arnica ou alfazema.

É necessário mudar a alimentação. A partir de hoje, consuma bastante clorofila (das verduras e legumes), proteínas e carboidratos vegetais (arroz integral, feijão-azuki, castanhas, soja e seus derivados, amêndoas, cereais integrais), e o mínimo de frutas.

Minimize ou elimine o consumo de proteínas animais (carne bovina, suína, frango, queijos, leite) pizzas, frituras, guloseimas e refrigerantes.

Siga uma alimentação que consta do cardápio no item 2.2.

Compressa de gengibre, conforme item 2.13.

Cataplasma de inhame-branco, conforme item 2.7.

Quando for possível, levar o doente ao sol e fazê-lo executar exercícios leves de respiração.

AZIA

Queimação (acidez excessiva) no estômago e no esôfago.

TRATAMENTO

Tomar chá de boldo, carqueja, bardana, espinheira-santa, quebra-pedra ou limão;

Eliminar a ingestão de líquido durante as refeições.

Mude a alimentação, pelo menos por alguns meses. Consuma proteínas, carboidratos, fibras, gorduras, sais minerais e vitaminas vegetais (arroz integral, feijão-azuki, soja e seus derivados, castanhas, amêndoas, cereais integrais e a clorofila das verduras e legumes), e o mínimo de frutas.

Nesse período, elimine o consumo de proteínas animais (carne bovina, suína, frango, queijos, leite), pizzas, frituras, guloseimas e refrigerantes.

Eliminar a febre interna com cataplasma de barro, conforme item 2.5.

Banho de assento alternado, conforme item 2.3;

Eliminar a química dos medicamentos, desodorantes, cremes produtos de beleza, protetor solar ou qualquer outro produto químico que destrua e acidifique o sangue.

Oxigenação do corpo, conforme item 2.22.

Para que meu sangue fique alcalino, é necessário eu perceber e reduzir ao mínimo minha aflição, angústia, ansiedade, preocupação, medo, mágoa, ódio e raiva, que ocorrem quando não sei lidar com minhas frustrações e insatisfações. Assim, fico estressado e, por isso, começa a doença, porque, nesse momento, há uma contração de meu sistema de glândulas (hipófise, pâncreas, fígado, tireoide, suprarrenais, próstata, ovários, mamas, etc.), secretando em níveis elevados cortisol, aldosterona, noradrenalina, dopamina, adrenalina, acetilcolina, etc., que, quando jogados na corrente sanguínea, envenenam o sangue.

Suco de *aloe vera*, conforme item 2.25.

Limpeza da vesícula, do fígado e dos rins, conforme item 2.26.

BEXIGA – PROBLEMAS

É um reservatório membranoso/muscular que recebe e represa a urina, proveniente dos rins, através dos ureteres.

CISTITE

É a inflamação da mucosa da bexiga, que provoca micções frequentes e dolorosas.

As mulheres são as mais afetadas, em razão de a uretra ser menor que a do homem.

Ver tratamento no Índice, item cistite.

INCONTINÊNCIA URINÁRIA

É uma doença caracterizada pelo afrouxamento dos músculos do colo da bexiga.

Ver tratamento no item incontinência urinária.

CÁLCULOS OU PEDRAS NA BEXIGA

A ingestão de alimentos que produzem ácido úrico dão origem a pequenas pedras (areia) que, pelo acúmulo, se transformam em pedras maiores, causando inflamação e dor, e consequente dificuldade de urinar.

Ver tratamento de cálculos ou pedras na bexiga.

BÓCIO (PAPO OU PAPEIRA)

É hipertireoidismo. Crescimento anormal da glândula tireoide. Substâncias estranhas acumulam-se no sangue e, especificamente, no pescoço.

CAUSAS

A glândula tireoide fica desequilibrada, especialmente pela escassez de iodo.

Sangue ácido, sujo, carregado de impurezas.

Más digestões, como consequência de uma alimentação desequilibrada, industrializada, indigesta, com chocolates, frituras, sorvetes, alimentos gelados, bombons, ovos fritos ou mexidos, salsichas, salames, hambúrgueres, *croissants*, batatas fritas, *ketchup*, café, açúcar, adoçantes, laticínios, excesso de frutas, alimentos de origem animal, mariscos, pão branco, arroz branco, manteiga, margarina e alimentos elaborados e requentados no forno de micro-ondas.

Prisão de ventre.

Elevado nível diário de **aflição, angústia, ansiedade, preocupação, medo, mágoa, ódio e raiva.**

O açúcar e o gás dos refrigerantes.

TRATAMENTO

Natação no mar ou em piscina sem química, fazendo massagens na região da garganta com o objetivo de equilibrar a tireoide e a paratireoide (eliminar a deficiência de iodo), e massagens também no baço, rins, pâncreas, próstata, ovários, fígado, etc., em todo o ventre, para reequilibrar o corpo através da região gastrointestinal.

Eliminar a febre interna com cataplasma de barro, conforme item 2.5, inclusive aplicar no rosto, na nuca e em todo o ventre.

Consumir pelo menos dois limões com água, por dia;

Tomar chá de dente-de-leão, carqueja, espinheira-santa, chapéu-de-couro ou cavalinha.

Seja uma pessoa determinada. Tenha força de vontade. Minimize ou elimine o consumo de proteínas animais (carne bovina, suína, frango, queijos, leite), pizzas, frituras, guloseimas e refrigerantes.

Consuma proteínas, carboidratos, gorduras, fibras, sais minerais e vitaminas vegetais (arroz integral, feijão-azuki, castanhas, amêndoas, soja e seus derivados, cereais integrais e a clorofila das verduras e legumes), e o mínimo de frutas.

Siga uma alimentação que consta do cardápio no item 2.2.

Para que meu sangue fique alcalino, é necessário eu perceber e reduzir ao mínimo minha aflição, angústia, ansiedade, preocupação,

medo, mágoa, ódio e raiva, que ocorrem quando não sei lidar com minhas frustrações e insatisfações. Assim, fico estressado, e logo começa a doença, porque, nesse momento, há uma contração de meu sistema de glândulas (hipófise, pâncreas, fígado, tireoide, suprarrenais, próstata, ovários, mamas, etc.), secretando em níveis elevados cortisol, aldosterona, noradrenalina, dopamina, adrenalina, acetilcolina, etc, que, quando jogados na corrente sanguínea, envenenam o sangue.

Oxigenação do corpo, conforme item 2.22.

Eliminar a química dos medicamentos, desodorantes, cremes, produtos de beleza, protetor solar ou qualquer outro produto químico que destrua e acidifique o sangue.

Compressa de gengibre, conforme item 2.13, no ventre e no pescoço.

Cataplasma de inhame-branco, conforme item 2.7, no ventre e no pescoço.

Suco de *aloe vera*, conforme item 2.25;

Limpeza da vesícula, do fígado e dos rins, conforme item 2.26.

BRONQUITE

A bronquite aguda ou crônica é a inflamação dos brônquios.

Na bronquite crônica, os brônquios ficam inflamados, congestionados e constritos, o que bloqueia e obstrui o fluxo de ar, produzindo uma sequência de lesões nos pulmões.

CAUSAS

Poluição, bolores, ácaros, água clorificada, agrotóxicos, pelos de animais.

Sangue ácido, sujo, carregado de impurezas.

Más digestões, como consequência de uma alimentação desequilibrada, industrializada, indigesta, com chocolates, frituras, sorvetes, alimentos gelados, bombons, ovos fritos ou mexidos, salsichas, salames, hambúrgueres, *croissants*, batatas fritas, *ketchup*, café, açúcar, adoçantes, laticínios, excesso de frutas, alimentos de origem animal, mariscos, pão branco, arroz branco, manteiga, margarina e alimentos elaborados e requentados no forno de micro-ondas.

Banho com água quente que esfria e destrói a pele, e além disso, posteriormente, apanha friagem.

TRATAMENTO

Inalação: ferver folhas de eucalipto e rodelas finas de gengibre, água e fogo (não usar panelas de alumínio). Respire bastante, cobrindo a cabeça com uma toalha sobre a vasilha.

Inalação: ferver folhas de eucalipto com sal grosso (não usar panelas de alumínio). Respire bastante, cobrindo a cabeça com uma toalha sobre a vasilha.

Tomar chá de guaco, alecrim, babosa, bardana, gengibre, mastruz, confrei ou hortelã.

Respiração: respirar profundamente (ao sol ou ao ar livre), levantando os braços e os calcanhares (ao mesmo tempo), ficando na ponta dos pés até as mãos se unirem lá em cima (segurar o ar por alguns segundos) e descer expirando lentamente. Repetir 20 vezes.

Inspirar profundamente por uma narina, prender o ar, por alguns segundos, e expirar pela outra narina. Inspirar novamente pela narina que expirou e seguir sucessivamente (várias vezes durante o dia).

Escalda-pés alternados, conforme item 2.4.

Natação no mar ou em piscina sem química, fazendo massagens na região da garganta com o objetivo de equilibrar a tireoide e a paratireoide (eliminar a deficiência de iodo), e massagens também no baço, rins, pâncreas, próstata, ovários, fígado, etc., em todo o ventre, para reequilibrar o corpo através da região gastrointestinal.

É necessário mudar a alimentação. A partir de hoje, consuma bastante clorofila (das verduras e legumes), proteínas e carboidratos vegetais (arroz integral, feijão-azuki, castanhas, soja e seus derivados, amêndoas, cereais integrais), e o mínimo de frutas.

Minimize ou elimine o consumo de proteínas animais (carne bovina, suína, frango, queijos, leite), pizzas, frituras, guloseimas e refrigerantes.

Siga uma alimentação que consta do cardápio do item 2.2.

Eliminar a febre interna com cataplasma de barro, conforme item 2.5, inclusive aplicar no rosto, na nuca e em todo o ventre.

Eliminar a química dos medicamentos, desodorantes, cremes, produtos de beleza, protetor solar ou qualquer outro produto químico que destrua e acidifique o sangue.

Compressa de gengibre, conforme item 2.13.

Cataplasma de inhame-branco, conforme item 2.7;

Para que meu sangue fique alcalino, é necessário eu perceber e reduzir ao mínimo minha aflição, angústia, ansiedade, preocupação, medo, mágoa, ódio e raiva, que ocorrem quando não sei lidar com minhas frustrações e insatisfações. Por esse motivo, fico estressado e, com isso, começa a doença, porque, nesse momento, há uma contração de meu sistema de glândulas (hipófise, pâncreas, fígado, tireoide, suprarrenais, próstata, ovários, mamas, etc.), secretando em níveis elevados cortisol, aldosterona, noradrenalina, dopamina, adrenalina, acetilcolina, etc., que, quando jogados na corrente sanguínea, envenenam o sangue;

Alho: utilizá-lo cru (bem mastigado) junto com a alimentação, ou pôr um dente de alho macerado em um copo com água na noite anterior e bebê-la no dia seguinte.

Suco de *aloe vera*, conforme item 2.25.

Limpeza da vesícula, do fígado e dos rins, conforme item 2.26.

BURSITE

É uma inflamação na bolsa que envolve a articulação e evita o atrito, desencadeando dor com inchaço e restrição do movimento da articulação.

A exigência exagerada de uma articulação, excesso de atrito, pressão e esforço demasiado, especialmente na bursa do joelho ou dos ossos pélvicos, provocam a bursite.

Há cálcio em quantidade suficiente no corpo, apenas é mal distribuído, porque a glândula tireoide está com mau funcionamento, desequilibrada. Por isso, o cálcio não é devidamente distribuído pelo corpo, e se acumula, sobretudo nas articulações.

CAUSAS

Prisão de ventre.

Sangue ácido, sujo, carregado de impurezas.

Más digestões, como consequência de uma alimentação desequilibrada, industrializada, indigesta, com chocolates, frituras, sorvetes, alimentos gelados, bombons, ovos fritos ou mexidos, salsichas, salames, hambúrgueres, *croissants*, batatas fritas, *ketchup*, café, açúcar, adoçantes, laticínios, excesso de frutas, alimentos de origem animal, mariscos, pão branco, arroz branco, manteiga, margarina e alimentos elaborados e requentados no forno de micro-ondas.

TRATAMENTO

Natação no mar ou em piscina sem química, fazendo massagens na região da garganta com o objetivo de equilibrar a tireoide e a paratireoide (eliminar a deficiência de iodo), e massagens também no baço, rins, pâncreas, próstata, ovários, fígado, etc., em todo o ventre, para reequilibrar o corpo através da região gastrointestinal.

Eliminar a febre interna com cataplasma de barro, conforme item 2.5, inclusive aplicar no rosto, na nuca e em todo o ventre.

Seja uma pessoa determinada. Tenha força de vontade. Minimize ou elimine o consumo de proteínas animais (carne bovina, suína, frango, queijos, leite), pizzas, frituras, guloseimas e refrigerantes.

Consuma proteínas, carboidratos, gorduras, fibras, sais minerais e vitaminas vegetais (arroz integral, feijão-azuki, castanhas, amêndoas, soja e seus derivados, cereais integrais e a clorofila das verduras e legumes), e o mínimo de frutas.

Siga uma alimentação que consta do cardápio no item 2.2.

Compressa de gengibre, conforme item 2.13.

Cataplasma de inhame-branco, conforme item 2.7.

Eliminar a química dos medicamentos, desodorantes, cremes, produtos de beleza, protetor solar ou qualquer outro produto químico que destrua e acidifique o sangue.

Para que meu sangue fique alcalino, é necessário eu perceber e reduzir ao mínimo minha aflição, angústia, ansiedade, preocupação, medo, mágoa, ódio e raiva, que ocorrem quando não sei lidar com minhas frustrações e insatisfações. Nesse caso, fico estressado, e isso faz começar a doença, porque, nesse momento, há uma contração de meu sistema de glândulas (hipófise, pâncreas, fígado, tireoide, suprarrenais, próstata, ovários, mamas, etc.), secretando em níveis elevados cortisol, aldosterona, noradrenalina, dopamina, adrenalina, acetilcolina, etc., que, quando jogados na corrente sanguínea, envenenam o sangue.

Respiração: respirar profundamente (ao sol ou ao ar livre), levantando os braços e os calcanhares (ao mesmo tempo), ficando na ponta dos pés até as mãos se unirem lá em cima (segurar o ar por alguns segundos) e descer, expirando lentamente. Repetir 20 vezes.

Tomar chá de moringa oleífera, dente-de-leão ou salsaparrilha;

Suco de *aloe vera*, conforme item 2.25.

Limpeza da vesícula, do fígado e dos rins, conforme item 2.26.

CABELOS: QUEDAS, CASCÃO E EMBRANQUECIMENTO

TRATAMENTO

Babosa: abrir uma folha, retirar o gel e esfregar no couro cabeludo. Lavar no dia seguinte.

Nogueira: para escurecer o cabelo, utilize as cascas, armazenadas em um recipiente com água e, com essa água, esfregue o cabelo.

Limão com suco de cebola: esfregar o couro cabeludo e deixar por 15 minutos.

Lavar a cabeça com chá de urtiga (raízes).

Mude a alimentação, pelo menos por alguns meses. Consuma proteínas, carboidratos, fibras, gorduras, sais minerais e vitaminas vegetais (arroz integral, feijão-azuki, soja e seus derivados, castanhas, amêndoas, cereais integrais e a clorofila das verduras e legumes), e o mínimo de frutas.

Nesse período, elimine o consumo de proteínas animais (carne bovina, suína, frango, queijos, leite), pizzas, frituras, guloseimas e refrigerantes.

Siga uma alimentação que consta do cardápio no item 2.2.

Oxigenação do corpo, conforme item 2.22.

Natação no mar ou em piscina sem química, fazendo massagens na região da garganta com o objetivo de equilibrar a tireoide e a paratireoide (eliminar a deficiência de iodo), e massagens também no baço, rins, pâncreas, próstata, ovários, fígado, etc., em todo o ventre, para reequilibrar o corpo através da região gastrointestinal.

Para que meu sangue fique alcalino, é necessário eu perceber e reduzir ao mínimo minha aflição, angústia, ansiedade, preocupação, medo, mágoa, ódio e raiva, que ocorrem quando não sei lidar com minhas frustrações e insatisfações. Isso me deixa estressado e, assim, começa a doença, porque, nesse momento, há uma contração de meu sistema de glândulas (hipófise, pâncreas, fígado, tireoide, suprarrenais, próstata, ovários, mamas, etc.), secretando em níveis elevados cortisol, aldosterona, noradrenalina, dopamina, adrenalina, acetilcolina, etc., que, quando jogados na corrente sanguínea, envenenam o sangue.

Eliminar a febre interna com cataplasma de barro, conforme item 2.5.Eliminar a química dos medicamentos, desodorantes, cremes, produtos de beleza, protetor solar ou qualquer outro produto químico que destrua e acidifique o sangue.

Suco de *aloe vera*, conforme item 2.25.

Limpeza da vesícula, do fígado e dos rins, conforme item 2.26.

CALCIFICAÇÃO/TENDINITE

Há cálcio em quantidade suficiente no corpo. Apenas é mal distribuído porque a glândula tireoide está com mau funcionamento, desequilibrada, porque o cálcio não é devidamente distribuído pelo corpo, e se acumula, sobretudo, nas articulações.

CAUSAS
A glândula tireoide desequilibrada, especialmente pela escassez de iodo.

Sangue ácido, sujo, carregado de impurezas.

Más digestões, como consequência de uma alimentação desequilibrada, industrializada, indigesta, com chocolates, frituras, sorvetes, alimentos gelados, bombons, ovos fritos ou mexidos, salsichas, salames, hambúrgueres, *croissants*, batatas fritas, *ketchup*, café, açúcar, adoçantes, laticínios, excesso de frutas, alimentos de origem animal, mariscos, pão branco, arroz branco, manteiga, margarina e alimentos elaborados e requentados no forno de micro-ondas.

TRATAMENTO
Eliminar a febre interna com cataplasma de barro, conforme item 2.5, inclusive, aplicar no rosto, na nuca e em todo o ventre.

Natação no mar ou em piscina sem química, fazendo massagens na região da garganta com o objetivo de equilibrar a tireoide e a paratireoide (eliminar a deficiência de iodo), e massagens também no baço,

rins, pâncreas, próstata, ovários, fígado, etc., em todo o ventre, para reequilibrar o corpo através da região gastrointestinal.

Mude a alimentação, pelo menos por alguns meses. Consuma proteínas, carboidratos, fibras, gorduras, sais minerais e vitaminas vegetais (arroz integral, feijão-azuki, soja e seus derivados, castanhas, amêndoas, cereais integrais e a clorofila das verduras e legumes), e o mínimo de frutas.

Nesse período, elimine o consumo de proteínas animais (carne bovina, suína, frango, queijos, leite) pizzas, frituras, guloseimas e refrigerantes.

Siga uma alimentação que consta do cardápio do item 2.2.

Oxigenação do corpo, conforme item 2.22.

Para que meu sangue fique alcalino, é necessário eu perceber e reduzir ao mínimo minha aflição, angústia, ansiedade, preocupação, medo, mágoa, ódio e raiva, que ocorrem quando não sei lidar com minhas frustrações e insatisfações. Desse modo, fico estressado, e logo começa a doença, porque, nesse momento, há uma contração de meu sistema de glândulas (hipófise, pâncreas, fígado, tireoide, suprarrenais, próstata, ovários, mamas, etc.), secretando em níveis elevados cortisol, aldosterona, noradrenalina, dopamina, adrenalina, acetilcolina, etc., que, quando jogados na corrente sanguínea, envenenam o sangue.

Eliminar a química dos medicamentos, desodorantes, cremes, produtos de beleza, protetor solar ou qualquer outro produto químico que destrua e acidifique o sangue.

No local afetado, fazer compressa de gengibre, conforme item 2.13.

No local afetado, utilizar o cataplasma de inhame-branco conforme item 2.7.

Tomar chá de dente-de-leão, cavalinha ou moringa oleífera.

Imergir as mãos, os pés ou a parte do corpo mais afetada em água quente com gengibre, duas vezes ao dia, pelo menos por dez minutos (especialmente antes de dormir).

Suco de *aloe vera*, conforme item 2.25.

Limpeza da vesícula, do fígado e dos rins, conforme item 2.26.

CÁLCULOS BILIARES (VESÍCULA)/CÓLICAS HEPÁTICAS

Os alimentos indigestos, que ingerimos no dia a dia, provocam transtornos digestivos crônicos, que congestionam, com substâncias mórbidas, a vesícula biliar e dão origem à formação de pequenas pedras, que chegam a entupir e até danificar a mucosa do canal que conduz a bile para o intestino.

Como consequência, provocam muitas dores (lado direito do ventre).

Observação: os cálculos expulsos saem junto às fezes.

Há cálcio em quantidade suficiente no corpo. Apenas é mal distribuído porque a glândula tireoide está com mau funcionamento, desequilibrada. Em vista disso, o cálcio não é devidamente distribuído pelo corpo, e se acumula, sobretudo, nas articulações.

CAUSAS

Prisão de ventre.

Elevado nível diário de aflição, angústia, ansiedade, preocupação, medo, mágoa, ódio e raiva.

Más digestões, como consequência de uma alimentação desequilibrada, industrializada, indigesta, com chocolates, frituras, sorvetes, alimentos gelados, bombons, ovos fritos ou mexidos, salsichas, salames, hambúrgueres, *croissants*, batatas fritas, *ketchup*, café, açúcar, adoçantes, laticínios, excesso de frutas, alimentos de origem animal, mariscos, pão branco, arroz branco, manteiga, margarina e alimentos elaborados e requentados no forno de micro-ondas;

Açúcar e gás dos refrigerantes.

TRATAMENTO

Eliminar a febre interna com cataplasma de barro, conforme item 2.5, inclusive aplicar no pescoço e em todo o ventre.

Compressa de gengibre, conforme item 2.13. Logo em seguida, aplicar o cataplasma de inhame-branco.

Cataplasma de inhame-branco, conforme item 2.7.

Tomar chá de (infusão) de cavalinha ou quebra-pedra.

Rale duas colheres (chá) de nabo branco. Macere duas ameixas, em um *eboshi*, salgadas. Faça o chá de banchá (infusão) e junte com o nabo branco as ameixas e uma colher de *shoyo light*. Tome o mais quente possível, várias vezes ao dia.

Seja uma pessoa determinada. Tenha força de vontade. Minimize ou elimine o consumo de proteínas animais (carne bovina, suína, frango, queijos, leite), pizzas, frituras, guloseimas e refrigerantes.

Consuma proteínas, carboidratos, gorduras, fibras, sais minerais e vitaminas vegetais (arroz integral, feijão-azuki, castanhas, amêndoas, soja e seus derivados, cereais integrais e a clorofila das verduras e legumes), e o mínimo de frutas.

Siga uma alimentação que consta do cardápio no item 2.2.

Eliminar a química dos medicamentos, desodorantes, cremes, produtos de beleza, protetor solar ou qualquer outro produto químico que destrua e acidifique o sangue.

Oxigenação do corpo, conforme item 2.22.

Natação no mar ou em piscina sem química, fazendo massagens na região da garganta com o objetivo de equilibrar a tireoide e a paratireoide (eliminar a deficiência de iodo), e massagens também no baço, rins, pâncreas, próstata, ovários, fígado, etc., em todo o ventre, para reequilibrar o corpo através da região gastrointestinal.

Para que meu sangue fique alcalino, é necessário eu perceber e reduzir ao mínimo minha aflição, angústia, ansiedade, preocupação, medo, mágoa, ódio e raiva, que ocorrem quando não sei lidar com minhas frustrações e insatisfações. Em função disso, fico estressado e, imediatamente, começa a doença, porque, nesse momento, há uma contração de meu sistema de glândulas (hipófise, pâncreas, fígado, tireoide, suprarrenais, próstata, ovários, mamas, etc.), secretando em níveis elevados cortisol, aldosterona, noradrenalina, dopamina, adrenalina, acetilcolina, etc., que, quando jogados na corrente sanguínea, envenenam o sangue.

Suco de *aloe vera*, conforme item 2.25.

Limpeza da vesícula, do fígado e dos rins, conforme item 2.26.

CÁLCULOS OU PEDRAS NA BEXIGA

Depósito de cristais de vários tamanhos, que se formam na bexiga em decorrência da ingestão de alimentos que produzem ácido úrico, e dão origem a pequenas pedras (areia) que, pelo acúmulo, se transformam em pedras maiores, causando inflamação e consequentes dores e dificuldade para urinar.

CAUSAS
Elevado nível diário de aflição, angústia, ansiedade, preocupação, medo, mágoa, ódio e raiva.

Açúcar e gás dos refrigerantes.

Más digestões, como consequência de uma alimentação desequilibrada, industrializada, indigesta, como chocolates, frituras, sorvetes, alimentos gelados, bombons, ovos fritos ou mexidos, salsichas, salames, hambúrgueres, *croissants*, batatas fritas, *ketchup*, café, açúcar, adoçantes, laticínios, excesso de frutas, alimentos de origem animal, mariscos, pão branco, arroz branco, manteiga, margarina e alimentos elaborados e requentados no forno de micro-ondas;

Sangue ácido, sujo, carregado de impurezas.

TRATAMENTO
Tomar chá de espinheira-santa, mandacaru, unha-de-gato, salsaparrilha, quebra-pedra ou cavalinha.

Eliminar a febre interna com cataplasma de barro, conforme item 2.5.

Compressa de gengibre, conforme item 2.13.

Logo em seguida da compressa de gengibre, aplique o cataplasma de inhame-branco, conforme item 2.7.

É necessário mudar a alimentação. A partir de hoje, consuma bastante clorofila (das verduras e legumes), proteínas e carboidratos vegetais (arroz integral, feijão-azuki, castanhas, soja e seus derivados, amêndoas, cereais integrais), e o mínimo de frutas.

Minimize ou elimine o consumo de proteínas animais (carne bovina, suína, frango, queijos, leite), pizzas, frituras, guloseimas e refrigerantes.

Siga uma alimentação que consta do cardápio do item 2.2.

Para que meu sangue fique alcalino, é necessário eu perceber e reduzir ao mínimo minha aflição, angústia, ansiedade, preocupação, medo, mágoa, ódio e raiva, que ocorrem quando não sei lidar com minhas frustrações e insatisfações. Como isso me deixa estressado, começa a doença, porque, nesse momento, há uma contração de meu sistema de glândulas (hipófise, pâncreas, fígado, tireoide, suprarrenais, próstata, ovários, mamas, etc.), secretando em níveis elevados cortisol, aldosterona, noradrenalina, dopamina, adrenalina, acetilcolina, etc., que, quando jogados na corrente sanguínea, envenenam o sangue.

Oxigenação do corpo, conforme item 2.22.

Natação no mar ou em piscina sem química, fazendo massagens na região da garganta com o objetivo de equilibrar a tireoide e a paratireoide (eliminar a deficiência de iodo), e massagens também no baço, rins, pâncreas, próstata, ovários, fígado, etc., em todo o ventre, para reequilibrar o corpo através da região gastrointestinal.

Eliminar a química dos medicamentos, desodorantes, cremes, produtos de beleza, protetor solar ou qualquer outro produto químico que destrua e acidifique o sangue.

Bater, em um liquidificador, quatro folhas de bálsamo, duas folhas de fortuna, uma colher (sopa) de mel e um copo de água. Tomar de manhã em jejum e ficar sem comer por uma hora. Repetir por sete dias.

Suco de *aloe vera*, conforme item 2.25.

Limpeza da vesícula, do fígado e dos rins, conforme item 2.26.

CÁLCULOS RENAIS

Depósito de cristais de vários tamanhos que se formam nos rins.

Há cálcio em quantidade suficiente no corpo. Este somente é mal distribuído porque a glândula tireoide está com mau funcionamento, desequilibrada, então o cálcio não é devidamente distribuído pelo corpo e se acumula, sobretudo nas articulações.

CAUSAS

A glândula tireoide desequilibrada, especialmente pela escassez de iodo.

Elevado nível diário de aflição, angústia, ansiedade, preocupação, medo, mágoa, ódio e raiva.

Prisão de ventre.

Açúcar e gás dos refrigerantes;

Más digestões, como consequência de uma alimentação desequilibrada, industrializada, indigesta, com chocolates, frituras, sorvetes, alimentos gelados, bombons, ovos fritos ou mexidos, salsichas, salames, hambúrgueres, *croissants*, batatas fritas, *ketchup*, café, açúcar, adoçantes, laticínios, excesso de frutas, alimentos de origem animal, mariscos, pão branco, arroz branco, manteiga, margarina e alimentos elaborados e requentados no forno de micro-ondas.

TRATAMENTO

Bater em um liquidificador quatro folhas de bálsamo, duas folhas de fortuna, uma colher (sopa) de mel e um copo de água. Tomar de manhã em jejum e ficar sem comer por uma hora. Repetir por sete dias.

Tomar chá de espinheira-santa, mandacaru, unha-de-gato, salsaparrilha, quebra-pedra ou cavalinha.

Eliminar a febre interna com cataplasma de barro, conforme item 2.5;

Compressa de gengibre, conforme item 2.13.

Logo em seguida da compressa de gengibre, aplique o cataplasma de inhame-branco, conforme item 2.7.

Mude a alimentação, pelo menos por alguns meses. Consuma proteínas, carboidratos, fibras, gorduras, sais minerais e vitaminas vegetais (arroz integral, feijão-azuki, soja e seus derivados, castanhas, amêndoas, cereais integrais e a clorofila das verduras e legumes), e o mínimo de frutas.

Nesse período, elimine o consumo de proteínas animais (carne bovina, suína, frango, queijos, leite) pizzas, frituras, guloseimas e refrigerantes.

Siga uma alimentação que consta do cardápio do item 2.2.

Para que meu sangue fique alcalino, é necessário eu perceber e reduzir ao mínimo minha aflição, angústia, ansiedade, preocupação, medo, mágoa, ódio e raiva, que ocorrem quando não sei lidar com minhas frustrações e insatisfações. Por isso, fico estressado, e logo começa a doença, porque, nesse momento, há uma contração de meu sistema de glândulas (hipófise, pâncreas, fígado, tireoide, suprarrenais, próstata, ovários, mamas, etc.), secretando em níveis elevados cortisol, aldosterona, noradrenalina, dopamina, adrenalina, acetilcolina, etc., que, quando jogados na corrente sanguínea, envenenam o sangue.

Oxigenação do corpo, conforme item 2.22.

Natação no mar ou em piscina sem química, fazendo massagens na região da garganta com o objetivo de equilibrar a tireoide e a paratireoide (eliminar a deficiência de iodo), e massagens também no baço, rins, pâncreas, próstata, ovários, fígado, etc., em todo o ventre, para reequilibrar o corpo através da região gastrointestinal.

Eliminar a química dos medicamentos, desodorantes, cremes, produtos de beleza, protetor solar ou qualquer outro produto químico que destrua e acidifique o sangue.

Suco de *aloe vera*, conforme item 2.25.

Limpeza da vesícula, do fígado e dos rins, conforme item 2.26.

CALOS/VERRUGAS

TRATAMENTO

Amarrar (colar) um pedaço de folha de babosa (parte interna) sobre o calo ou verruga, durante uma semana. Trocar diariamente.

Amarrar (colar) um pedaço de cebola crua sobre o calo ou verruga durante uma semana. Trocar diariamente.

Amarrar (colar) uma rodela de limão com um pouco de sal durante uma semana. Trocar diariamente.

É necessário mudar a alimentação. A partir de hoje, consuma bastante clorofila (das verduras e legumes), proteínas e carboidratos vegetais (arroz integral, feijão-azuki, castanhas, soja e seus derivados, amêndoas, cereais integrais), e o mínimo de frutas.

Minimize ou elimine o consumo de proteínas animais (carne bovina, suína, frango, queijos, leite), pizzas, frituras, guloseimas e refrigerantes.

Siga uma alimentação que consta do cardápio do item 2.2.

Oxigenação do corpo, conforme item 2.22.

Eliminar a química dos medicamentos, desodorantes, cremes, produtos de beleza, protetor solar ou qualquer outro produto químico que destrua e acidifique o sangue.

Suco de *aloe vera*, conforme item 2.25.

Limpeza da vesícula, do fígado e dos rins, conforme item 2.26.

CÂNCER DE SANGUE (LEUCEMIA)

Ocorre quando os glóbulos brancos anômalos (cancerosos) se multiplicam de forma incontrolável, reduzindo a produção de glóbulos vermelhos e glóbulos brancos normais e também de plaquetas.

Como consequência, há também dificuldade no transporte dos nutrientes (oxigênio), do sangue (glóbulos vermelhos), e o risco de infecção aumenta (glóbulos brancos), sendo que ocorre a suscetibilidade hemorrágica (plaquetas) e causa grave transtorno nos gânglios linfáticos, principalmente no baço e, de forma menos agressiva, no fígado.

CAUSAS

Sangue ácido, sujo, carregado de impurezas.

Prisão de ventre.

Alimentação desequilibrada: **fermentação e putrefação** contínua, em decorrência da alimentação diária com guloseimas, refrigerantes, alimentos de origem animal (gorduras, frango de granja, carne, leite, linguiça, queijos, ovos, etc.), excesso de frutas (acidez no sangue), açúcar, adoçante, café, margarina, alimentos gelados; e muitas pessoas que optam pelo câncer ainda fumam e ingerem bebidas alcoólicas. Consequência: sangue sujo, impuro, envenenado.

As contrações das glândulas (hipófise, suprarrenais, baço, pâncreas, fígado, etc.), que ocorrem quando minha neurose é muito acentuada, especialmente minha paranoia. Disso provém minha opção pela aflição, angústia, ansiedade, preocupação, medo, mágoa, ódio, raiva que, em consequência, provoca secreções hormonais em níveis elevados de noradrenalina, dopamina, aldosterona, acetilcolina, cortisol, etc., destruindo meu sangue.

TRATAMENTO

Em jejum, ingerir uma colher de semente de linhaça em um copo d'água desde a noite anterior, com cinco ameixas-pretas.

Mude a alimentação, pelo menos por alguns meses. Consuma proteínas, carboidratos, fibras, gorduras, sais minerais e vitaminas vegetais (arroz integral, feijão-azuki, soja e seus derivados, castanhas, amêndoas, cereais integrais e a clorofila das verduras e legumes), e o mínimo de frutas.

Nesse período, elimine o consumo de proteínas animais (carne bovina, suína, frango, queijos, leite), pizzas, frituras, guloseimas e refrigerantes.

Siga uma alimentação que consta do cardápio do item 2.2.

Eliminar a febre interna com cataplasma de barro, conforme item 2.5, aplique inclusive no pescoço, na nuca e no ventre.

Para que meu sangue fique alcalino é necessário eu perceber e reduzir ao mínimo minha aflição, angústia, ansiedade, preocupação, medo, mágoa, ódio e raiva, que ocorrem quando não sei lidar com minhas frustrações e insatisfações. Consequentemente, fico estressado e começa a doença, porque, nesse momento, há uma contração de meu sistema de glândulas (hipófise, pâncreas, fígado, tireoide, suprarrenais, próstata, ovários, mamas, etc.), secretando em níveis elevados cortisol, aldosterona, noradrenalina, dopamina, adrenalina, acetilcolina, etc., que, quando jogados na corrente sanguínea, envenenam o sangue.

Compressa de gengibre, conforme item 2.13.

Cataplasma de inhame-branco, conforme item 2.7.

Prática e ato sexual devem ser evitados por pelo menos 90 dias. Sexo é para quem tem saúde. O doente não pode desperdiçar a escassa energia vital de que ainda dispõe.

Oxigenação do corpo, conforme item 2.22.

Natação no mar ou em piscina sem química, fazendo massagens na região da garganta com o objetivo de equilibrar a tireoide e a paratireoide (eliminar a deficiência de iodo), e massagens também no baço, rins, pâncreas, próstata, ovários, fígado, etc., em todo o ventre, para reequilibrar o corpo através da região gastrointestinal.

Eliminar a química dos medicamentos, desodorantes, cremes, produtos de beleza, protetor solar ou qualquer outro produto químico que destrua e acidifique o sangue.

Utilizar a babosa, conforme item 2.10.

Suco de *aloe vera*, conforme item 2.25.

Limpeza da vesícula, do fígado e dos rins, conforme item 2.26.

CÂNCER DE MAMA

É caracterizado por ser um tumor maligno no seio e sabe-se que é a maior causa de morte das mulheres no Brasil.

Na atual estrutura social, concorrida e até corrompida, é norma que a acidez do sangue aumente com a idade. Portanto, a incidência de câncer de mama aumenta nas mulheres a partir dos 40 anos.

A causa principal do câncer de mama é a acidez no sangue. Esta tem origem no excesso de estrogênio e progesterona contidos nos medicamentos, nas pílulas anticoncepcionais, nas reposições hormonais medicamentosas, na alimentação desequilibrada, na vida sedentária, na prisão de ventre, no açúcar e no gás dos refrigerantes, e em minha opinião pelo estresse.

TRATAMENTO

Emplastro de nirá: macere caule e folhinhas de nirá, ponha-os sobre um tecido de algodão e os aplique sobre os seios (elimina inflamações e evita infecção).

Em jejum, ingerir uma colher de semente de linhaça em um copo d'água desde a noite anterior, com cinco ameixas-pretas.

Seja uma pessoa determinada. Tenha força de vontade. Minimize ou elimine o consumo de proteínas animais (carne bovina, suína, frango, queijos e leite), pizzas, frituras, guloseimas e refrigerantes.

Consuma proteínas, carboidratos, gorduras, fibras, sais minerais e vitaminas vegetais (arroz integral, feijão-azuki, castanhas, amêndoas, soja e seus derivados, cereais integrais e a clorofila das verduras e legumes), e o mínimo de frutas.

Siga uma alimentação que consta do cardápio do item 2.2.

Tomar chá de calêndula, dente-de-leão, nirá com alho, tanchagem, confrei, salsaparrilha ou casca de angico.

Eliminar a febre interna com cataplasma de barro, conforme item 2.5, inclusive, aplicar nos seios, no pescoço, na nuca e em todo o ventre;

Oxigenação do corpo, conforme item 2.22.

Natação no mar ou em piscina sem química, fazendo massagens na região da garganta com o objetivo de equilibrar a tireoide e a para-

tireoide (eliminar a deficiência de iodo), e massagens também no baço, rins, pâncreas, próstata, ovários, fígado, etc., em todo o ventre, para reequilibrar o corpo através da região gastrointestinal.

Emplastro de alho: refogue o alho, ponha-o sobre um tecido de algodão e o aplique sobre o seio.

Para que meu sangue fique alcalino, é necessário eu perceber e reduzir ao mínimo minha aflição, angústia, ansiedade, preocupação, medo, mágoa, ódio e raiva, que ocorrem quando eu não sei lidar com minhas frustrações e insatisfações. Isso faz com que eu fique estressado, e comece a doença, porque, nesse momento, há uma contração de meu sistema de glândulas (hipófise, pâncreas, fígado, tireoide, suprarrenais, próstata, ovários, mamas, etc.), secretando em níveis elevados cortisol, aldosterona, noradrenalina, dopamina, adrenalina, acetilcolina, etc., que, quando jogados na corrente sanguínea, envenenam o sangue.

Eliminar a química dos medicamentos, desodorantes, cremes, produtos de beleza, protetor solar ou qualquer outro produto químico que destrua e acidifique o sangue.

Prática e ato sexual devem ser evitados por pelo menos 90 dias. Sexo é para quem tem saúde. O doente não pode desperdiçar a escassa energia vital de que ainda dispõe.

Compressa de gengibre, conforme item 2.13.

Cataplasma de inhame-branco, conforme item 2.7.

Utilizar a babosa, conforme item 2.10.

Suco de *aloe vera*, conforme item 2.25.

Limpeza da vesícula, do fígado e dos rins, conforme item 2.26.

CÂNCER DE PELE

O câncer de pele só aparece porque existe uma degeneração geral do corpo por causa de um sangue intoxicado, ácido, sujo e cheio de impurezas em decorrência de más digestões (e prisão de ventre) com deficientes eliminações da pele (fria, seca e inativa), rins e intestinos.

Medicações, cirurgias, quimioterapias, radioterapias, etc., não curam o **câncer**. Se o currassem, não haveria pessoas com câncer no mundo. É o contrário; a cada dia aumenta o número de pessoas condenadas à morte por ele.

O câncer é uma doença integrada e que abrange o corpo inteiro. Não é solução fazer cirurgia em apenas uma sintomática do corpo sem eliminar a ampla raiz da doença.

Por conseguinte, o câncer é uma doença geral do sangue e deve ser combatida por meio de tratamento geral do corpo.

No íleo (maior porção do intestino delgado) encontram-se as vilosidades (nas paredes intestinais), e os alimentos digeridos penetram nestas, onde há o processo biológico, transformando e produzindo, fisiologicamente, os glóbulos vermelhos. Portanto, os glóbulos vermelhos do corpo levam o oxigênio, e evacuam o dióxido de carbono de todas as células do corpo, formando e reformando órgãos e toda a estrutura do corpo, como, por exemplo, cérebro, pulmões, coração, rins, etc., que não podem ficar sem oxigenação.

Portanto, o tratamento aqui proposto é a alcalinização do sangue e a recuperação da energia vital de todos os órgãos do corpo. Uma vez reorganizada e reestruturada a força vital do doente, será extirpada a raiz da doença.

CAUSAS

Sangue ácido, sujo, carregado de impurezas.

Alimentação desequilibrada: **fermentação e putrefação** contínua, em razão da alimentação diária com guloseimas, refrigerantes, alimentos de origem animal (gorduras, frango de granja, carne, leite, linguiça, queijos, ovos, etc.), excesso de frutas (acidez no sangue), açúcar, adoçante, café, margarina, alimentos gelados; e muitas pessoas que optam pelo câncer ainda fumam e ingerem bebidas alcoólicas. Consequência: sangue sujo, impuro, envenenado.

As contrações das glândulas (hipófise, suprarrenais, baço, pâncreas, fígado, etc.) que ocorrem quando minha neurose é muito acentuada, especialmente minha paranoia e, por isso, minha opção pela aflição, angústia, ansiedade, preocupação, medo, mágoa, ódio, raiva, provocam secreções hormonais em níveis elevados de noradrenalina, dopamina, aldosterona, acetilcolina, cortisol, etc., destruindo meu sangue.

TRATAMENTO

Em jejum, ingerir uma colher de semente de linhaça em um copo d'água desde a noite anterior, com cinco ameixas-pretas;

É necessário mudar a alimentação. A partir de hoje, consuma bastante clorofila (das verduras e legumes), proteínas e carboidratos vegetais (arroz integral, feijão-azuki, castanhas, soja e seus derivados, amêndoas, cereais integrais), e o mínimo de frutas.

Minimize ou elimine o consumo de proteínas animais (carne bovina, suína, frango, queijos, leite), pizzas, frituras, guloseimas e refrigerantes.

Siga uma alimentação que consta do cardápio do item 2.2.

Para que meu sangue fique alcalino, é necessário eu perceber e reduzir ao mínimo minha aflição, angústia, ansiedade, preocupação, medo, mágoa, ódio e raiva, que ocorrem quando não sei lidar com minhas frustrações e insatisfações. Isso me deixa estressado e gera o começo da doença, porque, nesse momento, há uma contração de meu sistema de glândulas (hipófise, pâncreas, fígado, tireoide, suprarrenais, próstata, ovários, mamas, etc.), secretando em níveis elevados cortisol, aldosterona, noradrenalina, dopamina, adrenalina, acetilcolina, etc., que, quando jogados na corrente sanguínea, envenenam o sangue.

Respiração: respirar profundamente (ao sol ou ao ar livre), levantando os braços e os calcanhares (ao mesmo tempo), ficando na ponta dos pés até as mãos se unirem lá em cima (segurar o ar por alguns segundos) e descer expirando lentamente. Repetir 20 vezes;

Eliminar a febre interna com cataplasma de barro, conforme item 2.5, inclusive aplicar no rosto, na nuca e em todo o ventre.

Prática e ato sexual devem ser evitados por pelo menos 90 dias. Sexo é para quem tem saúde. O doente não pode desperdiçar a escassa energia vital de que ainda dispõe.

Utilizar a babosa, conforme item 2.10.

Eliminar a química dos medicamentos, desodorantes, cremes, produtos de beleza, protetor solar ou qualquer outro produto químico que destrua e acidifique o sangue.

Suco de *aloe vera*, conforme item 2.25.

Limpeza da vesícula, do fígado e dos rins, conforme item 2.26.

CÂNCER DE PRÓSTATA

É um tumor maligno que aparece na próstata, que, com frequência, se propaga para os ossos em todo o corpo (metástase óssea). O exame, através do toque retal e pela dosagem do antígeno prostático específico (PSA), nada resolve, porque a causa do câncer de próstata é a degeneração geral do corpo, por sangue intoxicado, ácido, sujo e cheio de impurezas, por motivo de más digestões (inclusive prisão de ventre) e inexistente atividade eliminadora da pele (fria, seca e inativa), dos rins e dos intestinos.

Medicações, cirurgias, quimioterapias, radioterapias, etc., não curam o câncer. Se o curassem, não haveria pessoas com câncer no mundo. É o contrário, a cada dia aumenta o número de pessoas condenadas à morte por ele.

O câncer é uma doença integrada e que abrange o corpo inteiro. Não é solução fazer cirurgia em apenas uma sintomática do corpo, sem eliminar a ampla raiz da doença.

Por conseguinte, o câncer é uma doença geral do sangue e deve ser combatida por meio de tratamento geral do corpo.

No íleo (maior porção do intestino delgado) encontram-se as vilosidades (nas paredes intestinais) e os alimentos digeridos penetram nessas, onde há o processo biológico, transformando e produzindo fisiologicamente os glóbulos vermelhos. Portanto, os glóbulos vermelhos do corpo levam o oxigênio e evacuam o dióxido de carbono, a todas as células do corpo, formando e reformando os órgãos e toda a estrutura do corpo, como, por exemplo, cérebro, pulmões, coração, rins, etc., que não podem ficar sem oxigenação.

Portanto, o tratamento aqui proposto é a alcalinização do sangue e a recuperação da energia vital de todos os órgãos do corpo. Uma vez reorganizada e reestruturada a força vital do doente, será extirpada a raiz da doença.

CAUSAS

As contrações das glândulas (hipófise, suprarrenais, baço, pâncreas, fígado, etc. que ocorrem quando minha neurose é muito acentuada, especialmente minha paranoia, e, por causa de minha opção pela aflição, angústia, ansiedade, preocupação, medo, mágoa, ódio, raiva, provocam secreções hormonais em níveis elevados de noradrenalina, dopamina, aldosterona, acetilcolina, cortisol, etc., destruindo meu sangue;

Alimentação desequilibrada: **fermentação e putrefação** contínua, em razão da alimentação diária com guloseimas, refrigerantes, alimentos de origem animal (gorduras, frango de granja, carne, leite, linguiça, queijos, ovos, etc.), excesso de frutas (acidez no sangue), açúcar, adoçante, café, margarina, alimentos gelados, e muitas pessoas que optam pelo câncer ainda fumam e ingerem bebidas alcoólicas. Consequência: sangue sujo, impuro, envenenado.

Sangue ácido, sujo, carregado de impurezas.

Prisão de ventre.

TRATAMENTO

Em jejum, ingerir uma colher de semente de linhaça em um copo d'água desde a noite anterior, com cinco ameixas-pretas.

Prática e ato sexual devem ser evitados por pelo menos 90 dias. Sexo é para quem tem saúde. O doente não pode desperdiçar a escassa energia vital de que ainda dispõe.

Para que meu sangue fique alcalino, é necessário eu perceber e reduzir ao mínimo minha aflição, angústia, ansiedade, preocupação, medo, mágoa, ódio e raiva, que ocorrem quando não sei lidar com minhas frustrações e insatisfações. Em função disso, fico estressado e, assim, começa a doença, porque, nesse momento, há uma contração de meu sistema de glândulas (hipófise, pâncreas, fígado, tireoide, suprarrenais, próstata, ovários, mamas, etc.), secretando em níveis elevados cortisol, aldosterona, noradrenalina, dopamina, adrenalina, acetilcolina, etc., que, quando jogados na corrente sanguínea, envenenam o sangue.

Seja uma pessoa determinada. Tenha força de vontade. Minimize ou elimine o consumo de proteínas animais (carne bovina, suína, frango, queijos, leite), pizzas, frituras, guloseimas e refrigerantes. Consuma proteínas, carboidratos, gorduras, fibras, sais minerais e vitaminas vegetais (arroz integral, feijão-azuki, castanhas, amêndoas, soja e seus derivados, cereais integrais e a clorofila das verduras e legumes), e o mínimo de frutas. Siga uma alimentação que consta do cardápio do item 2.2.

Eliminar a febre interna com cataplasma de barro, conforme item 2.5.

Compressa de gengibre, conforme item 2.13.

Cataplasma de inhame-branco, conforme item 2.7.

Natação no mar ou em piscina sem química, fazendo massagens na região da garganta com o objetivo de equilibrar a tireoide e a paratireoide (eliminar a deficiência de iodo), e massagens também no baço, rins, pâncreas, próstata, ovários, fígado, etc., em todo o ventre, para reequilibrar o corpo através da região gastrointestinal.

Utilizar a babosa, conforme item 2.10.

Eliminar a química dos medicamentos, desodorantes, cremes, produtos de beleza, protetor solar ou qualquer outro produto químico que destrua e acidifique o sangue.

Suco de *aloe vera*, conforme item 2.25.

Limpeza da vesícula, do fígado e dos rins, conforme item 2.26.

CÂNCER LINFÁTICO

O câncer linfático só aparece porque existe uma degeneração geral do corpo por causa de um sangue intoxicado, ácido, sujo, impuro, em decorrência de más digestões, prisão de ventre, com deficientes eliminações pela pele, pelos rins e pelos intestinos.

Medicações, cirurgias, quimioterapias, radioterapias, etc., não curam o câncer. Se o curassem, não haveria pessoas com câncer no mundo. É o contrário, a cada dia aumenta o número de pessoas condenadas à morte por ele.

O câncer é uma doença integrada e que abrange o corpo inteiro. Não é solução fazer cirurgia em apenas uma sintomática do corpo, sem eliminar a ampla raiz da doença.

Por conseguinte, o câncer é uma doença geral do sangue e deve ser combatida por meio de tratamento geral do corpo.

No íleo (maior porção do intestino delgado) encontram-se as vilosidades (nas paredes intestinais) e os alimentos digeridos penetram nessas vilosidades, onde há o processo biológico, transformando e produzindo fisiologicamente os glóbulos vermelhos. Portanto, os glóbulos vermelhos do corpo levam o oxigênio e evacuam o dióxido de carbono a todas as células do corpo, formando e reformando os órgãos e toda estrutura do corpo, como, por exemplo, cérebro, pulmões, coração, rins, etc., que não podem ficar sem oxigenação.

Portanto, o tratamento aqui proposto é a alcalinização do sangue e a recuperação da energia vital de todos os órgãos do corpo. Uma vez reorganizada e reestruturada a força vital do doente, será extirpada a raiz da doença.

CAUSAS

Sangue ácido, sujo, carregado de impurezas.
Prisão de ventre.
Alimentação desequilibrada: **fermentação e putrefação** contínua, graças à alimentação diária com guloseimas, refrigerantes, alimentos de origem animal (gorduras, frango de granja, carne, leite, linguiça, queijos, ovos, etc., excesso de frutas acidez no sangue), açúcar, adoçante, café, margarina, alimentos gelados, e muitas pessoas que optam pelo câncer ainda fumam e ingerem bebidas alcoólicas. Consequência: sangue sujo, impuro, envenenado.

As contrações das glândulas (hipófise, suprarrenais, baço, pâncreas, fígado, etc.,) que ocorrem quando minha neurose é muito acentuada, especialmente minha paranoia, e surge minha opção pela aflição, angústia, ansiedade, preocupação, medo, mágoa, ódio, raiva, provoca msecreções hormonais em níveis elevados de noradrenalina, dopamina, aldosterona, acetilcolina, cortisol, etc., destruindo meu sangue.

TRATAMENTO

Em jejum, ingerir uma colher de semente de linhaça em um copo d'água desde a noite anterior, com cinco ameixas-pretas.

Mude a alimentação, pelo menos por alguns meses. Consuma proteínas, carboidratos, fibras, gorduras, sais minerais e vitaminas vegetais (arroz integral, feijão-azuki, soja e seus derivados, castanhas, amêndoas, cereais integrais e a clorofila das verduras e legumes), e o mínimo de frutas.

Nesse período, elimine o consumo de proteínas animais (carne bovina, suína, frango, queijos, leite), pizzas, frituras, guloseimas e refrigerantes.

Siga uma alimentação que consta do cardápio no item 2.2.

Eliminar a febre interna com cataplasma de barro, conforme item 2.5 aplique inclusive no pescoço, na nuca e no ventre.

Para que meu sangue fique alcalino, é necessário eu perceber e reduzir ao mínimo minha aflição, angústia, ansiedade, preocupação, medo, mágoa, ódio e raiva, que ocorrem quando eu não sei lidar com minhas frustrações e insatisfações; em consequência, fico estressado e, por isso, começa a doença, porque, nesse momento, há uma contração de meu sistema de glândulas (hipófise, pâncreas, fígado, tireoide, suprarrenais, próstata, ovários, mamas, etc.), secretando em níveis elevados cortisol, aldosterona, noradrenalina, dopamina, adrenalina, acetilcolina, etc., que, quando jogados na corrente sanguínea, envenenam o sangue.

Compressa de gengibre, conforme item 2.13.

Cataplasma de inhame-branco, conforme item 2.7.

Prática e ato sexual devem ser evitados por pelo menos 90 dias. Sexo é para quem tem saúde. O doente não pode desperdiçar a escassa energia vital de que ainda dispõe.

Oxigenação do corpo, conforme item 2.22.

Natação no mar ou em piscina sem química, fazendo massagens na região da garganta com o objetivo de equilibrar a tireoide e a paratireoide (eliminar a deficiência de iodo), e massagens também no baço, rins, pâncreas, próstata, ovários, fígado, etc., em todo o ventre, para reequilibrar o corpo através da região gastrointestinal;

Eliminar a química dos medicamentos, desodorantes, cremes produtos de beleza, protetor solar ou qualquer outro produto químico que destrua e acidifique o sangue.

Utilizar a babosa, conforme item 2.10.

Suco de *aloe vera*, conforme item 2.25.

Limpeza da vesícula, do fígado e dos rins, conforme item 2.26.

CATAPORA (VARICELA)

É uma doença que se desenvolve na pele de todo o corpo, com manchas vermelhas que se tornam erupções, com pequenas bolhas cheias de líquido, que coçam, secam e formam cascas.

TRATAMENTO

Pôr um algodão embebido em álcool nas axilas e na virilha. Trocá-los quando ficarem aquecidos.

Cataplasma de cebola
Ralar uma cebola e misturar com um pouco de farinha de trigo comum. Aplique nas solas dos pés, enfaixando-os com um tecido de algodão, por cerca de duas horas. Caso a febre continue, renove o cataplasma de cebola.

Cataplasma de tofu, conforme item 2.8.

Dar banho com água morna (quase fria);

Cortar as unhas ou pôr luvinhas na criança (a coceira é frequente).

Eliminar a febre interna com cataplasma de barro, conforme item **2.5**. Inclusive aplicar no rosto, no pescoço e em todo o ventre;

É necessário mudar a alimentação. A partir de hoje, consuma bastante clorofila (das verduras e legumes), proteínas e carboidratos vegetais (arroz integral, feijão-azuki, castanhas, soja e seus derivados, amêndoas, cereais integrais), e o mínimo de frutas.

Minimize ou elimine o consumo de proteínas animais (carne bovina, suína, frango, queijos, leite), pizzas, frituras, guloseimas e refrigerantes.

Siga uma alimentação que consta do cardápio no item 2.2.

Eliminar a química dos medicamentos, desodorantes, cremes produtos de beleza, protetor solar ou qualquer outro produto químico que destrua e acidifique o sangue;

Haverá recuperação no máximo em duas semanas.

CATARATA

É uma camada esbranquiçada que bloqueia a passagem da luz e da imagem. Portanto, é a opacificação do cristalino, que é a lente do olho, causando piora e até perda da visão.

CAUSAS

Sangue ácido, sujo, carregado de impurezas.

Más digestões, como consequência de uma alimentação desequilibrada, industrializada, indigesta, com chocolates, frituras, sorvetes, alimentos gelados, bombons, ovos fritos ou mexidos, salsichas, salames, hambúrgueres, *croissants*, batatas fritas, *ketchup*, café, açúcar, adoçantes, laticínios, excesso de frutas, alimentos de origem animal, mariscos,

pão branco, arroz branco, manteiga, margarina e alimentos elaborados e requentados no forno de micro-ondas.

Prisão de ventre.

Elevado nível diário de **aflição, angústia, ansiedade, preocupação, medo, mágoa, ódio e raiva.**

TRATAMENTO

Lavar os olhos três vezes ao dia com banchá morno.

Mexer e massagear circularmente os olhos, algumas vezes ao dia.

Aplicar duas gotas de colírio de óleo de gergelim, antes de dormir.

Eliminar a febre interna com cataplasma de barro, conforme item 2.5. Aplicar no rosto (inclusive sobre os olhos, com ou sem gaze), na nuca e em todo o ventre.

Oxigenação do corpo, conforme item 2.22;

Natação no mar ou em piscina sem química, fazendo massagens na região da garganta com o objetivo de equilibrar a tireoide e a paratireoide (eliminar a deficiência de iodo), e massagens também no baço, rins, pâncreas, próstata, ovários, fígado, etc., em todo o ventre, para reequilibrar o corpo através da região gastrointestinal.

Para que meu sangue fique alcalino, é necessário eu perceber e reduzir ao mínimo minha aflição, angústia, ansiedade, preocupação, medo, mágoa, ódio e raiva, que ocorrem quando não sei lidar com minhas frustrações e insatisfações. Resultante disso, fico estressado, e começa a doença, porque, nesse momento, há uma contração de meu sistema de glândulas (hipófise, pâncreas, fígado, tireoide, suprarrenais, próstata, ovários, mamas, etc.) secretando em níveis elevados cortisol, aldosterona, noradrenalina, dopamina, adrenalina, acetilcolina, etc., que, quando jogados na corrente sanguínea, envenenam o sangue.

Eliminar a química dos medicamentos, desodorantes, cremes produtos de beleza, protetor solar ou qualquer outro produto químico que destrua e acidifique o sangue.

Seja uma pessoa determinada. Tenha força de vontade. Minimize ou elimine o consumo de proteínas animais (carne bovina, suína, frango, queijos, leite), pizzas, frituras, guloseimas e refrigerantes.

Consuma proteínas, carboidratos, gorduras, fibras, sais minerais e vitaminas vegetais (arroz integral, feijão-azuki, castanhas, amêndoas, soja e seus derivados, cereais integrais e a clorofila das verduras e legumes), e o mínimo de frutas.

Siga uma alimentação que consta do cardápio no item 2.2.
Suco de *aloe vera*, conforme item 2.25.
Limpeza da vesícula, do fígado e dos rins, conforme item 2.26.

CAXUMBA (PAPEIRA)

É uma doença caracterizada pelo inchaço e inflamação das glândulas salivares.

É necessário um cuidado especial para o inchaço e a inflamação não atingirem um ou os dois testículos.

TRATAMENTO

Laxante: tomar uma dose de óleo de rícino, conforme item 2.21.
Suco de limão com água e mel.
Cataplasma de inhame-branco, conforme item 2.7, aplica-se no local e no ventre.
Eliminar a febre interna com cataplasma de barro, conforme item 2.5. Inclusive aplicar no rosto, na nuca e em todo o ventre.
Eliminar a química dos medicamentos, desodorantes, cremes, produtos de beleza, protetor solar ou qualquer outro produto químico que destrua e acidifique o sangue.
É necessário mudar a alimentação. A partir de hoje, consuma bastante clorofila (das verduras e legumes), proteínas e carboidratos vegetais (arroz integral, feijão-azuki, castanhas, soja e seus derivados, amêndoas, cereais integrais), e o mínimo de frutas.
Minimize ou elimine o consumo de proteínas animais (carne bovina, suína, frango, queijos, leite), pizzas, frituras, guloseimas e refrigerantes.
Siga uma alimentação que consta do cardápio no item 2.2.
Para que meu sangue fique alcalino, é necessário eu perceber e reduzir ao mínimo minha aflição, angústia, ansiedade, preocupação, medo, mágoa, ódio e raiva, que ocorrem quando não sei lidar com minhas frustrações e insatisfações. Sendo assim, fico estressado e começa a doença, porque, nesse momento, há uma contração de meu sistema de glândulas (hipófise, pâncreas, fígado, tireoide, suprarrenais, próstata, ovários, mamas, etc.) secretando em níveis elevados cortisol, aldosterona, noradrenalina, dopamina, adrenalina, acetilcolina, etc., que, quando jogados na corrente sanguínea, envenenam o sangue.

Respiração: respirar profundamente (ao sol ou ao ar livre), levantando os braços e os calcanhares (ao mesmo tempo), ficando na ponta dos pés até as mãos se unirem lá em cima (segurar o ar por alguns segundos) e descer expirando lentamente. Repetir por 20 vezes;

CELÍACA

É uma alergia ao glúten, que gera inflamação intestinal crônica. Encontramos glúten (proteína) em vários grãos, entre eles cevada, centeio, trigo, malte e aveia.

Portanto, cuidado ao ingerir pães, barrinhas energéticas, cachorros-quentes, maionese, sorvetes, chocolates, etc.

Alimentos que não contêm glúten: quinoa, amaranto, arroz integral e seus derivados, milho, soja, tapioca, batata-doce, mandioca, fubá, castanhas, etc.

TRATAMENTO

Eliminar a febre interna com cataplasma de barro, conforme item 2.5. Inclusive aplicar onde a gota se manifestar e em todo o ventre.

Escalda-pés alternados, conforme item 2.4.

Seja uma pessoa determinada. Tenha força de vontade. Minimize ou elimine o consumo de proteínas animais (carne bovina, suína, frango, queijos, leite), pizzas, frituras, guloseimas e refrigerantes. Consuma proteínas, carboidratos, gorduras, fibras, sais minerais e vitaminas vegetais (arroz integral, feijão-azuki, castanhas, amêndoas, soja e seus derivados, cereais integrais, exceto os mencionados acima, e a clorofila das verduras e legumes), e o mínimo de frutas.

Siga uma alimentação que consta do cardápio no item 2.2.

Para que meu sangue fique alcalino, é necessário eu perceber e reduzir ao mínimo minha aflição, angústia, ansiedade, preocupação, medo, mágoa, ódio e raiva, que ocorrem quando eu não sei lidar com minhas frustrações e insatisfações. Assim, fico estressado, e começa a doença, porque, nesse momento, há uma contração de meu sistema de glândulas (hipófise, pâncreas, fígado, tireoide, suprarrenais, próstata, ovários, mamas, etc.) secretando em níveis elevados cortisol, aldosterona, noradrenalina, dopamina, adrenalina, acetilcolina, etc., que, quando jogados na corrente sanguínea, envenenam o sangue.

Oxigenação do corpo, conforme item 2.22.

Natação no mar ou em piscina sem química, fazendo massagens na região da garganta com o objetivo de equilibrar a tireoide e a paratireoide (eliminar a deficiência de iodo), e massagens também no baço, rins, pâncreas, próstata, ovários, fígado, etc., em todo o ventre, para reequilibrar o corpo através da região gastrointestinal.

Compressa de gengibre, conforme item 2.13.

Cataplasma de inhame-branco, conforme item 2.7.

Suco de *aloe vera*, conforme item 2.25.

Limpeza da vesícula, do fígado e dos rins, conforme item 2.26.

CIÁTICA

É uma dor que ocorre nos dois nervos ciáticos ou apenas em um, que normalmente inicia na nádega e na parte posterior da perna para baixo até os dedos dos pés, quando o nervo ciático é comprimido ou danificado.

CAUSAS

Banho com água quente que esfria e destrói a pele e, além disso, posteriormente, faz apanhar friagem.

Sangue ácido, sujo, carregado de impurezas;

Más digestões, como consequência de uma alimentação desequilibrada, industrializada, indigesta, com chocolates, frituras, sorvetes, alimentos gelados, bombons, ovos fritos ou mexidos, salsichas, salames, hambúrgueres, *croissants*, batatas fritas, *ketchup*, café, açúcar, adoçantes, laticínios, excesso de frutas, alimentos de origem animal, mariscos, pão branco, arroz branco, manteiga, margarina e alimentos elaborados e requentados no forno de micro-ondas.

Elevado nível diário de aflição, angústia, ansiedade, preocupação, medo, mágoa, ódio e raiva.

TRATAMENTO

Aplicar a compressa de gengibre, conforme item 2.13, sobre a parte baixa da coluna e também sobre as nádegas, duas ou três vezes ao dia, durante 30 a 40 minutos.

Aplicar, em seguida, o cataplasma de inhame-branco, conforme item 2.3, sobre a parte baixa da coluna e também sobre as nádegas, duas ou três vezes ao dia, durante 30 a 40 minutos.

Deitar de costas no chão (na cama ou no sofá) e começar o alongamento com as pernas, flexionando-as (para cima e para baixo), trançando-as (para a direita e para a esquerda) e sacudindo-as (verticalmente). Para completar, traga as pernas sobre o tronco e a cabeça como se as pontas dos pés fossem tocar na própria cabeça. Repetir várias vezes.

Mude a alimentação, pelo menos por alguns meses. Consuma proteínas, carboidratos, fibras, gorduras, sais minerais e vitaminas vegetais (arroz integral, feijão-azuki, soja e seus derivados, castanhas, amêndoas, cereais integrais e a clorofila das verduras e legumes) e o mínimo de frutas.

Nesse período, elimine o consumo de proteínas animais (carne bovina, suína, frango, queijos, leite), pizzas, frituras, guloseimas e refrigerantes.

Siga uma alimentação que consta do cardápio do item 2.2.

Para que meu sangue fique alcalino é necessário eu perceber e reduzir ao mínimo minha aflição, angústia, ansiedade, preocupação, medo, mágoa, ódio e raiva, que ocorrem quando eu não sei lidar com minhas frustrações e insatisfações. Assim, fico estressado, e começa a doença, porque, nesse momento, há uma contração de meu sistema de glândulas (hipófise, pâncreas, fígado, tireoide, suprarrenais, próstata, ovários, mamas, etc.) secretando em níveis elevados cortisol, aldosterona, noradrenalina, dopamina, adrenalina, acetilcolina, etc., que, quando jogados na corrente sanguínea, envenenam o sangue.

Escalda-pés alternados, conforme item 2.4.

Respiração: respirar profundamente (ao sol ou ao ar livre), levantando os braços e os calcanhares (ao mesmo tempo), ficando na ponta dos pés até as mãos se unirem lá em cima (segurar o ar por alguns segundos) e descer expirando lentamente. Repetir 20 vezes.

Eliminar a química dos medicamentos, desodorantes, cremes, produtos de beleza, protetor solar ou qualquer outro produto químico que destrua e acidifique o sangue.

Suco de *aloe vera*, conforme item 2.25.

Limpeza da vesícula, do fígado e dos rins, conforme item 2.26.

CISTITE

É uma inflamação da mucosa da bexiga, que provoca micções frequentes e dolorosas.

As mulheres são mais afetadas, pelo motivo de a uretra ser menor que a do homem.

CAUSAS

Prisão de ventre.

Más digestões, como consequência de uma alimentação desequilibrada, industrializada, indigesta, com chocolates, frituras, sorvetes, alimentos gelados, bombons, ovos fritos ou mexidos, salsichas, salames, hambúrgueres, *croissants*, batatas fritas, *ketchup*, café, açúcar, adoçantes, laticínios, excesso de frutas, alimentos de origem animal, mariscos, pão branco, arroz branco, manteiga, margarina e alimentos elaborados e requentados no forno de micro-ondas.

Elevado nível diário de aflição, angústia, ansiedade, preocupação, medo, mágoa, ódio e raiva.

TRATAMENTO

Banho de assento alternado, conforme item 2.3.

Eliminar a febre interna com cataplasma de barro, conforme item 2.5. Inclusive aplicar no pescoço e em todo o ventre.

É necessário mudar a alimentação. A partir de hoje, consuma bastante clorofila (das verduras e legumes), proteínas e carboidratos vegetais (arroz integral, feijão-azuki, castanhas, soja e seus derivados, amêndoas, cereais integrais), e o mínimo de frutas.

Minimize ou elimine o consumo de proteínas animais (carne bovina, suína, frango, queijos, leite) pizzas, frituras, guloseimas e refrigerantes.

Siga uma alimentação que consta do cardápio do item 2.2.

Para que meu sangue fique alcalino, é necessário eu perceber e reduzir ao mínimo minha aflição, angústia, ansiedade, preocupação, medo, mágoa, ódio e raiva, que ocorrem quando eu não sei lidar com minhas frustrações e insatisfações. Por isso, fico estressado e começa a doença, porque, nesse momento, há uma contração de meu sistema de glândulas (hipófise, pâncreas, fígado, tireoide, suprarrenais, próstata, ovários, mamas, etc.) secretando em níveis elevados cortisol, aldosterona, noradrenalina, dopamina, adrenalina, acetilcolina, etc., que, quando jogados na corrente sanguínea, envenenam o sangue.

Oxigenação do corpo, conforme item 2.22.

Natação no mar ou em piscina sem química, fazendo massagens na região da garganta com o objetivo de equilibrar a tireoide e a paratireoide (eliminar a deficiência de iodo), e massagens também no baço, rins, pâncreas, próstata, ovários, fígado, etc., em todo o ventre, para reequilibrar o corpo através da região gastrointestinal.

Escalda-pés alternados, conforme item 2.4.

Eliminar a química dos medicamentos, desodorantes, cremes, produtos de beleza, protetor solar ou qualquer outro produto químico que destrua e acidifique o sangue.

Compressa de gengibre, conforme item 2.13.

Cataplasma de inhame-branco, conforme item 2.7.

Suco de *aloe vera*, conforme item 2.25.

Limpeza da vesícula, do fígado e dos rins, conforme item 2.26.

CÓLICA MENSTRUAL

TRATAMENTO

Tomar chá de artemísia ou camomila;

Tomar chá de folhas de louro. Ferver por três minutos as folhas e tomar o chá durante o dia.

Respiração: respirar profundamente (ao sol ou ao ar livre), levantando os braços e os calcanhares (ao mesmo tempo), ficando na ponta dos pés até as mãos se unirem lá em cima (segurar o ar por alguns segundos) e descer expirando lentamente. Repetir 20 vezes.

Eliminar a febre interna com cataplasma de barro, conforme item 2.5; acrescentar o chá de tomilho, alfavaca, mastruz ou funcho à terra.

Para que meu sangue fique alcalino, é necessário eu perceber e reduzir ao mínimo minha aflição, angústia, ansiedade, preocupação, medo, mágoa, ódio e raiva, que ocorrem quando eu não sei lidar com minhas frustrações e insatisfações. Como não o evito, fico estressado, e começa a doença, porque, nesse momento, há uma contração de meu sistema de glândulas (hipófise, pâncreas, fígado, tireoide, suprarrenais, próstata, ovários, mamas, etc.) secretando em níveis elevados cortisol, aldosterona, noradrenalina, dopamina, adrenalina, acetilcolina, etc., que, quando jogados na corrente sanguínea, envenenam o sangue.

Seja uma pessoa determinada. Tenha força de vontade. Minimize ou elimine o consumo de proteínas animais (carne bovina, suína, frango, queijos, leite), pizzas, frituras, guloseimas e refrigerantes.

Consuma proteínas, carboidratos, gorduras, fibras, sais minerais e vitaminas vegetais (arroz integral, feijão-azuki, castanhas, amêndoas, soja e seus derivados, cereais integrais e a clorofila das verduras e legumes) e o mínimo de frutas.

Siga uma alimentação que consta do cardápio do item 2.2.

Compressa de gengibre, conforme item 2.13.

Cataplasma de inhame-branco, conforme item 2.7.

Banho de assento alternado, conforme item 2.3.

Eliminar a química dos medicamentos, desodorantes, cremes, produtos de beleza, protetor solar ou qualquer outro produto químico que destrua e acidifique o sangue.

CONGESTÃO NASAL (SINUSITE)

É uma inflamação da membrana mucosa dos seios da face que, em consequência disso, as glândulas integrantes dessa membrana produzem mais muco, que se aloja nessas cavidades de estruturas ocas, acaba dando ressonância para a voz, provocando dores na face e na cabeça.

TRATAMENTO

Inalação: ferver folhas de eucalipto com sal grosso (não usar panelas de alumínio). Respire bastante, cobrindo a cabeça com uma toalha sobre a vasilha.

Inalação: ferver folhas de eucalipto e rodelas finas de gengibre, água e fogo (não usar panelas de alumínio). Respire bastante, cobrindo a cabeça com uma toalha sobre a vasilha.

Chá misto: um limão (fatiado e com casca), uma colher (sopa) de gengibre, dois ou três dentes de alho macerados, canela (+/- dois paus), dez cravos da índia. Ferver um litro de água por dez minutos. Após os dez minutos, pôr um punhado de folhas de guaco e, depois de uns 20 segundos, desligue o fogo e deixe em infusão por sete minutos. Coe o chá e ponha-o em uma garrafa térmica. Obs.: se você é hipertenso, reduza o gengibre.

Escalda-pés alternados, conforme item 2.4.

Eliminar a febre interna com cataplasma de barro, conforme item 2.5. Inclusive aplicar na nuca e em todo o ventre.

Mude a alimentação, pelo menos por alguns meses. Consuma proteínas, carboidratos, fibras, gorduras, sais minerais e vitaminas vegetais (arroz integral, feijão-azuki, soja e seus derivados, castanhas, amêndoas, cereais integrais, a clorofila das verduras e legumes), e o mínimo de frutas.

Nesse período, elimine o consumo de proteínas animais (carne bovina, suína, frango, queijos, leite) pizzas, frituras, guloseimas e refrigerantes.

Siga uma alimentação que consta do cardápio do item 2.2.

Respiração: respirar profundamente (ao sol ou ao ar livre), levantando os braços e os calcanhares (ao mesmo tempo), ficando na ponta dos pés até as mãos se unirem lá em cima (segurar o ar por alguns segundos) e descer expirando lentamente. Repetir por 20 vezes.

Para que meu sangue fique alcalino, é necessário eu perceber e reduzir ao mínimo minha aflição, angústia, ansiedade, preocupação, medo, mágoa, ódio e raiva, que ocorrem quando eu não sei lidar com minhas frustrações e insatisfações. Sem evitá-lo, fico estressado, e começa a doença, porque, nesse momento, há uma contração de meu sistema de glândulas (hipófise, pâncreas, fígado, tireoide, suprarrenais, próstata, ovários, mamas, etc.) secretando em níveis elevados cortisol, aldosterona, noradrenalina, dopamina, adrenalina, acetilcolina, etc., que, quando jogados na corrente sanguínea, envenenam o sangue.

Eliminar a química dos medicamentos, desodorantes, cremes, produtos de beleza, protetor solar ou qualquer outro produto químico que destrua e acidifique o sangue.

Suco de *aloe vera*, conforme item 2.25.

Limpeza da vesícula, do fígado e dos rins, conforme item 2.26.

CONJUNTIVITE

É uma doença que inflama a conjuntiva (membrana que cobre a parte branca do olho e o interior das pálpebras). Há a formação de remelas nos cílios e nas bordas das pálpebras.

TRATAMENTO

Lavar os olhos três vezes ao dia com banchá morno.

Mexer e massagear circularmente os olhos, algumas vezes ao dia.

Aplicar duas gotas de colírio de óleo de gergelim, antes de dormir;

Mude a alimentação, pelo menos por alguns meses. Consuma proteínas, carboidratos, fibras, gorduras, sais minerais e vitaminas vegetais (arroz integral, feijão-azuki, soja e seus derivados, castanhas, amêndoas, cereais integrais e a clorofila das verduras e legumes), e o mínimo de frutas.

Nesse período, elimine o consumo de proteínas animais (carne bovina, suína, frango, queijos, leite), pizzas, frituras, guloseimas e refrigerantes.

Siga uma alimentação que consta do cardápio no item 2.2.

Eliminar a febre interna com cataplasma de barro, conforme item 2.5. Aplicar no rosto (inclusive sobre os olhos, com ou sem gaze), na nuca e em todo o ventre.

Oxigenação do corpo, conforme item 2.22.

Natação no mar ou em piscina sem química, fazendo massagens na região da garganta com o objetivo de equilibrar a tireoide e a paratireoide (eliminar a deficiência de iodo), e massagens também no baço, rins, no pâncreas, na próstata, nos ovários, no fígado, etc., em todo o ventre, para reequilibrar o corpo através da região gastrointestinal.

Eliminar a química dos medicamentos, desodorantes, cremes, produtos de beleza, protetor solar ou qualquer outro produto químico que destrua e acidifique o sangue.

Para que meu sangue fique alcalino, é necessário eu perceber e reduzir ao mínimo minha aflição, angústia, ansiedade, preocupação, medo, mágoa, ódio e taiva, que ocorrem quando não sei lidar com minhas frustrações e insatisfações. Disso resulta que fico estressado e começa a doença, porque, nesse momento, há uma contração de meu sistema de glândulas (hipófise, pâncreas, fígado, tireoide, suprarrenais, próstata, ovários, mamas, etc.) secretando em níveis elevados cortisol, aldosterona, noradrenalina, dopamina, adrenalina, acetilcolina, etc., que, quando jogados na corrente sanguínea, envenenam o sangue.

Suco de *aloe vera*, conforme item 2.25.

Limpeza da vesícula, do fígado e dos rins, conforme item 2.26.

CONVULSÃO

A febre é o maior problema que desencadeia a convulsão em crianças e adolescentes.

Há crianças que já nasceram com uma constituição fragilizada e enfraquecida, especialmente por terem recebido dos pais um sangue com muitas impurezas. Além disso, a criança tem uma alimentação industrializada e indigesta, com refrigerantes, frituras, gordurosas pizzas, açúcar, adoçantes, café, sorvetes, batatas fritas, alimentos gelados, etc. Por isso, aumentam as impurezas no sangue e, como consequência, afetam o sistema nervoso.

CAUSAS

Açúcar e o gás dos refrigerantes.

Más digestões, como consequência de uma alimentação desequilibrada, industrializada, indigesta, com chocolates, frituras, sorvetes, alimentos gelados, bombons, ovos fritos ou mexidos, salsichas, salames, hambúrgueres, *croissants*, batatas fritas, *ketchup*, café, açúcar, adoçantes, laticínios, excesso de frutas, alimentos de origem animal, mariscos, pão branco, arroz branco, manteiga, margarina e alimentos elaborados e requentados no forno de micro-ondas.

Sangue ácido, sujo, carregado de impurezas.

TRATAMENTO

Pôr um pedaço de tecido na boca, entre os dentes (maior que um lenço), para não morder a língua.

Massagear, de forma suave e completa, o ventre com um tecido macio e água, com movimentos circulares no sentido horário. Massagear também os pés e mãos, para aquecê-los.

Pôr um algodão embebido em álcool nas axilas e na virilha. Trocá-los quando ficarem aquecidos.

Cataplasma de tofu, conforme item 2.8.

Cataplasma de cebola

Ralar uma cebola e misturar com um pouco de farinha de trigo comum. Aplique nas solas dos pés, enfaixando-os com um tecido de algodão, por cerca de duas horas. Caso a febre continue, renove o cataplasma de cebola;

É necessário mudar a alimentação. A partir de hoje, consuma bastante clorofila (das verduras e legumes), proteínas e carboidratos vegetais (arroz integral, feijão-azuki, castanhas, soja e seus derivados, amêndoas, cereais integrais), e o mínimo de frutas.

Minimize ou elimine o consumo de proteínas animais (carne bovina, suína, frango, queijos, leite), pizzas, frituras, guloseimas e refrigerantes. Siga uma alimentação que consta do cardápio do item 2.2.

Para que meu sangue fique alcalino, é necessário eu perceber e reduzir ao mínimo minha aflição, angústia, ansiedade, preocupação, medo, mágoa, ódio e raiva, que ocorrem quando não sei lidar com minhas frustrações e insatisfações. Como resultado disso, fico estressado e começa a doença, porque, nesse momento, há uma contração do meu sistema de glândulas (hipófise, pâncreas, fígado, tireoide, suprarrenais, próstata, ovários, mamas, etc.) secretando em níveis elevados cortisol, aldosterona, noradrenalina, dopamina, adrenalina, acetilcolina, etc., que, quando jogados na corrente sanguínea, envenenam o sangue.

Eliminar a febre interna com cataplasma de barro, conforme item 2.5.

COQUELUCHE

É uma infecção respiratória que inflama a traqueia e as vias aéreas dos pulmões, provocando ataques de tosse acompanhados de vômitos, dificultando a respiração.

Quando não há o necessário cuidado com a criança, a coqueluche desencadeia convulsões e pneumonia.

TRATAMENTO

Diagnosticada a doença, no primeiro mês, a criança deve ser bem protegida, bem agasalhada, não a deixando tomar sol nem ficar exposta ao vento.

Comer cenoura assada na brasa, bem assada.

Infusão: chá de tanchagem com habu.

Mude a alimentação, pelo menos por alguns meses. Consuma proteínas, carboidratos, fibras, gorduras, sais minerais e vitaminas vegetais (arroz integral, feijão-azuki, soja e seus derivados, castanhas, amêndoas, cereais integrais e a clorofila das verduras e legumes), e o mínimo de frutas.

Nesse período, elimine o consumo de proteínas animais (carne bovina, suína, frango, queijos, leite), pizzas, frituras, guloseimas e refrigerantes.

Siga uma alimentação que consta do cardápio do item 2.2.

Inalação: ferver folhas de eucalipto e rodelas finas de gengibre, água e fogo (não usar panelas de alumínio). Respire bastante, cobrindo a cabeça com uma toalha sobre a vasilha.

Inalação: ferver folhas de eucalipto com sal grosso (não usar panelas de alumínio). Respire bastante, cobrindo a cabeça com uma toalha sobre a vasilha.

Eliminar a química dos medicamentos, desodorantes, cremes produtos de beleza, protetor solar ou qualquer outro produto químico que destrua e acidifique o sangue.

Se houver febre:

- Pôr um algodão embebido em álcool nas axilas e na virilha. Trocá-los quando ficarem aquecidos;
- Cataplasma de cebola: Ralar uma cebola e misturar com um pouco de farinha de trigo comum. Aplique nas solas dos pés, enfaixando-os com um tecido de algodão, por cerca de duas horas.
- Caso a febre continue, renove o cataplasma de cebola;

CORAÇÃO

O coração é um órgão, um músculo, que tem o mecanismo de uma bomba muscular, cujo músculo principal é o miocárdio (que trabalha ininterruptamente), localiza-se um pouco à esquerda do tórax que, por ser o centro e controlador da circulação do sangue, possui duas cavidades superiores, os átrios, e duas cavidades inferiores, os ventrículos, que através de contrações (bombeamento) impulsionam e recolhem o sangue para todo o corpo.

A maioria das pessoas doentes do coração apresenta deficiência das válvulas cardíacas (tricúspide, pulmonar, aórtica e mitral).

Os medicamentos não curam as doenças do coração. Se estas estão nas válvulas, no músculo (miocárdio), no endocárdio, no pericárdio, nos átrios ou nos ventrículos, todo o problema está no sangue. E os medicamentos destroem o sangue.

Portanto, as doenças do coração somente desaparecem quando alcalinizamos nosso sangue.

CAUSAS

Sangue ácido, sujo, carregado de impurezas.

Prisão de ventre.

Más digestões, como consequência de uma alimentação desequilibrada, industrializada, indigesta, com chocolates, frituras, sorvetes, alimentos gelados, bombons, ovos fritos ou mexidos, salsichas, salames, hambúrgueres, *croissants*, batatas fritas, *ketchup*, café, açúcar, adoçantes, laticínios, excesso de frutas, alimentos de origem animal, mariscos, pão branco, arroz branco, manteiga, margarina e alimentos elaborados e requentados no forno de micro-ondas.

Elevado nível diário de aflição, angústia, ansiedade, preocupação, medo, mágoa, ódio e raiva.

A química dos medicamentos, desodorantes, cremes, produtos de beleza, laxantes, purgantes, anticoncepcionais, produtos de limpeza, protetor solar, etc.

Vida sedentária.

TRATAMENTO

Não tomar banho quente ou sauna.

Tomar chá de dente-de-leão, banchá, cavalinha, valeriana ou ginkgo biloba;

Para que meu sangue fique alcalino, é necessário eu perceber e reduzir ao mínimo minha aflição, angústia, ansiedade, preocupação, medo, mágoa, ódio e raiva, que ocorrem quando não sei lidar com minhas frustrações e insatisfações. Assim, fico estressado, e então começa a doença, porque, nesse momento, há uma contração de meu sistema de glândulas (hipófise, pâncreas, fígado, tireoide, suprarrenais, próstata, ovários e mamas, etc.) secretando em níveis elevados cortisol, aldosterona, noradrenalina, dopamina, adrenalina, acetilcolina, etc., que, quando jogados na corrente sanguínea, envenenam o sangue.

Respiração: respirar profundamente (ao sol ou ao ar livre), levantando os braços e os calcanhares (ao mesmo tempo), ficando na ponta dos pés até as mãos se unirem lá em cima (segurar o ar por alguns segundos) e descer expirando lentamente. Repetir 20 vezes.

Escalda-pés alternados, conforme item 2.4.

Normalmente o cardíaco tem prisão de ventre, portanto, aplicar cataplasma de barro, conforme item 2.5.

Seja uma pessoa determinada. Tenha força de vontade. Minimize ou elimine o consumo de proteínas animais (carne bovina, suína, frango, queijos, leite), pizzas, frituras, guloseimas e refrigerantes. Consuma proteínas, carboidratos, gorduras, fibras, sais minerais e vitaminas vegetais (arroz integral, feijão-azuki, castanhas, amêndoas, soja e seus derivados, cereais integrais e a clorofila das verduras e legumes), e o mínimo de frutas. Siga uma alimentação que consta do cardápio no item 2.2.

Oxigenação do corpo, conforme item 2.22.

Natação no mar ou em piscina sem química, fazendo massagens na região da garganta com o objetivo de equilibrar a tireoide e a paratireoide (eliminar a deficiência de iodo), e massagens também no baço, rins, pâncreas, próstata, ovários, fígado, etc., e em todo o ventre, para reequilibrar o corpo através da região gastrointestinal.

Eliminar a química dos medicamentos, desodorantes, cremes produtos de beleza, protetor solar ou qualquer outro produto químico que destrua e acidifique o sangue.

Mel, cebola, alho. Meio quilo de mel, cinco cebolas (roxas) e três cabeças de alho. Levá-los ao liquidificador e guardar em um vidro na geladeira. Tomar uma colher (chá) três vezes ao dia, uma hora antes das refeições. Tomar por três semanas, dar um intervalo de uma semana, e repetir por mais três semanas.

Suco de *aloe vera*, conforme item 2.25.

Limpeza da vesícula, do fígado e dos rins, conforme item 2.26.

CORONÁRIAS (DOENÇA CORONÁRIA)

Estreitamento das artérias coronárias que irrigam o músculo cardíaco, originando lesões cardíacas. Artérias coronárias saem da aorta, principal artéria do corpo, que irrigam o músculo cardíaco com sangue oxigenado.

Infarto do miocárdio é consequência da doença coronariana.

CAUSAS

Descarga de noradrenalina, adrenalina, cortisol, dopamina, acetilcolina no sangue, em virtude de minha opção pela angústia, ansiedade, aflição, preocupação, medo, mágoa, ódio e, principalmente, minha raiva.

Substâncias estranhas, impurezas que, sob a forma de gorduras, provocam intoxicação no sangue e, como consequência, causa inchação, congestão e falta de elasticidade nas artérias, veias e capilares, tornando-as endurecidas e esclerosadas, desencadeando as doenças (cardíacas) nas válvulas, no miocárdio, no endocárdio, pericárdio, nos átrios e ventrículos.

Alimentação indigesta: frituras, laticínios, açúcar, adoçantes, refrigerantes, medicamentos, café, excesso de frutas, alimentos de origem animal e alimentos industrializados.

Açúcar e gás dos refrigerantes.

Prisão de ventre.

Imaturidade:

1. Fumar e ingerir bebidas alcoólicas;
2. A vontade está acima de tudo. Não tem disciplina na alimentação. Não tem limites. É um(a) mimado(a). Por isso, é imaturo.

A química dos medicamentos, desodorantes, cremes, produtos de beleza, laxantes, purgantes, anticoncepcionais, produtos de limpeza, protetor solar, etc.

Vida sedentária.

Conclusão: sangue ácido, sujo, carregado de impurezas.

TRATAMENTO

Eliminar a prisão de ventre, portanto aplicar cataplasma de barro, conforme item 2.5.

Não tomar banho quente ou sauna.

Tomar chá de dente-de-leão, banchá, cavalinha, valeriana ou ginkgo biloba;

Mude a alimentação, pelo menos por alguns meses. Consuma proteínas, carboidratos, fibras, gorduras, sais minerais e vitaminas vegetais (arroz integral, feijão-azuki, soja e seus derivados, castanhas, amêndoas, cereais integrais e a clorofila das verduras e legumes), e o mínimo de frutas.

Nesse período, elimine o consumo de proteínas animais (carne bovina, suína, frango, queijos, leite), pizzas, frituras, guloseimas e refrigerantes.

Siga uma alimentação que consta do cardápio no item 2.2.

Para que meu sangue fique alcalino, é necessário eu perceber e reduzir ao mínimo minha aflição, angústia, ansiedade, preocupação, medo, mágoa, ódio e raiva, que ocorrem quando não sei lidar com minhas frustrações e insatisfações. Desta forma, fico estressado e começa a doença, porque, nesse momento, há uma contração de meu sistema de glândulas (hipófise, pâncreas, fígado, tireoide, suprarrenais, próstata, ovários, mamas, etc.) secretando em níveis elevados cortisol, aldosterona, noradrenalina, dopamina, adrenalina, acetilcolina, etc., que, quando jogados na corrente sanguínea, envenenam o sangue.

Respiração: respirar profundamente (ao sol ou ao ar livre), levantando os braços e os calcanhares (ao mesmo tempo), ficando na ponta dos pés até as mãos se unirem lá em cima (segurar o ar por alguns segundos) e descer expirando lentamente. Repetir por 20 vezes.

Natação no mar ou em piscina sem química, fazendo massagens na região da garganta com o objetivo de equilibrar a tireoide e a paratireoide (eliminar a deficiência de iodo), e massagens também no baço, rins, pâncreas, próstata, ovários, fígado, etc., em todo o ventre, para reequilibrar o corpo através da região gastrointestinal.

Eliminar a química dos medicamentos, desodorantes, cremes produtos de beleza, protetor solar ou qualquer outro produto químico que destrua e acidifique o sangue.

Mel, cebola, alho. Meio quilo de mel, cinco cebolas (roxas) e três cabeças de alho. Levá-los ao liquidificador e guardar em um vidro na geladeira. Tomar uma colher (chá) três vezes ao dia, uma hora antes das refeições. Tomar por três semanas, dar um intervalo de uma semana, e repetir por mais três semanas.

Suco de *aloe vera*, conforme item 2.25.

Limpeza da vesícula, do fígado e dos rins, conforme item 2.26.

CRIANÇAS E SUAS DOENÇAS

ASSADURA

É inflamação da pele, que fica avermelhada, na região coberta pelas fraldas. O mais prático é verificar e trocar as fraldas com frequência.

TRATAMENTO

Limpar a criança com água pura (pode ser água mineral).

Deixar a criança algum tempo sem fraldas e fazê-la tomar um pouco de sol pela manhã;

Se a assadura ocorrer durante o período de amamentação, mudar a alimentação da mãe (para uma alimentação alcalina), conforme consta do item 2.2.

Se a assadura ocorrer depois do desmame, mudar a alimentação da criança para sopinha de legumes e verduras, papinha de arroz integral, etc.

Observação: Nada de leite de vaca e seus derivados.

DENTIÇÃO

É a erupção dos dentes de leite, a partir dos 6 meses de idade.

A criança sente-se desconfortável e até chora quando aparece levemente a dor. É comum a criança perder a fome e o sono.

TRATAMENTO

Um mordedor que deve ser mantido com plena higiene.

Devemos lembrar que a mãe, nesse período, deve ter uma alimentação alcalina, conforme consta o item 2.2.

PIOLHOS

As crianças do sexo feminino, por terem mais cabelos, são as preferidas desses parasitas que invadem o couro cabeludo, onde se alimentam de sangue, pondo seus ovos (lêndeas), causando sujeira, irritação e coceira.

TRATAMENTO

Infusão: chá de pau-amargo para lavar o cabelo e o couro cabeludo;

Após o chá no cabelo e couro cabeludo, passar um pente fino, para remover os piolhos e as lêndeas.

CÓLICAS

As crianças de até 6 meses de idade são perturbadas com cólicas, acompanhadas de dor e choro intermitente, que se prolongam até três horas de duração.

A origem das cólicas na criança é principalmente por já ter nascido com uma constituição fragilizada, delicada, enfraquecida e ter recebido dos pais um sangue com muita acidez. Além disso, durante o período de amamentação, a mãe tem uma alimentação indigesta, industrializada, como refrigerantes, doces, frituras, laticínios, chocolates, açúcar, adoçantes, café, sorvetes, excesso de frutas, alimentos gelados, etc.

TRATAMENTO

Mudar a alimentação da mãe, para purificar o leite que nutre diariamente o filho. Durante o período de amamentação, a mãe deve ter uma alimentação conforme consta do item 2.2.

Aquecer levemente uma colher de azeite extravirgem com uma folha de hortelã grossa e massagear levemente a barriga.

Chás de casca de romã, hortelã, artemísia ou erva-doce.

Massagear a criança de forma suave e completa, com um tecido macio e água natural (mineral) sobre todo o ventre, com movimentos circulares, no sentido horário. Massagear também os pés e mãos, para aquecê-los.

SARAMPO

É uma infecção que apresenta febre e erupções na pele, com manchas vermelhas no rosto e em todo corpo.

TRATAMENTO

Pôr um algodão embebido em álcool, nas axilas e na virilha. Trocá-los quando ficarem aquecidos.

Cataplasma de cebola: ralar uma cebola e misturar com um pouco de farinha de trigo comum. Aplique nas solas dos pés, enfaixando-os com um tecido de algodão, por cerca de duas horas. Caso a febre continue, renove o cataplasma de cebola.

Cataplasma de tofu, conforme item 2.8.

Eliminar a febre interna com cataplasma de barro, conforme item 2.5.

Seja uma pessoa determinada. Tenha força de vontade. Minimize ou elimine o consumo de proteínas animais (carne bovina, suína, frango, queijos, leite), pizzas, frituras, e guloseimas e refrigerantes.

Consuma proteínas, carboidratos, gorduras, fibras, sais minerais e vitaminas vegetais (arroz integral, feijão-azuki, castanhas, amêndoas, soja e seus derivados, cereais integrais e a clorofila das verduras e legumes), e o mínimo de frutas.

Siga uma alimentação que consta do cardápio do item 2.2.

COQUELUCHE

É uma infecção respiratória que inflama a traqueia e as vias aéreas dos pulmões, provocando ataques de tosse acompanhada de vômitos, dificultando a respiração.

Quando não há o necessário cuidado com a criança, a coqueluche desencadeia convulsões e pneumonia.

TRATAMENTO

Diagnosticada a doença, no primeiro mês, a criança deve ser bem protegida, bem agasalhada, não a deixando tomar sol, nem deve ficar exposta ao vento.

Comer cenoura assada na brasa, bem assada.

Infusão: chá de tanchagem com habu.

Se houver febre:

• Pôr um algodão embebido em álcool nas axilas e na virilha. Trocá-los quando ficarem aquecidos.

• Cataplasma de cebola: Ralar uma cebola e misturar com um pouco de farinha de trigo comum. Aplique nas solas dos pés, enfaixando-os com um tecido de algodão, por cerca de duas horas. Caso a febre continue, renove o cataplasma de cebola;

Mude a alimentação, pelo menos por alguns meses. Consuma proteínas, carboidratos, fibras, gorduras, sais minerais e vitaminas vegetais (arroz integral, feijão-azuki, soja e seus derivados, castanhas, amêndoas, cereais integrais e a clorofila das verduras e legumes), e o mínimo de frutas.

Nesse período, elimine o consumo de proteínas animais (carne bovina, suína, frango, queijos, leite), pizzas, frituras, guloseimas e refrigerantes.

Siga uma alimentação que consta do cardápio no item 2.2.

Inalação: ferver folhas de eucalipto e rodelas finas de gengibre, água e fogo (não usar panelas de alumínio). Respire bastante, cobrindo a cabeça com uma toalha sobre a vasilha.

Inalação: ferver folhas de eucalipto com sal grosso (não usar panelas de alumínio). Respire bastante, cobrindo a cabeça com uma toalha sobre a vasilha.

Eliminar a química dos medicamentos, desodorantes, cremes, produtos de beleza, protetor solar ou qualquer outro produto químico que destrua e acidifique o sangue.

CATAPORA (VARICELA)

É uma doença que se desenvolve na pele de todo corpo, com manchas vermelhas que se tornam erupções, com pequenas bolhas cheias de líquido, que coçam, secam e formam cascas.

TRATAMENTO

Pôr um algodão embebido em álcool nas axilas e na virilha. Trocá-los quando ficarem aquecidos.

Cataplasma de cebola: ralar uma cebola e misturar com um pouco de farinha de trigo comum. Aplique nas solas dos pés, enfaixando-os com um tecido de algodão, por cerca de duas horas. Caso a febre continue, renove o cataplasma de cebola.

Cataplasma de tofu, conforme item 2.8.

Dar banho com água morna (quase fria).

Cortar as unhas ou pôr luvinhas na criança (a coceira é frequente).

Eliminar a febre interna com cataplasma de barro, conforme item 2.5. Inclusive aplicar no rosto, no pescoço e em todo o ventre.

É necessário mudar a alimentação. A partir de hoje, consuma bastante clorofila (das verduras e legumes), proteínas e carboidratos vegetais (arroz integral, feijão-azuki, castanhas, soja e seus derivados, amêndoas, cereais integrais), e o mínimo de frutas.

Minimize ou elimine o consumo de proteínas animais (carne bovina, suína, frango, queijos, leite), pizzas, frituras, guloseimas e refrigerantes.

Siga uma alimentação que consta do cardápio no item 2.2.

Eliminar a química dos medicamentos, desodorantes, cremes produtos de beleza, protetor solar ou qualquer outro produto químico que destrua e acidifique o sangue.

Haverá recuperação no máximo em duas semanas.

DESIDRATAÇÃO

É uma infecção que desencadeia diarreia, quando a força, a energia do corpo, cria mecanismos, aumentando os movimentos intestinais para eliminar bactérias que ali se alojaram e recompor o sódio na tentativa de reequilibrar o sangue.

É uma resposta do corpo à alimentação industrializada e desequilibrada, com refrigerantes, salgadinhos, pizzas, chocolates, frituras, sorvetes, alimentos gelados, batatas fritas, etc.

TRATAMENTO

Água de coco.

Soro caseiro, conforme item 2.22.

Infusão: chá de folhas de carqueja.

Maçã orgânica com casca.

Laxante de óleo de rícino, conforme item 2.21.

É necessário mudar a alimentação. A partir de hoje, consuma bastante clorofila (das verduras e legumes), proteínas e carboidratos vegetais (arroz integral, feijão-azuki, castanhas, soja e seus derivados, amêndoas, cereais integrais), e o mínimo de frutas.

Minimize ou elimine o consumo de proteínas animais (carne bovina, suína, frango, queijos, leite), pizzas, frituras, etc., guloseimas e refrigerantes.

Siga uma alimentação que consta do cardápio no item 2.2.

Eliminar a química dos medicamentos, desodorantes, cremes, produtos de beleza, protetor solar ou qualquer outro produto químico que destrua e acidifique o sangue.

PNEUMONIA

O inverno é a época mais propícia para o aparecimento dos resfriados, gripes e também da pneumonia.

O grande perigo da pneumonia é a febre alta. A febre fica acima dos 39 °C e dura até dez dias.

Inflamação aguda dos alvéolos pulmonares.

Não é infecção por bactérias, vírus, fungos ou qualquer tipo de micróbio.

TRATAMENTO

Se houver febre:
- Pôr um algodão embebido em álcool nas axilas e na virilha. Trocá-los quando ficarem aquecidos;
- Cataplasma de cebola: ralar uma cebola e misturar com um pouco de farinha de trigo comum. Aplique nas solas dos pés, enfaixando-os com um tecido de algodão, por cerca de duas horas. Caso a febre continue, renove o cataplasma de cebola;
- Cataplasma de tofu, conforme item 2.8.

Inalação: Ferver folhas de eucalipto e rodelas finas de gengibre, água e fogo (não usar panelas de alumínio). Respire bastante, cobrindo a cabeça com uma toalha sobre a vasilha.

Inalação: Ferver folhas de eucalipto com sal grosso (não usar panelas de alumínio). Respire bastante, cobrindo a cabeça com uma toalha sobre a vasilha.

Infusão: chá de tomilho com tanchagem (em partes iguais), mais uma rodela de limão. Deve ser bebida quente, de hora em hora.

Seja uma pessoa determinada. Tenha força de vontade. Minimize ou elimine o consumo de proteínas animais (carne bovina, suína, frango, queijos, leite), pizzas, frituras, guloseimas e refrigerantes.

Consuma proteínas, carboidratos, gorduras, fibras, sais minerais e vitaminas vegetais (arroz integral, feijão-azuki, castanhas, amêndoas, soja e seus derivados, cereais integrais e a clorofila das verduras e legumes), e o mínimo de frutas.

Siga uma alimentação que consta do cardápio do item 2.2.

Eliminar a febre interna com cataplasma de barro, conforme item 2.5. Inclusive aplicar na testa, no pescoço e em todo o ventre;

Eliminar a química dos medicamentos, desodorantes, cremes, produtos de beleza, protetor solar ou qualquer outro produto químico que destrua e acidifique o sangue.

Para que meu sangue fique alcalino, é necessário eu perceber e reduzir ao mínimo minha aflição, angústia, ansiedade, preocupação,

medo, mágoa, ódio e raiva, que ocorrem quando eu não sei lidar com minhas frustrações e insatisfações. Com isso, fico estressado e começa a doença, porque, nesse momento, há uma contração de meu sistema de glândulas (hipófise, pâncreas, fígado, tireoide, suprarrenais, próstata, ovários, mamas, etc.) secretando em níveis elevados cortisol, aldosterona, noradrenalina, dopamina, adrenalina, acetilcolina, etc., que, quando jogados na corrente sanguínea, envenenam o sangue.

Quando for possível, respirar profundamente (ao sol ou ao ar livre), levantando os braços e os calcanhares (ao mesmo tempo), ficando na ponta dos pés até as mãos se unirem lá em cima (segurar o ar por alguns segundos) e descer expirando lentamente. Repetir 20 vezes.

Inspirar profundamente por uma narina, prender o ar por alguns segundos e expirar pela outra narina. Inspirar novamente pela narina que expirou e seguir sucessivamente (várias vezes durante o dia).

PARALISIA INFANTIL

É a inflamação cerebral que provoca a paralisia, como consequência da fraqueza de todo o organismo, especialmente o aparelho respiratório, comprometendo o coração e os pulmões, por causa do desequilíbrio de uma alimentação industrializada e indigesta.

Há dois tipos de paralisia infantil: um que afeta o cérebro e outro que afeta a coluna vertebral.

TRATAMENTO

Se houver febre:

- Pôr um algodão embebido em álcool nas axilas e na virilha. Trocá-los quando ficarem aquecidos;
- Cataplasma de cebola: ralar uma cebola e misturar com um pouco de farinha de trigo comum. Aplique nas solas dos pés, enfaixando-os com um tecido de algodão, por cerca de duas horas. Caso a febre continue, renove o cataplasma de cebola;
- Cataplasma de tofu, conforme item 2.8.

Aplicar o cataplasma de barro sobre os músculos atrofiados, massageando-os, e aplicá-lo também sobre a nuca, conforme item 2.5;

Mude a alimentação, pelo menos por alguns meses. Consuma proteínas, carboidratos, fibras, gorduras, sais minerais e vitaminas vegetais (arroz integral, feijão-azuki, soja e seus derivados, castanhas, amêndoas, cereais integrais e a clorofila das verduras e legumes), e o mínimo de frutas.

Nesse período, elimine o consumo de proteínas animais (carne bovina, suína, frango, queijos, leite), pizzas, frituras, guloseimas e refrigerantes.

Siga uma alimentação que consta do cardápio do item 2.2.

Compressa de gengibre, conforme item 2.13;

Cataplasma de inhame-branco, conforme item 2.7;

Quando possível, respirar profundamente (ao sol ou ao ar livre), levantando os braços e calcanhares (ao mesmo tempo), ficando na ponta dos pés até as mãos se unirem lá em cima (segurar o ar por alguns segundos) e descer expirando lentamente. Repetir 20 vezes.

CONVULSÃO

A febre é o maior problema que desencadeia a convulsão em crianças e adolescentes.

Há crianças que já nasceram com uma constituição fragilizada e enfraquecida, especialmente por ter recebido dos pais um sangue com muitas impurezas. Além disso, a criança tem uma alimentação industrializada e indigesta, como refrigerantes, frituras, gordurosas pizzas, açúcar, adoçantes, café, sorvetes, batatas fritas, alimentos gelados, etc. Por isso, no sangue, aumentam as impurezas e, como consequência, afetam o sistema nervoso.

CAUSAS

Açúcar e gás dos refrigerantes.

Más digestões, como consequência de uma alimentação desequilibrada, industrializada, indigesta, com chocolates, frituras, sorvetes, alimentos gelados, bombons, ovos fritos ou mexidos, salsichas, salames, hambúrgueres, *croissants*, batatas fritas, *ketchup*, café, açúcar, adoçantes, laticínios, excesso de frutas, alimentos de origem animal, mariscos, pão branco, arroz branco, manteiga, margarina e alimentos elaborados e requentados no forno de micro-ondas.

Sangue ácido, sujo, carregado de impurezas.

TRATAMENTO

Pôr um pedaço de tecido na boca, entre os dentes (maior que um lenço), para não morder a língua.

Massagear de forma suave e completa o ventre, com um tecido macio e água, com movimentos circulares no sentido horário. Massagear também os pés e as mãos, para aquecê-los.

Pôr um algodão embebido em álcool nas axilas e na virilha. Trocá-los quando ficarem aquecidos.

Cataplasma de tofu, conforme item 2.8.

Cataplasma de cebola: ralar uma cebola e misturar com um pouco de farinha de trigo comum. Aplique nas solas dos pés, enfaixando-os com um tecido de algodão, por cerca de duas horas. Caso a febre continue, renove o cataplasma de cebola.

É necessário mudar a alimentação. A partir de hoje, consuma bastante clorofila (das verduras e legumes), proteínas e carboidratos vegetais (arroz integral, feijão-azuki, castanhas, soja e seus derivados, amêndoas, cereais integrais), e o mínimo de frutas. Minimize ou elimine o consumo de proteínas animais (carne bovina, suína, frango, queijos, leite), pizzas, frituras, guloseimas e refrigerantes.

Siga uma alimentação que consta do cardápio no item 2.2.

Para que meu sangue fique alcalino, é necessário eu perceber e reduzir ao mínimo minha aflição, angústia, ansiedade, preocupação, medo, mágoa, ódio e raiva, que ocorrem quando não sei lidar com minhas frustrações e insatisfações. Por causa disso, fico estressado, e começa a doença, porque, nesse momento, há uma contração de meu sistema de glândulas (hipófise, pâncreas, fígado, tireoide, suprarrenais, próstata, ovários, mamas, etc.) secretando em níveis elevados cortisol, aldosterona, noradrenalina, dopamina, adrenalina, acetilcolina, etc., que, quando jogados na corrente sanguínea, envenenam o sangue.

Eliminar a febre interna com cataplasma de barro, conforme item 2.5.

DENGUE

A dengue é uma febre (desequilíbrio térmico do corpo) cuja origem é o vírus transmitido pelo *Aedes Aegypti*, e sua infecção se instala e se desenvolve nas glândulas salivares e intestinos. Considerando apenas as duas formas mais comum: a dengue simples (a mais conhecida), que é semelhante à gripe, e a dengue hemorrágica, que afeta a coagulação sanguínea, portanto a mais perigosa.

Sintomas: febre, dores de cabeça, dores nas pernas e articulações, diarreia, fraqueza muscular e vômitos.

TRATAMENTO

Pôr um algodão embebido em álcool nas axilas e na virilha. Trocá-los quando ficarem aquecidos.

Cataplasma de cebola: ralar uma cebola e misturar com um pouco de farinha de trigo comum. Aplique nas solas dos pés, enfaixando-os com um tecido de algodão, por cerca de duas horas. Caso a febre continue, renove o cataplasma de cebola.

Cataplasma de tofu, conforme item 2.8.

Chá misto: um limão (fatiado e com casca), uma colher (sopa) de gengibre, dois ou três dentes de alho macerados, canela (+/- dois paus), dez cravos da índia. Ferver um litro de água por dez minutos. Após os dez minutos, pôr um punhado de folhas de guaco e ferver mais uns 20 segundos, desligue o fogo e deixe em infusão por sete minutos. Coe o chá e ponha em uma garrafa térmica.

Observação: se você é hipertenso, reduza o gengibre.

Escalda-pés alternados, conforme item 2.4.

Eliminar a febre interna com cataplasma de barro, conforme item 2.5.

Mude a alimentação, pelo menos por alguns meses. Consuma proteínas, carboidratos, fibras, gorduras, sais minerais e vitaminas vegetais (arroz integral, feijão-azuki, soja e seus derivados, castanhas, amêndoas, cereais integrais e a clorofila das verduras e legumes), e o mínimo de frutas.

Nesse período, elimine o consumo de proteínas animais (carne bovina, suína, frango, queijos, leite), pizzas, frituras, guloseimas e refrigerantes.

Siga uma alimentação que consta do cardápio no item 2.2.

Compressa de gengibre, conforme item 2.13.

Cataplasma de inhame-branco conforme item 2.7.

DEPRESSÃO

Metabolismo lento. Respiração lenta. Desconexão com o próprio ser. O depressivo se considera vítima. Sente-se inútil.

Neurose: sempre dá desculpas. A vida é muito ruim, muito pesada. O mundo não presta. Quer destruir a própria vida.

Depressão é um sintoma, porque o depressivo nega, dificulta e rejeita (o trabalho) a ação boa e útil.

Recuperar a autoestima é uma fantasia, uma bobagem (é falso), porque é uma imagem falsa que ele faz de si mesmo. É muita idealização. É arrogância, porque não quer ver e trabalhar suas dificuldades.

Droga medicamentosa nada resolve, porque tira toda e qualquer consciência dos problemas, e ainda desencadeia desânimo, moleza e sonolência.

CAUSAS

Vida sedentária.

Imaturidade:

1. Fumar e ingerir bebidas alcoólicas.
2. A vontade está acima de tudo. Não tem disciplina na alimentação. Não tem limites. É mimado. Por isso, é imaturo.

Açúcar e gás dos refrigerantes.

Más digestões, como consequência de uma alimentação desequilibrada, industrializada, indigesta, com chocolates, frituras, sorvetes, alimentos gelados, bombons, ovos fritos ou mexidos, salsichas, salames, hambúrgueres, *croissants*, batatas fritas, *ketchup*, café, açúcar, adoçantes, laticínios, excesso de frutas, alimentos de origem animal, mariscos, pão branco, arroz branco, manteiga, margarina e alimentos elaborados e requentados no forno de micro-ondas.

Elevado nível diário de aflição, angústia, ansiedade, preocupação, medo, mágoa, ódio e raiva.

TRATAMENTO

Oxigenação do corpo, conforme item 2.22.

É necessário mudar a alimentação. A partir de hoje, consuma bastante clorofila (das verduras e legumes), proteínas e carboidratos vegetais (arroz integral, feijão-azuki, castanhas, soja e seus derivados, amêndoas, cereais integrais), e o mínimo de frutas.

Minimize ou elimine o consumo de proteínas animais (carne bovina, suína, frango, queijos, leite), pizzas, frituras, guloseimas e refrigerantes.

Siga uma alimentação que consta do cardápio do item 2.2.

Natação no mar ou em piscina sem química, fazendo massagens na região da garganta com o objetivo de equilibrar a tireoide e a paratireoide (eliminar a deficiência de iodo), e massagens também no baço, rins, pâncreas, próstata, ovários, fígado, etc., em todo o ventre, para reequilibrar o corpo através da região gastrointestinal.

Eliminar a química dos medicamentos, desodorantes, cremes, produtos de beleza, protetor solar ou qualquer outro produto químico que destrua e acidifique o sangue.

Para que meu sangue fique alcalino, é necessário eu perceber e reduzir ao mínimo minha aflição, angústia, ansiedade, preocupação, medo, mágoa, ódio e raiva, que ocorrem quando não sei lidar com minhas frustrações e insatisfações. Por causa disso, fico estressado, e já começa a doença, porque, nesse momento, há uma contração de meu sistema de glândulas (hipófise, pâncreas, fígado, tireoide, suprarrenais, próstata, ovários, mamas, etc.), secretando em níveis elevados cortisol, aldosterona, noradrenalina, dopamina, adrenalina, acetilcolina, etc., que, quando jogados na corrente sanguínea, envenenam o sangue.

Escalda-pés alternados, conforme item 2.4.

Suco de *aloe vera*, conforme item 2.25.

Limpeza da vesícula, do fígado e dos rins, conforme item 2.25.

Visitar hospitais, pessoas enfermas e até fazer serviços voluntários.

Participar das tarefas de casa: limpeza, refeições, melhorias etc.

Desenvolver e estimular o hemisfério cerebral direito: música (violão, piano, dança, pintura, etc.).

DERRAME CEREBRAL (APLOPLEXIA)

Congestão de sangue no cérebro, por rompimento de pequenos vasos sanguíneos. Jejum é necessário pela dificuldade de ingestão de qualquer alimento e, também, porque a origem da doença está na fermentação e putrefação intestinal.

TRATAMENTO

Manter os pés em água quente e, simultaneamente, envolver a cabeça com uma toalha fria, e com outra toalha fria massagear todo o corpo.

Eliminar a febre interna com cataplasma de barro, conforme item 2.5. Inclusive aplicar no rosto, na nuca e em todo o ventre,

Manter o doente deitado com a cabeça um pouco mais alta do que o corpo.

Mel, cebola, alho. Meio quilo de mel, cinco cebolas (roxas) e três cabeças de alho. Levá-los ao liquidificador e guardar em um vidro na geladeira. Tomar uma colher (chá) três vezes ao dia, uma hora antes das refeições. Tomar por três semanas, dar um intervalo de uma semana, e repetir por mais três semanas.

Chá de arnica ou alfazema.

É necessário mudar a alimentação. A partir de hoje, consuma bastante clorofila (das verduras e legumes), proteínas e carboidratos vegetais (arroz integral, feijão-azuki, castanhas, soja e seus derivados, amêndoas, cereais integrais), e o mínimo de frutas.

Minimize ou elimine o consumo de proteínas animais (carne bovina, suína, frango, queijos, leite), pizzas, frituras, guloseimas e refrigerantes.

Siga uma alimentação que consta do cardápio do item 2.2.

Compressa de gengibre, conforme item 2.13.

Cataplasma de inhame-branco, conforme item 2.7.

Quando for possível, levar o doente ao sol e fazê-lo executar exercícios leves de respiração.

DESIDRATAÇÃO

É uma infecção que desencadeia diarreia, quando a força, a energia do corpo cria mecanismos, aumentando os movimentos intestinais para eliminar bactérias que ali se alojaram e recompor o sódio na tentativa de reequilibrar o sangue.

É uma resposta do corpo à alimentação industrializada e desequilibrada, com refrigerantes, salgadinhos, pizzas, chocolates, frituras, sorvetes, alimentos gelados, batatas fritas, etc.

TRATAMENTO

Água de coco.
Soro caseiro, conforme item 2.23.
Infusão: chá de folhas de carqueja.

Maçã orgânica com casca.
Laxante de óleo de rícino, conforme item 2.21.
É necessário mudar a alimentação. A partir de hoje, consuma bastante clorofila (das verduras e legumes), proteínas e carboidratos vegetais (arroz integral, feijão-azuki, castanhas, soja e seus derivados, amêndoas, cereais integrais), e o mínimo de frutas.
Minimize ou elimine o consumo de proteínas animais (carne bovina, suína, frango, queijos, leite), pizzas, frituras, guloseimas e refrigerantes.
Siga uma alimentação que consta do cardápio do item 2.2.
Eliminar a química dos medicamentos, desodorantes, cremes, produtos de beleza, protetor solar ou qualquer outro produto químico que destrua e acidifique o sangue.
Suco de *aloe vera*, conforme item 2.25;
Limpeza da vesícula, do fígado e dos rins, conforme item 2.26.

DESCOLAMENTO DA RETINA

A retina é um prolongamento do sistema nervoso. Portanto, o descolacamento é a separação da retina, sensível à luz e situada na parte posterior do olho, dos tecidos que a suportam.

TRATAMENTO
Lavar os olhos três vezes ao dia com banchá morno.
Mexer e massagear circularmente os olhos, algumas vezes ao dia.
Aplicar duas gotas de colírio de óleo de gergelim, antes de dormir;
Oxigenação do corpo, conforme item 2.22.
Seja uma pessoa determinada. Tenha força de vontade. Minimize ou elimine o consumo de proteínas animais (carne bovina, suína, frango, queijos, leite), pizzas, frituras, guloseimas e refrigerantes. Consuma proteínas, carboidratos, gorduras, fibras, sais minerais e vitaminas vegetais (arroz integral, feijão-azuki, castanhas, amêndoas, soja e seus derivados, e cereais integrais e a clorofila das verduras e legumes), e o mínimo de frutas. Siga uma alimentação que consta do cardápio do item 2.2.
Natação no mar ou em piscina sem química, fazendo massagens na região da garganta com o objetivo de equilibrar a tireoide e a para-

tireoide (eliminar a deficiência de iodo), e massagens também no baço, rins, pâncreas, próstata, ovários, fígado, etc., em todo o ventre, para reequilibrar o corpo através da região gastrointestinal;

Para que meu sangue fique alcalino, é necessário eu perceber e reduzir ao mínimo minha aflição, angústia, ansiedade, preocupação, medo, mágoa, ódio e raiva, que ocorrem quando não sei lidar com minhas frustrações e insatisfações. Com isso, fico estressado e já começa a doença, porque, nesse momento, há uma contração de meu sistema de glândulas (hipófise, pâncreas, fígado, tireoide, suprarrenais, próstata, ovários, mamas, etc.), secretando, em níveis elevados cortisol, aldosterona, noradrenalina, dopamina, adrenalina, acetilcolina, etc., que, quando jogados na corrente sanguínea, envenenam o sangue.

Eliminar a febre interna com cataplasma de barro, conforme item 2.5. Aplicar no rosto (inclusive sobre os olhos, com ou sem gaze), na nuca e em todo o ventre.

Eliminar a química dos medicamentos, desodorantes, cremes, produtos de beleza, protetor solar ou qualquer outro produto químico que destrua e acidifique o sangue.

Suco de *aloe vera*, conforme item 2.25.

Limpeza da vesícula, do fígado e dos rins, conforme item 2.26.

DIABETES

As Ilhotas Langerhans do pâncreas, cujas células betas são especializadas em sintetizar o hormônio (insulina), entram em decadência (ou falência), aumentando o nível de glicose no sangue, gerando a hiperglicemia.

Diabetes em pessoas adultas é plenamente curável. A diabetes juvenil requer um tratamento complexo, muito mais longo, mas também curável.

No diabetes juvenil, os pais (especialmente a mãe) têm acentuadamente os dois problemas acima mencionados, e a criança já nasce com a constituição fragilizada do pâncreas.

CAUSAS

O pâncreas é um órgão de transformação. Uma glândula que sofre o impacto das crises psicológicas que ocorrem quando eu opto por: aflição, angústia, ansiedade, preocupação, medo, mágoa, ódio, raiva.

Imaturidade:
- Fumar e ingerir bebidas alcoólicas;
- A vontade está acima de tudo. Não tem disciplina na alimentação. Não tem limites. É um(a) mimado(a). Por isso, é imaturo.

Más digestões, como consequência de uma alimentação desequilibrada, industrializada, indigesta, com chocolates, frituras, sorvetes, alimentos gelados, bombons, ovos fritos ou mexidos, salsichas, salames, hambúrgueres, *croissants*, batatas fritas, *ketchup*, café, açúcar, adoçantes, laticínios, excesso de frutas, alimentos de origem animal, mariscos, pão branco, arroz branco, manteiga, margarina e alimentos elaborados e requentados no forno de micro-ondas.

Prisão de ventre.

Açúcar e gás dos refrigerantes.

Vida sedentária.

Conclui-se que o sangue é ácido, sujo, carregado de impurezas.

TRATAMENTO

Suco de *aloe vera*, conforme item 2.25.

Limpeza da vesícula, do fígado e dos rins, conforme item 2.26.

Evitar: grão-de-bico, beterraba, cana-de-açúcar e reduzir as frutas (exceto maçã com casca).

Tomar chá de carqueja, fel-da-terra, pata-de-vaca, sucupira, urtiga, quebra-pedra, banchá, folhas de nogueira, principalmente dente-de-leão.

Tomar em jejum um ou dois copos de água com alho macerado desde a noite anterior.

Priorize o consumo de sementes de linhaça, brócolis, couve-flor, agrião, rabanete, soja em grãos e rúcula.

Oxigenação do corpo, conforme item 2.22.

Mude a alimentação, pelo menos por alguns meses. Consuma proteínas, carboidratos, fibras, gorduras, sais minerais e vitaminas vegetais (arroz integral, feijão-azuki, soja e seus derivados, castanhas, amêndoas, cereais integrais e a clorofila das verduras e legumes), e o mínimo de frutas. Nesse período, elimine o consumo de proteínas animais (carne bovina, suína, frango, queijos, leite), pizzas, frituras, guloseimas e refrigerantes. Siga uma alimentação que consta do cardápio do item 2.2.

Para que meu sangue fique alcalino, é necessário eu perceber e reduzir ao mínimo minha aflição, angústia, ansiedade, preocupação, medo, mágoa, ódio e raiva, que ocorrem quando não sei lidar com minhas frustrações e insatisfações. Por causa disso, fico estressado e começa a doença, porque, nesse momento, há uma contração de meu sistema de glândulas (hipófise, pâncreas, fígado, tireoide, suprarrenais, próstata, ovários, mamas, etc.), secretando em níveis elevados cortisol, aldosterona, noradrenalina, dopamina, adrenalina, acetilcolina, etc., que, quando jogados na corrente sanguínea, envenenam o sangue.

Compressa de gengibre, conforme item 2.13.

Cataplasma de inhame-branco, conforme item 2.7.

Natação no mar ou em piscina sem química, fazendo massagens na região da garganta com o objetivo de equilibrar a tireoide e a paratireoide (eliminar a deficiência de iodo), e massagens também no baço, rins, pâncreas, próstata, ovários, fígado, etc., e em todo o ventre, para reequilibrar o corpo através da região gastrointestinal.

Eliminar a febre interna com cataplasma de barro, conforme item 2.5.

Eliminar a química dos medicamentos, desodorantes, cremes, produtos de beleza, protetor solar ou qualquer outro produto químico que destrua e acidifique o sangue.

Escalda-pés alternados, conforme item 2.4.

DIÁLISE (HEMODIÁLISE)

TRATAMENTO

O tratamento aqui proposto é para recuperar o funcionamento dos rins, isto é, os rins voltarem a ter suas atividades normais de filtragem das impurezas do sangue, dia e noite. Para controle do potássio, consumir legumes e verduras somente cozidos no vapor.

Mude a alimentação, pelo menos por alguns meses. Consuma proteínas, carboidratos, fibras, gorduras, sais minerais e vitaminas vegetais (arroz integral, feijão-azuki, soja e seus derivados, castanhas, amêndoas, cereais integrais e legumes e verduras no vapor), e frutas, somente maçã com casca. Evitar cebolas.

Nesse período, elimine o consumo de proteínas animais (carne bovina, suína, frango, queijos, leite), pizzas, frituras, guloseimas e refrigerantes.

Siga uma alimentação que consta do cardápio do item 2.2.

Tomar chá de espinheira-santa, mandacaru, unha-de-gato, salsaparrilha, quebra-pedra, cavalinha e dente-de-leão;

Eliminar a febre interna com cataplasma de barro, conforme item 2.5.

Compressa de gengibre, conforme item 2.13.

Logo em seguida à compressa de gengibre, aplique o cataplasma de inhame-branco, conforme item 2.7.

Para que meu sangue fique alcalino, é necessário eu perceber e reduzir ao mínimo minha aflição, angústia, ansiedade, preocupação, medo, mágoa, ódio e raiva, que ocorrem quando não sei lidar com minhas frustrações e insatisfações, assim, fico estressado, e começa a doença, porque, nesse momento, há uma contração de meu sistema de glândulas (hipófise, pâncreas, fígado, tireoide, suprarrenais, próstata, ovários, mamas, etc.), secretando em níveis elevados cortisol, aldosterona, noradrenalina, dopamina, adrenalina, acetilcolina, etc., que, quando jogados na corrente sanguínea, envenenam o sangue.

Oxigenação do corpo, conforme item 2.22.

Natação no mar ou em piscina sem química, fazendo massagens na região da garganta com o objetivo de equilibrar a tireoide e a paratireoide (eliminar a deficiência de iodo), e massagens também no baço, rins, pâncreas, próstata, ovários, fígado, etc., e em todo o ventre, para reequilibrar o corpo através da região gastrointestinal.

Escalda-pés alternado, conforme item 2.4.

Suco de *aloe vera*, conforme item 2.25.

Limpeza da vesícula, do fígado e dos rins, conforme item 2.26.

DIPLOPIA

Visão dupla. Ver duas imagens de um único objeto.

TRATAMENTO

Lavar os olhos três vezes ao dia com banchá morno.

Mexer e massagear circularmente os olhos, algumas vezes ao dia.

Aplicar duas gotas de colírio de óleo de gergelim, antes de dormir. Oxigenação do corpo, conforme item 2.22.

Natação no mar ou em piscina sem química, fazendo massagens na região da garganta com o objetivo de equilibrar a tireoide e a paratireoide (eliminar a deficiência de iodo), e massagens também no baço, rins, pâncreas, próstata, ovários, fígado, etc., em todo o ventre, para reequilibrar o corpo através da região gastrointestinal.

É necessário mudar a alimentação. A partir de hoje, consuma bastante clorofila (das verduras e legumes), proteínas e carboidratos vegetais (arroz integral, feijão-azuki, castanhas, soja e seus derivados, amêndoas, cereais integrais), e o mínimo de frutas. Minimize ou elimine o consumo de proteínas animais (carne bovina, suína, frango, queijos, leite), pizzas, frituras, guloseimas e refrigerantes.

Siga uma alimentação que consta do cardápio no item 2.2.

Para que meu sangue fique alcalino, é necessário eu perceber e reduzir ao mínimo minha aflição, angústia, ansiedade, preocupação, medo, mágoa, ódio e raiva, que ocorrem quando não sei lidar com minhas frustrações e insatisfações. Isso faz com que fique estressado e logo comece a doença, porque, nesse momento, há uma contração de meu sistema de glândulas (hipófise, pâncreas, fígado, tireoide, suprarrenais, próstata, ovários, mamas, etc.), secretando em níveis elevados cortisol, aldosterona, noradrenalina, dopamina, adrenalina, acetilcolina, etc., que, quando jogados na corrente sanguínea, envenenam o sangue.

Eliminar a química dos medicamentos, desodorantes, cremes, produtos de beleza, protetor solar ou qualquer outro produto químico que destrua e acidifique o sangue.

Eliminar a febre interna com cataplasma de barro, conforme item 2.5. Aplicar no rosto (inclusive sobre os olhos, com ou sem gaze), na nuca e em todo o ventre.

Suco de *aloe vera*, conforme item 2.25.

Limpeza da vesícula, do fígado e dos rins, conforme item 2.26.

DOENÇAS DAS VÁLVULAS CARDÍACAS (VÁLVULAS CARDÍACAS)

Distúrbio das válvulas cardíacas que podem debilitar o bombeamento de sangue pelo coração.

CAUSAS

Elevado nível diário de aflição, angústia, ansiedade, preocupação, medo, mágoa, ódio e raiva.

Prisão de ventre.

Açúcar e gás dos refrigerantes.

Substâncias estranhas, impurezas que, sob a forma de gorduras, provocam intoxicação no sangue e, como consequência, causam inchaço, congestão e falta de elasticidade nas artérias, veias e capilares, tornando-as endurecidas e esclerosadas, desencadeando as doenças (cardíacas) nas válvulas, no miocárdio, no endocárdio, no pericárdio, nos átrios e nos ventrículos.

Conclusão: sangue ácido, sujo, carregado de impurezas.

Vida sedentária.

TRATAMENTO

Não tomar banho quente ou sauna.

Tomar chá de dente-de-leão ou banchá.

Seja uma pessoa determinada. Tenha força de vontade. Minimize ou elimine o consumo de proteínas animais (carne bovina, suína, frango, queijos, leite), pizzas, frituras, guloseimas e refrigerantes.

Consuma proteínas, carboidratos, gorduras, fibras, sais minerais e vitaminas vegetais (arroz integral, feijão-azuki, castanhas, amêndoas, soja e seus derivados, cereais integrais e a clorofila das verduras e legumes), e o mínimo de frutas.

Siga uma alimentação que consta do cardápio do item 2.2.

Mel, cebola, alho. Meio quilo de mel, cinco cebolas (roxas) e três cabeças de alho. Levá-los ao liquidificador e guardar em um vidro na geladeira. Tomar uma colher (chá) três vezes ao dia, uma hora antes das refeições. Tomar por três semanas, dar um intervalo de uma semana, e repetir por mais três semanas.

Escalda-pés alternados, conforme item 2.4.

Eliminar a química dos medicamentos, desodorantes, cremes, produtos de beleza, protetor solar ou qualquer outro produto químico que destrua e acidifique o sangue.

Natação no mar ou em piscina sem química, fazendo massagens na região da garganta com o objetivo de equilibrar a tireoide e a paratireoide (eliminar a deficiência de iodo), e massagens também no baço,

rins, pâncreas, próstata, ovários, fígado, etc., em todo o ventre, para reequilibrar o corpo através da região gastrointestinal.

Suco de aloe vera, conforme item 2.25;

Limpeza da vesícula, do fígado e dos rins, conforme item 2.26.

EMBOLIA (TROMBOSE)

Trombose é um coágulo sanguíneo, um trombo que se forma em um vaso sanguíneo, obstruindo o fluxo de sangue.

Embolia é um aglomerado de substâncias, denominado êmbolo, que se incorpora na circulação sanguínea e se aloja em uma artéria.

O bloqueio das artérias que irrigam o cérebro (trombose), os pulmões (embolia pulmonar) ou o coração (enfarto do miocárdio) é fatal.

CAUSAS

Poderá ser psicogenética.

Por mau funcionamento do fígado.

Por prisão de ventre.

Por elevado nível diário de aflição, angústia, ansiedade, preocupação, medo, mágoa, ódio e raiva.

Açúcar e gás dos refrigerantes;

Más digestões, como consequência de uma alimentação desequilibrada, industrializada, indigesta com chocolates, frituras, sorvetes, alimentos gelados, bombons, ovos fritos ou mexidos, salsichas, salames, hambúrgueres, *croissants*, batatas fritas, *ketchup*, café, açúcar, adoçantes, laticínios, excesso de frutas, alimentos de origem animal, mariscos, pão branco, arroz branco, manteiga, margarina e alimentos elaborados e requentados no forno de micro-ondas.

Vida sedentária.

Conclusão: sangue ácido, sujo, carregado de impurezas e matérias estranhas.

TRATAMENTO

Escalda-pés alternados, conforme item 2.4.

Eliminar a febre interna com cataplasma de barro, conforme item 2.5. Inclusive, aplicar no local da embolia/trombose, na nuca e em todo o ventre.

Mude a alimentação, pelo menos por alguns meses. Consuma proteínas, carboidratos, fibras, gorduras, sais minerais e vitaminas vegetais (arroz integral, feijão-azuki, soja e seus derivados, castanhas, amêndoas, cereais integrais e a clorofila das verduras e legumes), e o mínimo de frutas. Nesse período, elimine o consumo de proteínas animais (carne bovina, suína, frango, queijos, leite), pizzas, frituras, guloseimas e refrigerantes. Siga uma alimentação que consta do cardápio no item 2.2.

Para que meu sangue fique alcalino é necessário eu perceber e reduzir ao mínimo minha aflição, angústia, ansiedade, preocupação, medo, mágoa, ódio e raiva, que ocorrem quando não sei lidar com minhas frustrações e insatisfações. Por isso, fico estressado, e então começa a doença, porque, nesse momento, há uma contração de meu sistema de glândulas (hipófise, pâncreas, fígado, tireoide, suprarrenais, próstata, ovários, mamas, etc.), secretando em níveis elevados cortisol, aldosterona, noradrenalina, dopamina, adrenalina, acetilcolina, etc., que, quando jogados na corrente sanguínea, envenenam o sangue.

Oxigenação do corpo, conforme item 2.22.

Natação no mar ou em piscina sem química, fazendo massagens na região da garganta com o objetivo de equilibrar a tireoide e a paratireoide (eliminar a deficiência de iodo), e massagens também no baço, rins, pâncreas, próstata, ovários, fígado, etc., em todo o ventre, para reequilibrar o corpo através da região gastrointestinal.

Compressa de gengibre, conforme item 2.13.

Cataplasma de inhame-branco, conforme item 2.7.

Eliminar a química dos medicamentos, desodorantes, cremes, produtos de beleza, protetor solar ou qualquer outro produto químico que destrua e acidifique o sangue.

Suco de *aloe vera*, conforme item 2.25.

Limpeza da vesícula, do fígado e dos rins, conforme item 2.26.

ENXAQUECA

É uma dor de cabeça intensa, latejante e frequente.

Os analgésicos são um grande mal porque tiram os sintomas.

A enxaqueca é um especial alarme de que o sangue (muito ácido) e nosso corpo estão em desordem.

CAUSAS

Poderá ser psicogenético.

Sangue ácido, sujo, carregado de impurezas.

Más digestões, como consequência de uma alimentação desequilibrada, industrializada, indigesta, com chocolates, frituras, sorvetes, alimentos gelados, bombons, ovos fritos ou mexidos, salsichas, salames, hambúrgueres, *croissants*, batatas fritas, *ketchup*, café, açúcar, adoçantes, laticínios, excesso de frutas, alimentos de origem animal, mariscos, pão branco, arroz branco, manteiga, margarina e alimentos elaborados e requentados no forno de micro-ondas.

Mau funcionamento do fígado.

Açúcar e gás dos refrigerantes.

Prisão de ventre.

Elevado nível diário de aflição, angústia, ansiedade, preocupação, medo, mágoa, ódio e raiva.

Imaturidade:
- Fumar e ingerir bebidas alcoólicas;
- A vontade está acima de tudo. Não tem disciplina na alimentação. Não tem limites. É mimado. Por isso, é imaturo.

TRATAMENTO

Compressas simultâneas, conforme item 2.12.

Escalda-pés alternados, conforme item 2.4.

Tomar chás de guaco, cordão de frades, cipó-mil-homens ou valeriana (raízes).

Chá misto: um limão (fatiado e com casca), uma colher (sopa) de gengibre, dois ou três dentes de alho macerados, canela (+/- 2 paus), dez cravos da índia. Ferver um litro de água por dez minutos. Após os dez minutos, pôr um punhado de folhas de guaco e mais uns 20 segundos, desligue o fogo e deixe em infusão por sete minutos. Coe o chá e ponha em uma garrafa térmica. Observação: se você é hipertenso, reduza o gengibre.

Seja uma pessoa determinada. Tenha força de vontade. Minimize ou elimine o consumo de proteínas animais (carne bovina, suína, frango, queijos, leite), pizzas, frituras, guloseimas e refrigerantes.

Consuma proteínas, carboidratos, gorduras, fibras, sais minerais e vitaminas vegetais (arroz integral, feijão-azuki, castanhas, amêndoas, soja e seus derivados, cereais integrais e a clorofila das verduras e legumes), e o mínimo de frutas.

Siga uma alimentação que consta do cardápio no item 2.2.

Para que meu sangue fique alcalino é necessário eu perceber e reduzir ao mínimo minha aflição, angústia, ansiedade, preocupação, medo, mágoa, ódio e raiva, que ocorrem quando não sei lidar com minhas frustrações e insatisfações. Assim, fico estressado, e então começa a doença, porque, nesse momento, há uma contração do meu sistema de glândulas (hipófise, pâncreas, fígado, tireoide, suprarrenais, próstata, ovários, mamas, etc.), secretando em níveis elevados cortisol, aldosterona, noradrenalina, dopamina, adrenalina, acetilcolina, etc., que, quando jogados na corrente sanguínea, envenenam o sangue.

Eliminar a febre interna com cataplasma de barro, conforme item 2.5; inclusive aplicar no rosto, pescoço, nuca e em todo o ventre.

Oxigenação do corpo, conforme item 2.22.

Natação no mar ou em piscina sem química, fazendo massagens na região da garganta com o objetivo de equilibrar a tireoide e a paratireoide (eliminar a deficiência de iodo), e massagens também no baço, rins, no pâncreas, na próstata, nos ovários, no fígado, etc., em todo o ventre, para reequilibrar o corpo através da região gastrointestinal.

Eliminar a química dos medicamentos, desodorantes, cremes, produtos de beleza, protetor solar ou qualquer outro produto químico que destrua e acidifique o sangue.

Banho de assento alternado, conforme item 2.3.

Inalação: ferver folhas de eucalipto e rodelas finas de gengibre, água e fogo (não usar panelas de alumínio). Respire bastante, cobrindo a cabeça com uma toalha sobre a vasilha.

Suco de *aloe vera*, conforme item 2.25.

Limpeza da vesícula, do fígado e dos rins, conforme item 2.26.

EPILEPSIA (ATAQUE EPILÉPTICO)

Pressão bioquímica na função circulatória do cérebro.

CAUSAS

Açúcar e gás dos refrigerantes.

Más digestões, como consequência de uma alimentação desequilibrada, industrializada, indigesta, com chocolates, frituras, sorvetes, alimentos gelados, bombons, ovos fritos ou mexidos, salsichas, salames, hambúrgueres, *croissants*, batatas fritas, *ketchup*, café, açúcar, adoçantes, laticínios, excesso de frutas, alimentos de origem animal, mariscos, pão branco, arroz branco, manteiga, margarina e alimentos elaborados e requentados no forno de micro-ondas.

Sangue ácido, sujo, carregado de impurezas.

TRATAMENTO

Pôr um pedaço de tecido na boca, entre os dentes (maior que um lenço), para não morder a língua.

O doente deve permanecer deitado (não ser removido) com a cabeça acima do nível do corpo.

Jejum é necessário.

Manter os pés em água quente e, simultaneamente, envolver a cabeça com uma toalha fria e, com outra toalha fria, massagear todo o corpo.

Eliminar a febre interna com cataplasma de barro, conforme item 2.5. Inclusive aplicar no rosto, na nuca e em todo o ventre.

Chá de artemísia, arruda, sálvia, erva-cidreira, maracujá ou tanchagem.

Mel, cebola, alho. Meio quilo de mel, cinco cebolas (roxas) e três cabeças de alho. Levá-los ao liquidificador e guardar em um vidro na geladeira. Tomar uma colher (chá) três vezes ao dia, uma hora antes das refeições. Tomar por três semanas, dar um intervalo de uma semana e repetir por mais três semanas.

É necessário mudar a alimentação. A partir de hoje, consuma bastante clorofila (das verduras e legumes), proteínas e carboidratos vegetais (arroz integral, feijão-azuki, castanhas, soja e seus derivados, amêndoas, cereais integrais), e o mínimo de frutas.

Minimize ou elimine o consumo de proteínas animais (carne bovina, suína, frango, queijos, leite), pizzas, frituras, guloseimas e refrigerantes.

Siga uma alimentação que consta do cardápio do item 2.2.

Compressa de gengibre, conforme item 2.13.

Cataplasma de inhame-branco, conforme item 2.7.

Para que meu sangue fique alcalino é necessário eu perceber e reduzir ao mínimo minha aflição, angústia, ansiedade, preocupação, medo, mágoa, ódio e raiva, que ocorrem quando eu não sei lidar com minhas frustrações e insatisfações. Por isso, fico estressado e começa a doença, porque, nesse momento, há uma contração de meu sistema de glândulas (hipófise, pâncreas, fígado, tireoide, suprarrenais, próstata, ovários, mamas, etc.), secretando em níveis elevados cortisol, aldosterona, noradrenalina, dopamina, adrenalina, acetilcolina, etc., que, quando jogados na corrente sanguínea, envenenam o sangue.

ESCLEROSE MÚLTIPLA

É uma doença do sistema nervoso, com distúrbio e degeneração progressivos do encéfalo e da medula espinhal, causando variados problemas de sensibilidade, fraqueza, dificuldade nos movimentos e equilíbrio do corpo.

TRATAMENTO

Chá de guabiroba: ferver as folhas por três minutos e tomar antes de dormir.

Chá de alecrim: ferver um galhinho por três minutos e tomá-lo durante o dia.

Respiração: respirar profundamente (ao sol ou ao ar livre), levantando os braços e os calcanhares (ao mesmo tempo), ficando na ponta dos pés até as mãos se unirem lá em cima (segurar o ar por alguns segundos) e descer expirando lentamente. Repetir 20 vezes.

Natação no mar ou em piscina sem química, fazendo massagens na região da garganta com o objetivo de equilibrar a tireoide e a paratireoide (eliminar a deficiência de iodo), e massagens também no baço, rins, pâncreas, próstata, ovários, fígado, etc., em todo o ventre, para reequilibrar o corpo através da região gastrointestinal.

É necessário mudar a alimentação. A partir de hoje, consuma bastante clorofila (das verduras e legumes), proteínas e carboidratos vegetais (arroz integral, feijão-azuki, castanhas, soja e seus derivados, amêndoas, cereais integrais) e o mínimo de frutas. Minimize ou elimine o consumo de proteínas animais (carne bovina, suína, frango, queijos, leite), pizzas, frituras, guloseimas e refrigerantes.

Siga uma alimentação que consta do cardápio no item 2.2.

Eliminar a febre interna com cataplasma de barro, conforme item 2.5. Inclusive aplicar no rosto, na nuca e em todo o ventre.

Eliminar a química dos medicamentos, desodorantes, cremes, produtos de beleza, protetor solar ou qualquer outro produto químico que destrua e acidifique o sangue.

ESQUIZOFRENIA

É uma espécie de psicose, uma doença, uma disfunção, um distúrbio grave e perturbador no cérebro, com perda e rejeição da realidade (consciência), desconexão entre ideias e ações, e tem como consequência um comportamento irracional, confuso e reações emocionais perturbadas, violentas e até suicidas.

Como existem delírios e alucinações, há, evidentemente, naquela personalidade, atitudes de ódio, teomania, paranoia e medos. Tudo isso que o esquizofrênico cultiva no dia a dia estimula e desencadeia o desequilíbrio em sua bioquímica cerebral.

TRATAMENTO

Não consumir alimentos que contenham glúten, leites e seus derivados.

Respiração: respirar profundamente (ao sol ou ao ar livre), levantando os braços e os calcanhares (ao mesmo tempo), ficando na ponta dos pés até as mãos se unirem lá em cima (segurar o ar por alguns segundos) e descer expirando lentamente. Repetir 20 vezes.

Para que meu sangue fique alcalino, é necessário eu perceber e reduzir ao mínimo minha aflição, angústia, ansiedade, preocupação, medo, mágoa, ódio e raiva, que ocorrem quando não sei lidar com minhas frustrações e insatisfações. Isso me deixa estressado, e começa a doença, porque, nesse momento, há uma contração de meu sistema de glândulas (hipófise, pâncreas, fígado, tireoide, suprarrenais, próstata, ovários, mamas, etc.), secretando em níveis elevados cortisol, aldosterona, noradrenalina, dopamina, adrenalina, acetilcolina, etc., que, quando jogados na corrente sanguínea, envenenam o sangue.

É necessário mudar a alimentação. A partir de hoje, consuma bastante clorofila (das verduras e legumes), proteínas e carboidratos vegetais (arroz integral, feijão-azuki, castanhas, soja e seus derivados, amêndoas, cereais integrais), e o mínimo de frutas. Minimize ou elimine

o consumo de proteínas animais (carne bovina, suína, frango, queijos, leite), pizzas, frituras, guloseimas e refrigerantes.

Siga uma alimentação que consta do cardápio do item 2.2.

Eliminar a febre interna com cataplasma de barro, conforme item 2.5. Inclusive aplicar no rosto, pescoço, nuca e em todo o ventre.

Eliminar a química dos medicamentos, desodorantes, cremes produtos de beleza, protetor solar ou qualquer outro produto químico que destrua e acidifique o sangue.

Escalda-pés alternados, conforme item 2.4.

Suco de *aloe vera*, conforme item 2.25.

Limpeza da vesícula, do fígado e dos rins, conforme item 2.25.

Envolver-se com a arte: praticar danças, pintura, canto, instrumentos musicais (violão, piano, bateria, etc.), ir ao teatro, cinemas, museus...

EXCESSO DE PESO/OBESIDADE

O objetivo é emagrecer com saúde. Nada de efeito sanfona.
Mas o que é digestão?
Digestão é a transformação do que eu como em sangue. Portanto, o problema do excesso de peso está no desequilíbrio do sistema linfático (sobrando líquido nos tecidos e no sangue).
A obesidade também é hereditária?
Sim. Poderá ser. Porque, nesse caso, o obeso recebeu o sangue dos pais com muitas impurezas, além disso, desde a primeira infância, nutre hábitos alimentares indigestos, errados.

O tratamento mencionado a seguir é para eliminar as impurezas e a sujeira do sangue, equilibrar o sistema linfático e regularizar o processo digestivo.

CAUSAS

A glândula tireoide desequilibrada, especialmente pela escassez de iodo.

Más digestões, como consequência de uma alimentação desequilibrada, industrializada, indigesta, com chocolates, frituras, sorvetes, alimentos gelados, bombons, ovos fritos ou mexidos, salsichas, salames, hambúrgueres, *croissants*, batatas fritas, *ketchup*, café, açúcar, adoçantes, laticínios, excesso de frutas, alimentos de origem animal, mariscos,

pão branco, arroz branco, manteiga, margarina e alimentos elaborados e requentados no forno de micro-ondas.

Açúcar e gás dos refrigerantes.

Prisão de ventre.

Elevado nível diário de aflição, angústia, ansiedade, preocupação, medo, mágoa, ódio e raiva.

Imaturidade:
- Fumar e ingerir bebidas alcoólicas;
- A vontade está acima de tudo. Não tem disciplina na alimentação. Não tem limites. É um mimado. Por isso, é imaturo.

A química dos medicamentos, desodorantes, cremes, produtos de beleza, laxantes, purgantes, anticoncepcionais, produtos de limpeza, protetor solar, etc.

Sangue ácido, sujo, carregado de impurezas.

Vida sedentária.

TRATAMENTO

Mude a alimentação, pelo menos por alguns meses. Consuma proteínas, carboidratos, fibras, gorduras, sais minerais e vitaminas vegetais (arroz integral, feijão-azuki, soja e seus derivados, castanhas, amêndoas, cereais integrais e a clorofila das verduras e legumes), e o mínimo de frutas.

Nesse período, elimine o consumo de proteínas animais (carne bovina, suína, frango, queijos, leite), pizzas, frituras, guloseimas e refrigerantes.

Siga uma alimentação que consta do cardápio do item 2.2.

Eliminar a febre interna com cataplasma de barro, conforme item 2.5. Inclusive, aplicar no rosto, pescoço, nuca e em todo o ventre.

Para que meu sangue fique alcalino, é necessário eu perceber e reduzir ao mínimo minha aflição, angústia, ansiedade, preocupação, medo, mágoa, ódio e raiva, que ocorrem quando não sei lidar com minhas frustrações e insatisfações, assim, fico estressado e já começa a doença, porque, nesse momento, há uma contração de meu sistema de glândulas (hipófise, pâncreas, fígado, tireoide, suprarrenais, próstata, ovários, mamas, etc.), secretando em níveis elevados cortisol, aldosterona, noradrenalina, dopamina, adrenalina, acetilcolina, etc., que, quando jogados na corrente sanguínea, envenenam o sangue.

Oxigenação do corpo, conforme item 2.22.

Natação no mar ou em piscina sem química, fazendo massagens na região da garganta com o objetivo de equilibrar a tireoide e a paratireoide (eliminar a deficiência de iodo), e massagens também no baço, rins, pâncreas, próstata, ovários, fígado, etc., em todo o ventre, para reequilibrar o corpo através da região gastrointestinal.

Eliminar a química dos medicamentos, desodorantes, cremes, produtos de beleza, protetor solar ou qualquer outro produto químico que destrua e acidifique o sangue.

Compressa de gengibre, conforme item 2.13.

Cataplasma de inhame-branco, conforme item 2.7.

Banho de assento alternado, conforme item 2.3.

Suco de *aloe vera*, conforme item 2.25.

Limpeza da vesícula, do fígado e dos rins, conforme item 2.26.

FARINGITE (AMIGDALITE)

As amígdalas são duas glândulas que ficam na garganta e são integrantes do sistema linfático.

São guardiãs e defensoras do corpo contra toxinas e substâncias estranhas, isto é, que entram em nosso corpo pela respiração e pelo alimento industrializado e indigesto que ingerimos no dia a dia.

Amigdalite é a inflamação das amígdalas.

Faringite é a inflamação da faringe.

Sintomas: amígdalas ficam vermelhas, inchadas, há dor de garganta com febre, calafrios, dores na região dos ouvidos e nas articulações do corpo.

TRATAMENTO

Gargarejos com chás de cavalinha, flores de arnica ou tanchagem com alho e limão.

Natação no mar ou em piscina sem química, fazendo massagens na região da garganta com o objetivo de equilibrar a tireoide e a paratireoide (eliminar a deficiência de iodo), e massagens também no baço, rins, pâncreas, próstata, ovários, fígado, etc., em todo o ventre, para reequilibrar o corpo através da região gastrointestinal.

Eliminar a febre interna com cataplasma de barro, conforme item 2.5. Inclusive aplicar no rosto, pescoço, nuca e em todo o ventre.

Seja uma pessoa determinada. Tenha força de vontade. Minimize ou elimine o consumo de proteínas animais (carne bovina, suína, frango, queijos, leite), pizzas, frituras, guloseimas e refrigerantes.

Consuma proteínas, carboidratos, gorduras, fibras, sais minerais e vitaminas vegetais (arroz integral, feijão-azuki, castanhas, amêndoas, soja e seus derivados, cereais integrais e a clorofila das verduras e legumes), e o mínimo de frutas.

Siga uma alimentação que consta do cardápio do item 2.2.

Compressa de gengibre, conforme item 2.13, no ventre e na garganta.

Cataplasma de inhame-branco, conforme item 2.7, no ventre e na garganta.

Para que meu sangue fique alcalino, é necessário eu perceber e reduzir ao mínimo minha aflição, angústia, ansiedade, preocupação, medo, mágoa, ódio e raiva, que ocorrem quando não sei lidar com minhas frustrações e insatisfações. Em função disso, fico estressado, e começa a doença, porque, nesse momento, há uma contração de meu sistema de glândulas (hipófise, pâncreas, fígado, tireoide, suprarrenais, próstata, ovários, mamas, etc.), secretando em níveis elevados, cortisol, aldosterona, noradrenalina, dopamina, adrenalina, acetilcolina, etc., que, quando jogados na corrente sanguínea, envenenam o sangue.

Oxigenação do corpo, conforme item 2.22.

Eliminar a química dos medicamentos, desodorantes, cremes, produtos de beleza, protetor solar ou qualquer outro produto químico que destrua e acidifique o sangue.

Inalação: ferver folhas de eucalipto e rodelas finas de gengibre, água e fogo (não usar panelas de alumínio). Respire bastante, cobrindo a cabeça com uma toalha sobre a vasilha.

Suco de *aloe vera*, conforme item 2.25.

Limpeza da vesícula, do fígado e dos rins, conforme item 2.26.

FEBRE AMARELA

É uma infecção viral, através do Flavivirus, que é da espécie Aedes Aegypti.

O vírus é transmitido por mosquitos, geralmente dos macacos para os humanos, isto é, um macaco infectado é picado pelo mosquito e, em seguida, o mosquito pica o ser humano.

A infecção desencadeia insuficiência hepática e até renal, daí a incidência de ICTERÍCIA grave e até hemorragia e, como consequência, provoca a insuficiência renal.

Os sintomas são febre, náuseas e vômitos, dores de cabeça, nas costas e musculares, calafrios, fadiga e fraqueza etc. Aparecem de 2 a 5 dias após a picada do mosquito infectado.

CAUSA: Nosso Sistema Imunológico Enfraquecido.

Posso afirmar que a culpa não é do vírus Flavivirus ou outro vírus qualquer. A culpa também não é dos mosquitos Aedes Aegypti, Haemagogus Janthinomys, Sabethes Chloropterus ou outro mosquito qualquer.

O vírus só entra em nosso corpo porque já existem substâncias estranhas (tóxicas) com fermentação e putrefação dentro do nosso corpo.

Os vírus, as bactérias, os fungos ou qualquer outro micróbio são integrantes e obedecem às Leis da Natureza. O micróbio tem sua missão e participação na harmonia do universo.

Portanto, não são os vírus, as bactérias, os fungos ou qualquer tipo de micróbio que causam infecções em nosso corpo.

Conclui-se que nós enfraquecemos o nosso Sistema Imunológico, quando:

• Optamos por uma alimentação industrializada, processada e indigesta, com prisão de ventre (más digestões) e consequentes fermentações e putrefações intestinais (e ainda usamos o forno micro-ondas);

• Optamos por atitudes tempestivas, que geram um estresse incontrolável, secretando hormônios em níveis elevados no sistema linfático e no sangue;

• Optamos por uma vida sedentária, isto é, não praticamos atividade física no Sol ou ao Ar Livre, e também não fazemos exercícios de respiração;

• Optamos pelo consumo de medicamentos, cirurgias, quimioterapia e demais fármacos sintéticos, inclusive vacinas (já tivemos morte de idosos após tomarem a vacina da febre amarela).

TRATAMENTO

Equilibrar e fortalecer o nosso Sistema Imunológico.

A resistência Imunológica depende da purificação do nosso sangue (sangue alcalino), uma vez que os Glóbulos Brancos são os principais elementos que sustentam e protegem o nosso corpo contra qualquer tipo de infecção.

1 – Antibióticos Naturais, consumi-los diariamente:

    1.1 – Ao acordar, tomar um ou dois copos de água, com um ou dois limões sicilianos. Outra opção é tomar um ou dois copos de água com alho, macerado desde à noite anterior;

    1.2 – Leve ao liquidificador: uma porção de agrião, uma maçã, um dente de alho, um limão siciliano, água de coco. Antes de tomar, adicione o mel.

    1.3 – Chá Misto: um limão (fatiado e com casca), uma colher (sopa) de gengibre, dois ou três dentes de alho macerados, canela (dois paus), dez cravos da índia. – Ferver com um litro de água por dez minutos. Após os dez minutos, pôr um punhado de folhas de guaco e após uns cinco segundos desligue o fogo e deixe em infusão por sete minutos. Coe o chá e ponha-o em uma garrafa térmica. Obs.: se você for hipertenso, reduza o gengibre.

2 – Eliminar a FEBRE:

    2.1 – Pôr um algodão embebido em álcool, nas axilas e na virilha. Trocá-los quando ficarem aquecidos. Repetir até que a febre baixe;

    2.2 – Cataplasma de Cebola: ralar uma cebola e misturar com um pouco de farinha comum. Aplique nas solas dos pés, enfaixando-os com um tecido de algodão, por duas horas. Caso a febre continue, renove o cataplasma de cebola.

    2.3 – Cataplasma de Tofu, conforme item 2.8;

    2.4 – Cataplasma de Barro, conforme item 2.5, inclusive aplicar no rosto, pescoço, nuca e em todo ventre;

3 – Banho de Assento Alternado, conforme item 2.3;

4   – Escalda-pés Alternados, conforme item 2.4;

5   – Alimentação: é necessário eliminarmos frituras, refrigerantes, arroz branco, açúcar, adoçantes, café, sorvetes, pizzas, excesso de frutas, alimentos gelados, bebidas alcoólicas, chocolates, laticínios, margarinas, manteigas, leite de vaca e gorduras de origem animal. Posso afirmar que Digestão é a transformação do alimento que ingerimos em Sangue. Portanto, devemos optar por verduras e legumes, arroz e cereais integrais, oleaginosas, pães integrais e sem fermento químico, feijão azuki, peixes de escamas (sardinha, salmão, truta), etc. Ver cardápio completo no item 2.2;

6   – Limpeza da Vesícula, do Fígado e dos Rins, conforme item 2.26;

7   – Diariamente, praticar atividade física no SOL ou ao AR LIVRE, até conseguir o Suor na Pele, e fazer exercícios de respirações (respirar profundamente, levantando os braços e calcanhares [ao mesmo tempo], ficando na ponta dos pés até as mãos se unirem lá em cima [segurar o ar por alguns segundos] e descer expirando lentamente. Repetir muitas vezes);

8   – Eliminar a química dos medicamentos, desodorantes, cremes "produtos de beleza", protetor solar ou qualquer outro produto químico que destrua e acidifique a linfa e o sangue;

9   – GRATIDÃO: cultive e exercite diariamente a Gratidão; ela dissolve a doença, o medo, a ansiedade e a raiva. O nosso cérebro não é capaz de sentir, ao mesmo tempo, Gratidão e raiva. Você faz a escolha.

Gratidão é Saúde!

FERIDAS

TRATAMENTO
Calêndula e cavalinha, em partes iguais, lavar o local e tomar o chá. Limpar as feridas com suco de limão para evitar as infecções.

Casca de banana: colocar a parte interna (branca) no local e trocar duas vezes ao dia, após lavar a ferida.

Babosa: aplicar o gel da planta sobre as feridas.

Bálsamo: macere as folhinhas de bálsamo e massageie levemente sobre a ferida. Se possível, mantenha a ferida sempre úmida.

Mude a alimentação, pelo menos por alguns meses. Consuma proteínas, carboidratos, fibras, gorduras, sais minerais e vitaminas vegetais (arroz integral, feijão-azuki, soja e seus derivados, castanhas, amêndoas, cereais integrais e a clorofila das verduras e legumes), e o mínimo de frutas.

Nesse período, elimine o consumo de proteínas animais (carne bovina, suína, frango, queijos, leite), pizzas, frituras, guloseimas e refrigerantes.

Siga uma alimentação que consta do cardápio no item 2.2.

Eliminar a febre interna com cataplasma de barro, conforme item 2.5. Inclusive aplicar sobre a ferida, no pescoço e em todo o ventre.

Natação no mar ou em piscina sem química, fazendo massagens na região da garganta com o objetivo de equilibrar a tireoide e a paratireoide (eliminar a deficiência de iodo), e massagens também no baço, rins, pâncreas, próstata, ovários, fígado, etc., em todo o ventre, para reequilibrar o corpo através da região gastrointestinal.

Para que meu sangue fique alcalino, é necessário eu perceber e reduzir ao mínimo minha aflição, angústia, ansiedade, preocupação, medo, mágoa, ódio e raiva, que ocorrem quando não sei lidar com minhas frustrações e insatisfações, assim, fico estressado, e logo começa a doença, porque, nesse momento, há uma contração de meu sistema de glândulas (hipófise, pâncreas, fígado, tireoide, suprarrenais, próstata, ovários, mamas, etc.), secretando em níveis elevados cortisol, aldosterona, noradrenalina, dopamina, adrenalina, acetilcolina, etc., que, quando jogados na corrente sanguínea, envenenam o sangue.

Eliminar a química dos medicamentos, desodorantes, cremes produtos de beleza, protetor solar ou qualquer outro produto químico que destrua e acidifique o sangue.

Suco de *aloe vera*, conforme item 2.25.

Limpeza da vesícula, do fígado e dos rins, conforme item 2.26.

FIBROMIALGIA

É caracterizada como uma doença muscular. Daí a frequência de dores, fadiga e rigidez. Portanto, a fibromialgia se manifesta com dor de cabeça, dores nos músculos da coxa, abdômen, quadris e na parte superior das costas. A fibromialgia ainda está associada à insônia, à prisão de ventre, à depressão, à ansiedade, ao cansaço e às tonturas.

CAUSAS

Elevado nível diário de aflição, angústia, ansiedade, preocupação, medo, mágoa, ódio e raiva.

A glândula tireoide desequilibrada, especialmente pela escassez de iodo.

A química dos medicamentos, desodorantes, cremes, produtos de beleza, laxantes, purgantes, anticoncepcionais, produtos de limpeza, protetor solar etc.

Açúcar e gás dos refrigerantes.

Prisão de ventre.

Vida sedentária.

Más digestões, como consequência de uma alimentação desequilibrada, industrializada, indigesta, com chocolates, frituras, sorvetes, alimentos gelados, bombons, ovos fritos ou mexidos, salsichas, salames, hambúrgueres, *croissants*, batatas fritas, *ketchup*, café, açúcar, adoçantes, laticínios, excesso de frutas, alimentos de origem animal, mariscos, pão branco, arroz branco, manteiga, margarina e alimentos elaborados e requentados no forno de micro-ondas.

TRATAMENTO

Para que meu sangue fique alcalino, é necessário eu perceber e reduzir ao mínimo minha aflição, angústia, ansiedade, preocupação, medo, mágoa, ódio e raiva, que ocorrem quando não sei lidar com minhas frustrações e insatisfações. Por esse motivo, fico estressado, e começa a doença, porque, nesse momento, há uma contração de meu sistema de glândulas (hipófise, pâncreas, fígado, tireoide, suprarrenais, próstata, ovários, mamas, etc.), secretando em níveis elevados cortisol, aldosterona, noradrenalina, dopamina, adrenalina, acetilcolina, etc., que, quando jogados na corrente sanguínea, envenenam o sangue.

Oxigenação do corpo, conforme item 2.22.

Natação no mar ou em piscina sem química, fazendo massagens na região da garganta, com o objetivo de equilibrar a tireoide e a paratireoide (eliminar a deficiência de iodo), e massagens também no baço, rins, pâncreas, próstata, ovários, fígado, etc., em todo o ventre, para reequilibrar o corpo através da região gastrointestinal.

Escalda-pés alternados, conforme item 2.4.

Seja uma pessoa determinada. Tenha força de vontade. Minimize ou elimine o consumo de proteínas animais (carne bovina, suína, frango, queijos, leite), pizzas, frituras, guloseimas e refrigerantes. Consuma proteínas, carboidratos, gorduras, fibras, sais minerais e vitaminas vegetais (arroz integral, feijão-azuki, castanhas, amêndoas, soja e seus derivados, cereais integrais e a clorofila das verduras e legumes), e o mínimo de frutas. Siga uma alimentação que consta do cardápio do item 2.2.

Banho de assento alternado, conforme item 2.3.

Eliminar a febre interna com cataplasma de barro, conforme item 2.5.

Eliminar a química dos medicamentos, desodorantes, cremes produtos de beleza, protetor solar ou qualquer outro produto químico que destrua e acidifique o sangue.

Compressa de gengibre, conforme item 2.13.

Cataplasma de inhame-branco, conforme item 2.7.

Suco de *aloe vera*, conforme item 2.25.

Limpeza da vesícula, do fígado e dos rins, conforme item 2.26.

FÍGADO

É a maior glândula do corpo humano. Órgão de múltiplas funções que, graças ao seu precioso trabalho, participa da purificação do sangue venoso e dos produtos da digestão. Integra-se no trabalho digestivo com todos os órgãos internos. Promove plena proteção à vida humana contra a poluição intensa dos alimentos (toxinas), do ar (poluído) e da água (cloroficada).

Em sua parte inferior, encontra-se a vesícula biliar, que é uma pequena bolsa, onde fica depositada a bile. Sendo a bile produzida pelo fígado, é um líquido de cor amarelada, que tem sua utilidade na eliminação das substâncias alheias, provenientes da digestão, e ainda é útil na lubrificação e purificação dos intestinos, e deve ser evacuada diariamente, para não envenenar o sangue.

Qualquer desequilíbrio (doença) do fígado provoca sintomas de: náuseas, vômitos, inchaço, fraqueza, cor amarelada das mãos, pernas e face, visão dupla e sonolência.

As doenças mais comuns do fígado são:

CÁLCULOS BILIARES, CÓLICAS HEPÁTICAS

Os alimentos indigestos que ingerimos no dia a dia provocam transtornos digestivos crônicos, que congestionam com substâncias mórbidas a vesícula biliar e dão origem à formação de pequenas pedras, que chegam a entupir e até danificar a mucosa do canal que conduz a bile para o intestino. Como consequência, provocam muitas dores (lado direito do ventre). Observação: os cálculos expulsos saem junto às fezes.

Há cálcio em quantidade suficiente no corpo. Apenas é mal distribuído porque a glândula tireoide está com mau funcionamento, desequilibrada. Por esse motivo, o cálcio não é devidamente distribuído pelo corpo, e se acumula, sobretudo, nas articulações.

Ver tratamento no item Cálculos biliares, **na página 164**.

HEPATITE

É uma doença do fígado, aguda ou crônica, que se caracteriza pela inflamação e seu caráter infeccioso.

Os sintomas são, em geral: enjoos, calafrios, febre, vômitos, diarreia, etc.

Ver tratamento no item Hepatite, **na página 253**.

ICTERÍCIA

É uma doença do fígado, caracterizada pela dificuldade perante qualquer problema na mucosa do canal biliar que impeça a passagem da bile, e por ocorrer esse bloqueio, a bile retornará ao fígado, onde ocorrerá a mistura desse líquido amarelado com o sangue.

Disso resulta que o indivíduo que contrai a icterícia apresente essa cor amarelada nas mãos, na face, na boca e nas conjuntivas dos olhos.

Ver tratamento no item Icterícia, **na página 263**.

FRATURAS

Quando ocorre uma fratura, o sucesso do tratamento depende de:

1. Deixar o membro fraturado imobilizado e mantê-lo no mesmo nível do corpo.

2. Ter a sensibilidade de examinar a fratura e recolocar o osso no lugar certo. Essa recolocação é fundamental para a união completa das partes fraturadas.

3. Não usar gesso (o gesso impede a circulação do sangue). Inicialmente, deve-se massagear com água fria a região da fratura para reduzir o inchaço e melhorar a circulação do sangue.

4. Fazer o cataplasma de barro de três centímetros de espessura e, com água fria, aplicá-lo em cima e ao redor da fratura e deixar por seis horas.

5. Retirar o cataplasma de barro e pôr o cataplasma de inhame-branco (item 2.7) por mais seis horas.

6. Usar talas de madeira bem leves ou algo equivalente. Enfaixar com tecido e apertar levemente sobre o cataplasma de barro e depois sobre o cataplasma de inhame-branco.

7. Após o terceiro dia, renovar o cataplasma de barro e o cataplasma de inhame-branco a cada 12 horas.

8. Em três a quatro semanas a pessoa estará curada. Iniciam-se os movimentos e exercícios leves até a plena recuperação.

9. Se houver febre, procure no índice o tratamento para febre.

10. Se a pessoa já estiver com pinos, gesso, placa ou qualquer elemento metálico, utilizar o cataplasma de barro durante um semana, três horas por dia, após a retirada de qualquer um deles.

11. Mudar a alimentação, pelo menos por alguns meses. Consumir proteínas, carboidratos, fibras, gorduras, sais minerais e vitaminas vegetais (arroz integral, feijão-azuki, soja e seus derivados, castanhas, amêndoas, cereais integrais e a clorofila das verduras e legumes), e o mínimo de frutas.

Nesse período, elimine o consumo de proteínas animais (carne bovina, suína, frango, queijos, leite), pizzas, frituras, eguloseimas e refrigerantes.

Siga uma alimentação que consta do cardápio do item 2.2.

FURÚNCULO

É uma infecção, um inchaço na pele (tumor) dolorido e com pus.

CAUSAS

Sangue ácido, sujo, carregado de impurezas.

Más digestões, como consequência de uma alimentação desequilibrada, industrializada, indigesta, com chocolates, frituras, sorvetes, alimentos gelados, bombons, ovos fritos ou mexidos, salsichas, salames, hambúrgueres, *croissants*, batatas fritas, *ketchup*, café, açúcar, adoçantes, laticínios, excesso de frutas, alimentos de origem animal, mariscos, pão branco, arroz branco, manteiga, margarina e alimentos elaborados e requentados no forno de micro-ondas.

Prisão de ventre.

Elevado nível diário de aflição, angústia, ansiedade, preocupação, medo, mágoa, ódio e raiva.

TRATAMENTO

Se houver febre:
- Pôr um algodão embebido em álcool nas axilas e na virilha. Trocá-los quando ficarem aquecidos;
- Cataplasma de cebola: ralar uma cebola e misturar com um pouco de farinha de trigo comum. Aplique nas solas dos pés, enfaixando-os com um tecido de algodão, por cerca de duas horas. Caso a febre continue, renove o cataplasma de cebola;
- Cataplasma de tofu, conforme item 2.8.

Eliminar a febre interna com cataplasma de barro, conforme item 2.5. Inclusive aplicar sobre o furúnculo e no ventre.

Seja uma pessoa determinada. Tenha força de vontade. Minimize ou elimine o consumo de proteínas animais (carne bovina, suína, frango, queijos, leite), pizzas, frituras, guloseimas e refrigerantes.

Consuma proteínas, carboidratos, gorduras, fibras, sais minerais e vitaminas vegetais (arroz integral, feijão-azuki, castanhas, amêndoas, soja e seus derivados, cereais integrais e a clorofila das verduras e legumes), e o mínimo de frutas.

Siga uma alimentação que consta do cardápio ao item 2.2.

Para que meu sangue fique alcalino, é necessário eu perceber e reduzir ao mínimo minha aflição, angústia, ansiedade, preocupação,

medo, mágoa, ódio e raiva, que ocorrem quando não sei lidar com minhas frustrações e insatisfações. Isso me deixa estressado, e logo começa a doença, porque, nesse momento, há uma contração de meu sistema de glândulas (hipófise, pâncreas, fígado, tireoide, suprarrenais, próstata, ovários, mamas, etc.), secretando em níveis elevados cortisol, aldosterona, noradrenalina, dopamina, adrenalina, acetilcolina, etc., que, quando jogados na corrente sanguínea, envenenam o sangue.

Oxigenação do corpo, conforme item 2.22.

Natação no mar ou em piscina sem química, fazendo massagens na região da garganta com o objetivo de equilibrar a tireoide e a paratireoide (eliminar a deficiência de iodo), e massagens também no baço, rins, pâncreas, próstata, ovários, fígado, etc., e em todo o ventre, para reequilibrar o corpo através da região gastrointestinal.

Eliminar a química dos medicamentos, desodorantes, cremes produtos de beleza, protetor solar ou qualquer outro produto químico que destrua e acidifique o sangue.

Escalda-pés alternados, conforme item 2.4.

Suco de *aloe vera*, conforme item 2.25;

Limpeza da vesícula, do fígado e dos rins, conforme item 2.26.

GANGRENA

É a morte de tecidos do corpo, porque o fluxo de sangue é insuficiente, isto é, o sangue, devidamente oxigenado, não circula naquela parte do corpo.

A gangrena apresenta a destruição dos tecidos com maior incidência nas pernas e nos pés.

CAUSAS

Prisão de ventre.

Sangue ácido, sujo, carregado de impurezas.

Más digestões, como consequência de uma alimentação desequilibrada, industrializada, indigesta, com chocolates, frituras, sorvetes, alimentos gelados, bombons, ovos fritos ou mexidos, salsichas, salames, hambúrgueres, *croissants*, batatas fritas, *ketchup*, café, açúcar, adoçantes, laticínios, excesso de frutas, alimentos de origem animal, mariscos,

pão branco, arroz branco, manteiga, margarina e alimentos elaborados e requentados no forno de micro-ondas.

Vida sedentária.

Elevado nível diário de aflição, angústia, ansiedade, preocupação, medo, mágoa, ódio e raiva.

TRATAMENTO

Escalda-pés alternados, conforme item 2.4.

Eliminar a febre interna com cataplasma de barro, conforme item 2.5. Inclusive, aplicar no local da embolia/trombose, na nuca e em todo o ventre.

Mude a alimentação, pelo menos por alguns meses. Consuma proteínas, carboidratos, fibras, gorduras, sais minerais e vitaminas vegetais (arroz integral, feijão-azuki, soja e seus derivados, castanhas, amêndoas, cereais integrais e a clorofila das verduras e legumes), e o mínimo de frutas. Nesse período, elimine o consumo de proteínas animais (carne bovina, suína, frango, queijos, leite), pizzas, frituras, guloseimas e refrigerantes. Siga uma alimentação que consta do cardápio do item 2.2.

Para que meu sangue fique alcalino, é necessário eu perceber e reduzir ao mínimo minha aflição, angústia, ansiedade, preocupação, medo, mágoa, ódio e raiva, que ocorrem quando não sei lidar com minhas frustrações e insatisfações. Com isso, fico estressado, e começa a doença, porque, nesse momento, há uma contração de meu sistema de glândulas (hipófise, pâncreas, fígado, tireoide, suprarrenais, próstata, ovários, mamas, etc.), secretando em níveis elevados cortisol, aldosterona, noradrenalina, dopamina, adrenalina, acetilcolina, etc., que, quando jogados na corrente sanguínea, envenenam o sangue.

Oxigenação do corpo, conforme item 2.22.

Natação no mar ou em piscina sem química, fazendo massagens na região da garganta com o objetivo de equilibrar a tireoide e a paratireoide (eliminar a deficiência de iodo), e massagens também no baço, rins, pâncreas, próstata, ovários, fígado, etc., em todo o ventre, para reequilibrar o corpo através da região gastrointestinal.

Compressa de gengibre, conforme item 2.13.

Cataplasma de inhame-branco, conforme item 2.7.

Eliminar a química dos medicamentos, desodorantes, cremes produtos de beleza, protetor solar ou qualquer outro produto químico que destrua e acidifique o sangue.

Suco de *aloe vera*, conforme item 2.25.

Limpeza da vesícula, do fígado e dos rins, conforme item 2.26.

GARGANTA (INFLAMAÇÃO, ROUQUIDÃO)

Infecção e perda de voz.

TRATAMENTO

Gargarejo com chá de manjericão, eucalipto ou mil-em-ramas.

Gengibre: mastigar e consumir gengibre sendo hipertenso, reduzir o consumo de gengibre.

Aqueça as folhas de bardana no vapor, esmague-as e coloque-as em volta da garganta.

Bálsamo: esmagar folhinhas de bálsamo (obter o suco) e adicionar uma colher de mel. Tomar cinco gotas várias vezes ao dia.

Eliminar a febre interna com cataplasma de barro, conforme item 2.5. Inclusive, aplicar na garganta e no ventre.

Seja uma pessoa determinada. Tenha força de vontade. Minimize ou elimine o consumo de proteínas animais (carne bovina, suína, frango, queijos, leite), pizzas, frituras, guloseimas e refrigerantes.

Consuma proteínas, carboidratos, gorduras, fibras, sais minerais e vitaminas vegetais (arroz integral, feijão-azuki, castanhas, amêndoas, soja e seus derivados, cereais integrais e a clorofila das verduras e legumes), e o mínimo de frutas.

Siga uma alimentação que consta do cardápio do item 2.2.

Para que meu sangue fique alcalino é necessário eu perceber e reduzir ao mínimo minha aflição, angústia, ansiedade, preocupação, medo, mágoa, ódio e raiva, que ocorrem quando não sei lidar com minhas frustrações e insatisfações. Por isso, fico estressado, e logo começa a doença, porque, nesse momento, há uma contração de meu sistema de glândulas (hipófise, pâncreas, fígado, tireoide, suprarrenais, próstata, ovários, mamas, etc.), secretando em níveis elevados cortisol, aldosterona, noradrenalina, dopamina, adrenalina, acetilcolina, etc., que, quando jogados na corrente sanguínea, envenenam o sangue.

Compressa de gengibre, conforme item 2.13.

Cataplasma de inhame-branco, conforme item 2.7.

Respiração: respirar profundamente (ao sol ou ao ar livre), levantando os braços e os calcanhares (ao mesmo tempo), ficando na ponta dos pés até as mãos se unirem lá em cima (segurar o ar por alguns segundos) e descer expirando lentamente. Repetir por 20 vezes;

Escalda-pés alternados, conforme item 2.4.

Quando possível, faça natação no mar ou em piscina sem química, fazendo massagens na região da garganta com o objetivo de equilibrar a tireoide e a paratireoide (eliminar a deficiência de iodo), e massagens também no baço, rins, pâncreas, próstata, ovários, fígado etc., em todo o ventre, para reequilibrar o corpo através da região gastrointestinal.

Suco de *aloe vera*, conforme item 2.25.

Limpeza da vesícula, do fígado e dos rins, conforme item 2.26.

GASTRITE

É uma inflamação na pele (mucosa) que reveste, por dentro, o estômago.

A úlcera péptica é uma lesão, uma ferida, que destrói a mucosa do estômago (parte) ou do duodeno.

CAUSAS

Elevado nível diário de aflição, angústia, ansiedade, preocupação, medo, mágoa, ódio e raiva.

Más digestões, como consequência de uma alimentação desequilibrada, industrializada, indigesta, com chocolates, frituras, sorvetes, alimentos gelados, bombons, ovos fritos ou mexidos, salsichas, salames, hambúrgueres, *croissants*, batatas fritas, *ketchup*, café, açúcar, adoçantes, laticínios, excesso de frutas, alimentos de origem animal, mariscos, pão branco, arroz branco, manteiga, margarina e alimentos elaborados e requentados no forno de micro-ondas.

A química dos medicamentos, desodorantes, cremes, produtos de beleza, laxantes, purgantes, anticoncepcionais, produtos de limpeza, protetor solar, etc.

Imaturidade:
- Fumar e ingerir bebidas alcoólicas;
- A vontade está acima de tudo. Não tem disciplina na alimentação.

Não tem limites. É mimado. Por isso, é imaturo.
Açúcar e gás dos refrigerantes.
Prisão de ventre.
Sangue ácido, sujo, carregado de impurezas.

TRATAMENTO

Chás de espinheira-santa, dente-de-leão, calêndula, cavalinha, boldo, macela.

Boldo e mel: extrair o suco das folhas do boldo e juntar com mel, tomar durante o dia.

Evitar o alho, a cebola e o gengibre.

Uma romã + uma folha de babosa + duas xícaras de mel. Bater no liquidificador e tomar uma colher (sopa) a cada quatro horas.

Mude a alimentação, pelo menos por alguns meses. Consuma proteínas, carboidratos, fibras, gorduras, sais minerais e vitaminas vegetais (arroz integral, feijão-azuki, soja e seus derivados, castanhas, amêndoas, cereais integrais e a clorofila das verduras e legumes) e o mínimo de frutas. Nesse período, elimine o consumo de proteínas animais (carne bovina, suína, frango, queijos, leite), pizzas, frituras, guloseimas e refrigerantes. Siga uma alimentação que consta do cardápio do item 2.2.

Eliminar a febre interna com cataplasma de barro, conforme item 2.5. Inclusive, aplicar no rosto, pescoço, nuca e em todo o ventre.

Escalda-pés alternados, conforme item 2.4.

Para que meu sangue fique alcalino, é necessário eu perceber e reduzir ao mínimo minha aflição, angústia, ansiedade, preocupação, medo, mágoa, ódio e raiva, que ocorrem quando não sei lidar com minhas frustrações e insatisfações. Dessa forma, fico estressado e começa a doença, porque, nesse momento, há uma contração de meu sistema de glândulas (hipófise, pâncreas, fígado, tireoide, suprarrenais, próstata, ovários, mamas, etc.), secretando em níveis elevados cortisol, aldosterona, noradrenalina, dopamina, adrenalina, acetilcolina, etc., que, quando jogados na corrente sanguínea, envenenam o sangue.

Compressa de gengibre, conforme item 2.13.

Cataplasma de inhame-branco, conforme item 2.7.

Eliminar a química dos medicamentos, desodorantes, cremes, produtos de beleza, protetor solar ou qualquer outro produto químico que destrua e acidifique o sangue;

Oxigenação do corpo, conforme item 2.22;

Natação no mar ou em piscina sem química, fazendo massagens na região da garganta com o objetivo de equilibrar a tireoide e a paratireoide (eliminar a deficiência de iodo), e massagens também no baço, rins, pâncreas, próstata, ovários, fígado, etc., em todo o ventre, para reequilibrar o corpo através da região gastrointestinal.

GLAUCOMA AGUDO E CRÔNICO

Doença geralmente causada pela pressão elevada do fluido no interior do olho que, como consequência, poderá destruir a retina e o nervo óptico.

Há um bloqueio abrupto do sistema de drenagem do olho.

TRATAMENTO

Lavar os olhos três vezes ao dia com banchá morno.

Mexer e massagear circularmente os olhos, algumas vezes ao dia.

Aplicar duas gotas de colírio de óleo de gergelim, antes de dormir. Mude a alimentação, pelo menos por alguns meses. Consuma proteínas, carboidratos, fibras, gorduras, sais minerais e vitaminas vegetais (arroz integral, feijão-azuki, soja e seus derivados, castanhas, amêndoas, cereais integrais e a clorofila das verduras e legumes), e o mínimo de frutas.

Nesse período, elimine o consumo de proteínas animais (carne bovina, suína, frango, queijos, leite), pizzas, frituras, guloseimas e refrigerantes.

Siga uma alimentação que consta do cardápio no item 2.2.

Eliminar a febre interna com cataplasma de barro, conforme item 2.5. Aplicar no rosto (inclusive, sobre os olhos, com ou sem gaze), na nuca e em todo o ventre.

Natação no mar ou em piscina sem química, fazendo massagens na região da garganta com o objetivo de equilibrar a tireoide e a paratireoide (eliminar a deficiência de iodo), e massagens também no baço, rins, pâncreas, próstata, ovários, fígado, etc., em todo o ventre, para reequilibrar o corpo através da região gastrointestinal.

Para que meu sangue fique alcalino, é necessário eu perceber e reduzir ao mínimo minha aflição, angústia, ansiedade, preocupação,

medo, mágoa, ódio e raiva, que ocorrem quando não sei lidar com minhas frustrações e insatisfações. Isso me deixa estressado e faz começar a doença, porque, nesse momento, há uma contração de meu sistema de glândulas (hipófise, pâncreas, fígado, tireoide, suprarrenais, próstata, ovários, mamas, etc.), secretando em níveis elevados cortisol, aldosterona, noradrenalina, dopamina, adrenalina, acetilcolina, etc., que, quando jogados na corrente sanguínea, envenenam o sangue.

Eliminar a química dos medicamentos, desodorantes, cremes, produtos de beleza, protetor solar ou qualquer outro produto químico que destrua e acidifique o sangue.

Escalda-pés alternados, conforme item 2.4.

Suco de *aloe vera*, conforme item 2.25.

Limpeza da vesícula, do fígado e dos rins, conforme item 2.26.

GOTA

É uma doença, um distúrbio metabólico, que se caracteriza por inchações nas articulações, causando inflamações com intensas dores artríticas. É uma das doenças mais comuns entre os homens.

A origem maior é o excesso de ácido úrico no sangue.

CAUSAS

Mau funcionamento dos rins, que não conseguem eliminar o ácido úrico do sangue.

Açúcar e gás dos refrigerantes.

Elevado nível diário de aflição, angústia, ansiedade, preocupação, medo, mágoa, ódio e raiva.

Más digestões, como consequência de uma alimentação desequilibrada, industrializada, indigesta, com chocolates, frituras, sorvetes, alimentos gelados, bombons, ovos fritos ou mexidos, salsichas, salames, hambúrgueres, *croissants*, batatas fritas, *ketchup*, café, açúcar, adoçantes, laticínios, excesso de frutas, alimentos de origem animal, mariscos, pão branco, arroz branco, manteiga, margarina e alimentos elaborados e requentados no forno de micro-ondas.

Prisão de ventre.

Conclusão: sangue ácido, sujo, carregado de impurezas.

TRATAMENTO

Evitar cebola e grão-de-bico.

Chá (infusão): chapéu-de-couro, quebra-pedra, espinheira-santa, sabugueiro ou salsaparrilha.

Eliminar a febre interna com cataplasma de barro, conforme item 2.5. Inclusive, aplicar onde a gota se manifestar e em todo o ventre.

Escalda-pés alternados, conforme item 2.4.

Seja uma pessoa determinada. Tenha força de vontade. Minimize ou elimine o consumo de proteínas animais (carne bovina, suína, frango, queijos, leite), pizzas, frituras, guloseimas e refrigerantes. Consuma proteínas, carboidratos, gorduras, fibras, sais minerais e vitaminas vegetais (arroz integral, feijão-azuki, castanhas, amêndoas, soja e seus derivados, cereais integrais e a clorofila das verduras e legumes) e o mínimo de frutas. Siga uma alimentação que consta do cardápio no item 2.2.

Para que meu sangue fique alcalino, é necessário eu perceber e reduzir ao mínimo minha aflição, angústia, ansiedade, preocupação, medo, mágoa, ódio e raiva, que ocorrem quando não sei lidar com minhas frustrações e insatisfações. Fico, pois, estressado, e então começa a doença, porque, nesse momento, há uma contração de meu sistema de glândulas (hipófise, pâncreas, fígado, tireoide, suprarrenais, próstata, ovários, mamas, etc.), secretando em níveis elevados cortisol, aldosterona, noradrenalina, dopamina, adrenalina, acetilcolina, etc., que, quando jogados na corrente sanguínea, envenenam o sangue.

Oxigenação do corpo, conforme item 2.22.

Natação no mar ou em piscina sem química, fazendo massagens na região da garganta com o objetivo de equilibrar a tireoide e a paratireoide (eliminar a deficiência de iodo), e massagens também no baço, rins, pâncreas, próstata, ovários, fígado, etc., e em todo o ventre, para reequilibrar o corpo através da região gastrointestinal.

Compressa de gengibre, conforme item 2.13.

Cataplasma de inhame-branco, conforme item 2.7.

Eliminar a química dos medicamentos, desodorantes, cremes, produtos de beleza, protetor solar ou qualquer outro produto químico que destrua e acidifique o sangue.

Suco de *aloe vera*, conforme item 2.25.

Limpeza da vesícula, do fígado e dos rins, conforme item 2.26.

GRIPES E RESFRIADOS

São infecções que afetam o sistema respiratório superior e apresentam sintomas como espirros, corrimento nasal, tosse e garganta inflamada.

O resfriado é uma doença mais simples e apresenta os sintomas acima, enquanto a gripe apresenta-se com calafrios, dores musculares, sudorese e febre alta.

Existe a presença do excesso de catarro e muco, também por conta do desequilíbrio térmico do corpo, isto é, pele fria (sem vida) e febre no ventre.

CAUSAS

Não é uma infecção por bactérias ou vírus ou qualquer micróbio.

Banho com água quente, que esfria e destrói a pele e, além disso, posteriormente, faz apanhar friagem.

Açúcar e gás dos refrigerantes.

Prisão de ventre.

Más digestões, como consequência de uma alimentação desequilibrada, industrializada, indigesta, com chocolates, frituras, sorvetes, alimentos gelados, bombons, ovos fritos ou mexidos, salsichas, salames, hambúrgueres, *croissants*, batatas fritas, *ketchup*, café, açúcar, adoçantes, laticínios, excesso de frutas, alimentos de origem animal, mariscos, pão branco, arroz branco, manteiga, margarina e alimentos elaborados e requentados no forno de micro-ondas.

Sangue ácido, sujo, carregado de impurezas.

TRATAMENTO

Escalda-pés alternados, conforme item 2.4.

Chá misto – um limão (fatiado e com casca), uma colher (sopa) de gengibre, dois ou três dentes de alho macerados, canela (+/- dois paus), dez cravos da índia. Ferver um litro de água por dez minutos. Após os dez minutos, pôr um punhado de folhas de guaco e, depois de uns 20 segundos, desligue o fogo e deixe em infusão por sete minutos. Coe o chá e ponha-o em uma garrafa térmica. Observação: se você for hipertenso, reduza o gengibre.

Chá (infusão): guaco, limão, sabugueiro, gengibre, poejo, tanchagem ou sálvia.

Esmagar e extrair gotas das folhas de bálsamo e acrescentar uma colher (sopa) mel. Ingerir duas vezes ao dia.

Inalação: ferver folhas de eucalipto e rodelas finas de gengibre, água e fogo (não usar panelas de alumínio). Respire bastante, cobrindo a cabeça com uma toalha sobre a vasilha.

Inalação: ferver folhas de eucalipto com sal grosso (não usar panelas de alumínio). Respire bastante, cobrindo a cabeça com uma toalha sobre a vasilha.

É necessário mudar a alimentação. A partir de hoje, consuma bastante clorofila (das verduras e legumes), proteínas e carboidratos vegetais (arroz integral, feijão-azuki, castanhas, soja e seus derivados, amêndoas, cereais integrais), e o mínimo de frutas. Minimize ou elimine o consumo de proteínas animais (carne bovina, suína, frango, queijos, leite), pizzas, frituras, guloseimas e refrigerantes.

Siga uma alimentação que consta do cardápio do item 2.2.

Respiração: respirar profundamente (ao sol ou ao ar livre), levantando os braços e os calcanhares (ao mesmo tempo), ficando na ponta dos pés até as mãos se unirem lá em cima (segurar o ar por alguns segundos) e descer expirando lentamente. Repetir por 20 vezes.

Se houver febre:
- Pôr um algodão embebido em álcool nas axilas e na virilha. Trocá-los quando ficarem aquecidos;
- Cataplasma de cebola: ralar uma cebola e misturar com um pouco de farinha de trigo comum. Aplique nas solas dos pés, enfaixando-os com um tecido de algodão, por cerca de duas horas. Caso a febre continue, renove o cataplasma de cebola.
- Cataplasma de tofu, conforme item 2.8.

HEMATOMA

TRATAMENTO

Compressa de babosa: abrir uma folha de babosa e pôr a parte interna sobre o hematoma.

Bálsamo: macerar folhinhas de bálsamo e massagear levemente os hematomas.

Eliminar a febre interna com cataplasma de barro, conforme item 2.5. Inclusive, aplicar no local do hematoma e no ventre.

Mude a alimentação, pelo menos por alguns meses. Consuma proteínas, carboidratos, fibras, gorduras, sais minerais e vitaminas vegetais (arroz integral, feijão-azuki, soja e seus derivados, castanhas, amêndoas, cereais integrais e a clorofila das verduras e legumes), e o mínimo de frutas. Nesse período, elimine o consumo de proteínas animais (carne bovina, suína, frango, queijos, leite), pizzas, frituras, guloseimas e refrigerantes. Siga uma alimentação que consta do cardápio do item 2.2.

Oxigenação do corpo, conforme item 2.22.

Escalda-pés alternados, conforme item 2.4.

Suco de *aloe vera*, conforme item 2.25.

Limpeza da vesícula, do fígado e dos rins, conforme item 2.26.

HEMODIÁLISE (DIÁLISE)

TRATAMENTO

O tratamento aqui proposto é para recuperar o funcionamento dos rins, isto é, os rins voltarem a ter suas atividades normais de filtragem das impurezas do sangue, dia e noite. Para controle do potássio, consumir legumes e verduras somente cozidos no vapor.

Mude a alimentação, pelo menos por alguns meses. Consuma proteínas, carboidratos, fibras, gorduras, sais minerais e vitaminas vegetais (arroz integral, feijão-azuki, soja e seus derivados, castanhas, amêndoas, cereais integrais e legumes e verduras no vapor), e, das frutas, somente maçã com casca. Evitar cebolas.

Nesse período, elimine o consumo de proteínas animais (carne bovina, suína, frango, queijos, leite), pizzas, frituras, guloseimas e refrigerantes.

Siga uma alimentação que consta do cardápio do item 2.2.

Tomar chá de espinheira-santa, mandacaru, unha-de-gato, salsaparrilha, quebra-pedra, cavalinha e dente-de-leão.

Eliminar a febre interna com cataplasma de barro, conforme item 2.5.

Compressa de gengibre, conforme item 2.13.

Logo em seguida da compressa de gengibre, aplique o cataplasma de inhame-branco, conforme item 2.7.

Para que meu sangue fique alcalino, é necessário eu perceber e reduzir ao mínimo minha aflição, angústia, ansiedade, preocupação,

medo, mágoa, ódio e raiva, que ocorrem quando não sei lidar com minhas frustrações e insatisfações. Isso me deixa estressado, e faz começar a doença, porque, nesse momento, há uma contração de meu sistema de glândulas (hipófise, pâncreas, fígado, tireoide, suprarrenais, próstata, ovários, mamas, etc.), secretando em níveis elevados cortisol, aldosterona, noradrenalina, dopamina, adrenalina, acetilcolina, etc., que, quando jogados na corrente sanguínea, envenenam o sangue.

Oxigenação do corpo, conforme item 2.22.

Natação no mar ou em piscina sem química, fazendo massagens na região da garganta com o objetivo de equilibrar a tireoide e a paratireoide (eliminar a deficiência de iodo), e massagens também no baço, rins, pâncreas, próstata, ovários, fígado, etc., em todo o ventre, para reequilibrar o corpo através da região gastrointestinal.

Escalda-pés alternado, conforme item 2.4.

HEMORRAGIA SUBCONJUNTIVAL

É uma hemorragia entre a parte branca do olho e a conjuntiva. Há uma ruptura de pequenos vasos sanguíneos da conjuntiva, caracterizada como uma lesão leve.

TRATAMENTO

Lavar os olhos três vezes ao dia com banchá morno.

Mexer e massagear circularmente os olhos, algumas vezes ao dia.

Aplicar duas gotas de colírio de óleo de gergelim, antes de dormir.

Oxigenação do corpo, conforme item 2.22.

Seja uma pessoa determinada. Tenha força de vontade. Minimize ou elimine o consumo de proteínas animais (carne bovina, suína, frango, queijos, leite), pizzas, frituras, guloseimas e refrigerantes. Consuma proteínas, carboidratos, gorduras, fibras, sais minerais e vitaminas vegetais (arroz integral, feijão-azuki, castanhas, amêndoas, soja e seus derivados, cereais integrais e a clorofila das verduras e legumes), e o mínimo de frutas.

Siga uma alimentação que consta do cardápio no item 2.2.

Natação no mar ou em piscina sem química, fazendo massagens na região da garganta com o objetivo de equilibrar a tireoide e a paratireoide (eliminar a deficiência de iodo), e massagens também no baço,

rins, pâncreas, próstata, ovários, fígado, etc., em todo o ventre, para reequilibrar o corpo através da região gastrointestinal.

Para que meu sangue fique alcalino, é necessário eu perceber e reduzir ao mínimo minha aflição, angústia, ansiedade, preocupação, medo, mágoa, ódio e raiva, que ocorrem quando eu não sei lidar com minhas frustrações e insatisfações. Em função disso, fico estressado, e assim começa a doença, porque, nesse momento, há uma contração de meu sistema de glândulas (hipófise, pâncreas, fígado, tireoide, suprarrenais, próstata, ovários, mamas, etc.), secretando em níveis elevados cortisol, aldosterona, noradrenalina, dopamina, adrenalina, acetilcolina, etc., que, quando jogados na corrente sanguínea, envenenam o sangue.

Eliminar a febre interna com cataplasma de barro, conforme item 2.5. Aplicar no rosto (inclusive sobre os olhos, com ou sem gaze), na nuca e em todo o ventre.

Eliminar a química dos medicamentos, desodorantes, cremes, produtos de beleza, protetor solar ou qualquer outro produto químico que destrua e acidifique o sangue.

Suco de *aloe vera*, conforme item 2.25.

Limpeza da vesícula, do fígado e dos rins, conforme item 2.26.

HEMORROIDAS

São varizes inflamadas e dilatadas no reto e ânus, em virtude da estagnação sanguínea, que provocam prurido, fissuras, úlceras, abscessos e tumores anais e retais.

CAUSAS

Uso diário e frequente de sapatos com saltos altos.

Excesso de peso.

Sangue ácido, sujo, carregado de impurezas.

Más digestões, como consequência de uma alimentação desequilibrada, industrializada, indigesta, com chocolates, frituras, sorvetes, alimentos gelados, bombons, ovos fritos ou mexidos, salsichas, salames, hambúrgueres, *croissants*, batatas fritas, *ketchup*, café, açúcar, adoçantes, laticínios, excesso de frutas, alimentos de origem animal, mariscos, pão branco, arroz branco, manteiga, margarina e alimentos elaborados e requentados no forno de micro-ondas.

Prisão de ventre.

Elevado nível diário de aflição, angústia, ansiedade, preocupação, medo, mágoa, ódio e raiva.

A química dos medicamentos, desodorantes, cremes, produtos de beleza, laxantes, purgantes, anticoncepcionais, produtos de limpeza, protetor solar, etc.

Açúcar e gás dos refrigerantes.

Uso diário de cintos apertados, roupas sintéticas e apertadas, sapatos apertados, excesso de roupas ou agasalhos.

Vida sedentária.

TRATAMENTO

O tratamento para as hemorroidas desaparecerem é tornar o sangue alcalino. Com o sangue alcalino, as circulações venosa e arterial ficam plenas e completamente livres de qualquer estagnação sanguínea.

Aplicar babosa esmagada ou óleo de copaíba no local.

Escalda-pés alternado, conforme item 2.4.

Eliminar a febre interna com cataplasma de barro, conforme item 2.5.

Compressa de gengibre, conforme item 2.13.

Cataplasma de inhame-branco, conforme item 2.7.

Mude a alimentação, pelo menos por alguns meses. Consuma proteínas, carboidratos, fibras, gorduras, sais minerais e vitaminas vegetais (arroz integral, feijão-azuki, soja e seus derivados, castanhas, amêndoas, cereais integrais e a clorofila das verduras e legumes), e o mínimo de frutas.

Nesse período, elimine o consumo de proteínas animais (carne bovina, suína, frango, queijos, leite), pizzas, frituras, guloseimas e refrigerantes.

Siga uma alimentação que consta do cardápio no item 2.2.

Para que meu sangue fique alcalino, é necessário eu perceber e reduzir ao mínimo minha aflição, angústia, ansiedade, preocupação, medo, mágoa, ódio e raiva, que ocorrem quando não sei lidar com minhas frustrações e insatisfações. Por isso, fico estressado, e assim começa a doença, porque, nesse momento, há uma contração de meu sistema de glândulas (hipófise, pâncreas, fígado, tireoide, suprarrenais, próstata, ovários, mamas, etc.), secretando em níveis elevados cortisol,

aldosterona, noradrenalina, dopamina, adrenalina, acetilcolina, etc., que, quando jogados na corrente sanguínea, envenenam o sangue.

Oxigenação do corpo, conforme item 2.22;

Natação no mar ou em piscina sem química, fazendo massagens na região da garganta com o objetivo de equilibrar a tireoide e a paratireoide (eliminar a deficiência de iodo), e massagens também no baço, rins, pâncreas, próstata, ovários, fígado, etc., em todo o ventre, para reequilibrar o corpo através da região gastrointestinal.

Banho de assento alternado, conforme item 2.3.

Suco de *aloe vera*, conforme item 2.25.

Limpeza da vesícula, do fígado e dos rins, conforme item 2.26.

HEPATITE

É uma doença do fígado, aguda ou crônica, que se caracteriza pela inflamação e seu caráter infeccioso.

Os sintomas são, em geral, enjoos, calafrios, febre, vômitos, diarreia, etc.

CAUSAS

Vida sedentária.

Açúcar e gás dos refrigerantes.

Prisão de ventre.

Elevado nível diário de aflição, angústia, ansiedade, preocupação, medo, mágoa, ódio e raiva.

Sangue ácido, sujo, carregado de impurezas.

Más digestões, como consequência de uma alimentação desequilibrada, industrializada, indigesta, com chocolates, frituras, sorvetes, alimentos gelados, bombons, ovos fritos ou mexidos, salsichas, salames, hambúrgueres, *croissants*, batatas fritas, *ketchup*, café, açúcar, adoçantes, laticínios, excesso de frutas, alimentos de origem animal, mariscos, pão branco, arroz branco, manteiga, margarina e alimentos elaborados e requentados no forno de micro-ondas.

TRATAMENTO

Eliminar a febre interna com cataplasma de barro, conforme item 2.5, por três horas, durante 20 dias.

Boldo: macerar algumas folhas de boldo, deixar por dez minutos dentro de água natural e tomar.

Tomar chá de funcho (infusão) durante o dia.

Alcachofra: macerar as folhas, deixar em água natural por 15 minutos e tomar.

Chás (infusão): quebra-pedra, cavalinha, bardana, carqueja, picão, dente-de-leão ou jurubeba.

Mude a alimentação, pelo menos por alguns meses. Consuma proteínas, carboidratos, fibras, gorduras, sais minerais e vitaminas vegetais (arroz integral, feijão-azuki, soja e seus derivados, castanhas, amêndoas, cereais integrais e a clorofila das verduras e legumes), e o mínimo de frutas.

Nesse período, elimine o consumo de proteínas animais (carne bovina, suína, frango, queijos, leite), pizzas, frituras, guloseimas e refrigerantes.

Siga uma alimentação que consta do cardápio do item 2.2.

Banho de assento alternado, conforme item 2.3.

Para que meu sangue fique alcalino, é necessário eu perceber e reduzir ao mínimo minha aflição, angústia, ansiedade, preocupação, medo, mágoa, ódio e raiva, que ocorrem quando não sei lidar com minhas frustrações e insatisfações. Por esse motivo, fico estressado, e assim começa a doença, porque, nesse momento, há uma contração de meu sistema de glândulas (hipófise, pâncreas, fígado, tireoide, suprarrenais, próstata, ovários, mamas, etc.), secretando em níveis elevados cortisol, aldosterona, noradrenalina, dopamina, adrenalina, acetilcolina, etc., que, quando jogados na corrente sanguínea, envenenam o sangue.

Compressa de gengibre, conforme item 2.13.

Cataplasma de inhame-branco, conforme item 2.7.

Respiração: respirar profundamente (ao sol ou ao ar livre), levantando os braços e os calcanhares (ao mesmo tempo), ficando na ponta dos pés até as mãos se unirem lá em cima (segurar o ar por alguns segundos) e descer expirando lentamente. Repetir 20 vezes.

Escalda-pés alternados, conforme item 2.4.

Suco de *aloe vera*, conforme item 2.25.

Limpeza da vesícula, do fígado e dos rins, conforme item 2.26.

HÉRNIA OU RUPTURA TECIDUAL

As hérnias teciduais se caracterizam pelo afrouxamento e expansão com ruptura dos tecidos da barriga, da íngua, da virilha e dos intestinos.

Hérnia umbilical em criança tem como causa principal a alimentação indigesta e desequilibrada da mãe, nos períodos de gestação e amamentação.

CAUSAS

Levantar peso excessivo com má postura, durante vários anos.
Vida sedentária.
Prisão de ventre.
Más digestões, como consequência de uma alimentação desequilibrada, industrializada, indigesta, com chocolates, frituras, sorvetes, alimentos gelados, bombons, ovos fritos ou mexidos, salsichas, salames, hambúrgueres, *croissants*, batatas fritas, *ketchup*, café, açúcar, adoçantes, laticínios, excesso de frutas, alimentos de origem animal, mariscos, pão branco, arroz branco, manteiga, margarina e alimentos elaborados e requentados no forno de micro-ondas.
Sangue ácido, sujo, carregado de impurezas.

TRATAMENTO

Massagear o local com alho macerado e azeite de oliva extravirgem.
Eliminar a febre interna com cataplasma de barro, conforme item 2.5. Inclusive, aplicar no local afetado e no ventre.
Compressa de gengibre, conforme item 2.13. Inclusive, aplicar no local afetado e no ventre.
Cataplasma de inhame-branco, conforme item 2.7. Inclusive, aplicar no local afetado e no ventre.
Mude a alimentação, pelo menos por alguns meses. Consuma proteínas, carboidratos, fibras, gorduras, sais minerais e vitaminas vegetais (arroz integral, feijão-azuki, soja e seus derivados, castanhas, amêndoas, cereais integrais e a clorofila das verduras e legumes), e o mínimo de frutas.

Nesse período, elimine o consumo de proteínas animais (carne bovina, suína, frango, queijos, leite), pizzas, frituras, guloseimas e refrigerantes.

Siga uma alimentação que consta do cardápio no item 2.2.

Natação no mar ou em piscina sem química, fazendo massagens na região da garganta com o objetivo de equilibrar a tireoide e a paratireoide (eliminar a deficiência de iodo), e massagens também no baço, rins, pâncreas, próstata, ovários, fígado, etc., em todo o ventre, para reequilibrar o corpo através da região gastrointestinal.

Eliminar a química dos medicamentos, desodorantes, cremes, produtos de beleza, protetor solar ou qualquer outro produto químico que destrua e acidifique o sangue.

Suco de *aloe vera*, conforme item 2.25.

Limpeza da vesícula, do fígado e dos rins, conforme item 2.26.

HÉRNIA DE DISCO

É uma inflamação com inchaço e dor, quando há o esmagamento (rompimento), o deslocamento de um disco cartilaginoso entre duas vértebras.

A protuberância comprime os nervos, causando dor, especialmente na perna.

Há cálcio em quantidade suficiente no corpo. Somente é mal distribuído porque a glândula tireoide está com mau funcionamento, desequilibrada e, assim, o cálcio não é devidamente distribuído pelo corpo, e se acumula, sobretudo, nas articulações.

CAUSAS

Levantar excessivos pesos com má postura, durante vários anos.
Vida sedentária.
Prisão de ventre.
Más digestões, como consequência de uma alimentação desequilibrada, industrializada, indigesta, com chocolates, frituras, sorvetes, alimentos gelados, bombons, ovos fritos ou mexidos, salsichas, salames, hambúrgueres, *croissants*, batatas fritas, *ketchup*, café, açúcar, adoçantes, laticínios, excesso de frutas, alimentos de origem animal, mariscos, pão branco, arroz branco, manteiga, margarina e alimentos elaborados e requentados no forno de micro-ondas;
Sangue ácido, sujo, carregado de impurezas.

TRATAMENTO

É necessário mudar a alimentação. A partir de hoje, consuma bastante clorofila (das verduras e legumes), proteínas e carboidratos vegetais (arroz integral, feijão-azuki, castanhas, soja e seus derivados, amêndoas, cereais integrais), e o mínimo de frutas. Minimize ou elimine o consumo de proteínas animais (carne bovina, suína, frango, queijos, leite), pizzas, frituras, guloseimas e refrigerantes.

Siga uma alimentação que consta do cardápio no item 2.2.

Massagear o local com alho macerado e azeite de oliva extravirgem.

Eliminar a febre interna com cataplasma de barro, conforme item 2.5. Inclusive, aplicar no local afetado e no ventre.

Compressa de gengibre, conforme item 2.13. Inclusive, aplicar no local afetado e no ventre.

Cataplasma de inhame-branco, conforme item 2.7. Inclusive, aplicar no local afetado e no ventre.

Natação no mar ou em piscina sem química, fazendo massagens na região da garganta com o objetivo de equilibrar a tireoide e a paratireoide (eliminar a deficiência de iodo), e massagens também no baço, rins, pâncreas, próstata, ovários, fígado, etc., em todo o ventre, para reequilibrar o corpo através da região gastrointestinal.

Eliminar a química dos medicamentos, desodorantes, cremes, produtos de beleza, protetor solar ou qualquer outro produto químico que destrua e acidifique o sangue.

Suco de *aloe vera*, conforme item 2.25.

Limpeza da vesícula, do fígado e dos rins, conforme item 2.26.

HIDRONEFROSE

Inchaço de um rim ou dos dois rins, em decorrência das congestões e entupimentos no sistema urinário.

TRATAMENTO

Eliminar a febre interna com cataplasma de barro, conforme item 2.5. Inclusive, aplicar em todo o ventre.

Seja uma pessoa determinada. Tenha força de vontade. Minimize ou elimine o consumo de proteínas animais (carne bovina, suína, frango, queijos, leite), pizzas, frituras, guloseimas e refrigerantes. Consuma proteínas, carboidratos, gorduras, fibras, sais minerais e vitaminas vegetais (arroz integral, feijão-azuki, castanhas, amêndoas, soja e seus derivados, cereais integrais e a clorofila das verduras e legumes), e o mínimo de frutas. Siga uma alimentação que consta do cardápio no item 2.2.

Compressa de gengibre, conforme item 2.13.
Cataplasma de inhame-branco, conforme item 2.7.
Oxigenação do corpo, conforme item 2.22.

Natação no mar ou em piscina sem química, fazendo massagens na região da garganta com o objetivo de equilibrar a tireoide e a paratireoide (eliminar a deficiência de iodo), e massagens também no baço, rins, pâncreas, próstata, ovários, fígado, etc., em todo o ventre, para reequilibrar o corpo através da região gastrointestinal.

Para que meu sangue fique alcalino, é necessário eu perceber e reduzir ao mínimo minha aflição, angústia, ansiedade, preocupação, medo, mágoa, ódio e raiva, que ocorrem quando não sei lidar com minhas frustrações e insatisfações. Com isso, fico estressado e começa a doença, porque, nesse momento, há uma contração de meu sistema de glândulas (hipófise, pâncreas, fígado, tireoide, suprarrenais, próstata, ovários, mamas, etc.), secretando em níveis elevados cortisol, aldosterona, noradrenalina, dopamina, adrenalina, acetilcolina, etc., que, quando jogados na corrente sanguínea, envenenam o sangue.

Eliminar a química dos medicamentos, desodorantes, cremes, produtos de beleza, protetor solar ou qualquer outro produto químico que destrua e acidifique o sangue.

Escalda-pés alternados, conforme item 2.4.
Suco de *aloe vera*, conforme item 2.25.
Limpeza da vesícula, do fígado e dos rins, conforme item 2.26.

HIPERTENSÃO

É a pressão arterial que se mantém sempre elevada, quando a pressão sistólica permanece acima de 140 mmHg e a pressão diastólica acima de 90 mmHg, ou seja, a pressão arterial está constantemente acima dos 14 x 9.

É uma doença caracterizada pelo aumento excessivo das tensões nervosa e sanguínea.

A etiologia da maioria dos casos de hipertensão é emocional, é psíquica.

CAUSAS

Elevado nível diário de aflição, angústia, ansiedade, preocupação, medo, mágoa, ódio e raiva.

Imaturidade:

1. Fumar e ingerir bebidas alcoólicas;
2. A vontade está acima de tudo. Não tem disciplina na alimentação. Não tem limites. É mimado. Por isso, é imaturo.

Más digestões, como consequência de uma alimentação desequilibrada, industrializada, indigesta, com chocolates, frituras, sorvetes, alimentos gelados, bombons, ovos fritos ou mexidos, salsichas, salames, hambúrgueres, *croissants*, batatas fritas, *ketchup*, café, açúcar, adoçantes, laticínios, excesso de frutas, alimentos de origem animal, mariscos, pão branco, arroz branco, manteiga, margarina e alimentos elaborados e requentados no forno de micro-ondas.

Excesso de peso.

Açúcar e gás dos refrigerantes.

Vida sedentária.

Sangue ácido, sujo, carregado de impurezas.

TRATAMENTO

Tomar chá de folhas de cana-de-açúcar (ferver por cinco minutos).

Tomar duas xícaras de chá de alface por dia.

Tomar limão com alho.

Evitar gengibre, dente-de-leão, catuaba, unha-de-gato.

Respiração: respirar profundamente (ao sol ou ao ar livre), levantando os braços e a calcanhares (ao mesmo tempo), ficando na ponta dos pés até as mãos se unirem lá em cima (segurar o ar por alguns segundos) e descer expirando lentamente. Repetir 20 vezes.

Para que meu sangue fique alcalino, é necessário eu perceber e reduzir ao mínimo minha aflição, angústia, ansiedade, preocupação, medo, mágoa, ódio e raiva, que ocorrem quando não sei lidar com minhas frustrações e insatisfações. Dessa forma, fico estressado e começa a doença, porque, nesse momento, há uma contração de meu sistema de glândulas (hipófise, pâncreas, fígado, tireoide, suprarrenais, próstata, ovários, mamas, etc.), secretando em níveis elevados cortisol, aldosterona, noradrenalina, dopamina, adrenalina, acetilcolina, etc., que, quando jogados na corrente sanguínea, envenenam o sangue.

Mude a alimentação, pelo menos por alguns meses. Consuma proteínas, carboidratos, fibras, gorduras, sais minerais e vitaminas vegetais (arroz integral, feijão-azuki, soja e seus derivados, castanhas, amêndoas, cereais integrais e a clorofila das verduras e legumes), e o mínimo de frutas. Nesse período, elimine o consumo de proteínas animais (carne bovina, suína, frango, queijos, leite), pizzas, frituras, guloseimas e refrigerantes. Siga uma alimentação que consta do cardápio do item 2.2.

Natação no mar ou em piscina sem química, fazendo massagens na região da garganta com o objetivo de equilibrar a tireoide e a paratireoide (eliminar a deficiência de iodo), e massagens também no baço, rins, no pâncreas, na próstata, nos ovários, no fígado, etc., em todo o ventre, para reequilibrar o corpo através da região gastrointestinal.

Eliminar a química dos medicamentos, desodorantes, cremes, produtos de beleza, protetor solar ou qualquer outro produto químico que destrua e acidifique o sangue.

Eliminar a febre interna com cataplasma de barro, conforme item 2.5.

Escalda-pés alternados, conforme item 2.4.

Suco de *aloe vera*, conforme item 2.25.

Limpeza da vesícula, do fígado e dos rins, conforme item 2.26.

HIPERTROFIA BENIGNA DA PRÓSTATA

É o aumento da glândula próstata.

CAUSAS

Elevado nível diário de aflição, angústia, ansiedade, preocupação, medo, mágoa, ódio e raiva.

Prisão de ventre.

Vida sedentária.

Más digestões, como consequência de uma alimentação desequilibrada, industrializada, indigesta, com chocolates, frituras, sorvetes, alimentos gelados, bombons, ovos fritos ou mexidos, salsichas, salames, hambúrgueres, *croissants*, batatas fritas, *ketchup*, café, açúcar, adoçantes, laticínios, excesso de frutas, alimentos de origem animal, mariscos,

pão branco, arroz branco, manteiga, margarina e alimentos elaborados e requentados no forno de micro-ondas.

Sangue ácido, sujo, carregado de impurezas.

TRATAMENTO

O toque retal é desnecessário, porque nada resolve.

Tomar diariamente sete gotas de óleo de copaíba (com água ou em um pedaço de pão).

Tomar chás (infusão) de cavalinha com folhas de pitanga.

Para que meu sangue fique alcalino, é necessário eu perceber e reduzir ao mínimo minha aflição, angústia, ansiedade, preocupação, medo, mágoa, ódio e raiva, que ocorrem quando não sei lidar com minhas frustrações e insatisfações. Assim, fico estressado, e começa a doença, porque, nesse momento, há uma contração de meu sistema de glândulas (hipófise, pâncreas, fígado, tireoide, suprarrenais, próstata, ovários, mamas, etc.), secretando em níveis elevados cortisol, aldosterona, noradrenalina, dopamina, adrenalina, acetilcolina, etc., que, quando jogados na corrente sanguínea, envenenam o sangue.

Seja uma pessoa determinada. Tenha força de vontade. Minimize ou elimine o consumo de proteínas animais (carne bovina, suína, frango, queijos, leite), pizzas, frituras, guloseimas e refrigerantes.

Consuma proteínas, carboidratos, gorduras, fibras, sais minerais e vitaminas vegetais (arroz integral, feijão-azuki, castanhas, amêndoas, soja e seus derivados, cereais integrais e a clorofila das verduras e legumes), e o mínimo de frutas.

Siga uma alimentação que consta do cardápio do item 2.2.

Eliminar a febre interna com cataplasma de barro, conforme item 2.5. Inclusive, aplicar no rosto, pescoço, nuca e em todo o ventre;

Oxigenação do corpo, conforme item 2.22.

Natação no mar ou em piscina sem química, fazendo massagens na região da garganta com o objetivo de equilibrar a tireoide e a paratireoide (eliminar a deficiência de iodo), e massagens também no baço, rins, pâncreas, próstata, ovários, fígado, etc., em todo o ventre, para reequilibrar o corpo através da região gastrointestinal.

Eliminar a química dos medicamentos, desodorantes, cremes, produtos de beleza, protetor solar ou qualquer outro produto químico que destrua e acidifique o sangue.

Compressa de gengibre, conforme item 2.13.

Cataplasma de inhame-branco, conforme item 2.7.
Banho de assento alternado, conforme item 2.3.
Escalda-pés alternados, conforme item 2.4.
Suco de *aloe vera*, conforme item 2.25.
Limpeza da vesícula, do fígado e dos rins, conforme item 2.26.

HIPOTENSÃO

É a pressão arterial que se mantém abaixo dos 12 x 8.
É uma doença que revela baixa defesa imunológica, com o comprometimento do sistema nervoso.

CAUSAS

Vida sedentária.
Sangue ácido, sujo, carregado de impurezas.
Elevado nível diário de aflição, angústia, ansiedade, preocupação, medo, mágoa, ódio e raiva.
Imaturidade:
1. Fumar e ingerir bebidas alcoólicas;
2. A vontade está acima de tudo. Não tem disciplina na alimentação. Não tem limites. É mimado. Por isso, é imaturo.

Más digestões, como consequência de uma alimentação desequilibrada, industrializada, indigesta, como chocolates, frituras, sorvetes, alimentos gelados, bombons, ovos fritos ou mexidos, salsichas, salames, hambúrgueres, *croissants*, batatas fritas, *ketchup*, café, açúcar, adoçantes, laticínios, excesso de frutas, alimentos de origem animal, mariscos, pão branco, arroz branco, manteiga, margarina e alimentos elaborados e requentados no forno de micro-ondas.
Excesso de peso.
Açúcar e gás dos refrigerantes.

TRATAMENTO

Evitar: carqueja, chapéu-de-couro, cana-de-açúcar.
Tomar chá de gengibre.
Respiração: respirar profundamente (ao sol ou ao ar livre), levantando os braços e os calcanhares (ao mesmo tempo), ficando na ponta

dos pés até as mãos se unirem lá em cima (segurar o ar por alguns segundos) e descer expirando lentamente. Repetir 20 vezes.

É necessário mudar a alimentação. A partir de hoje, consuma bastante clorofila (das verduras e legumes), proteínas e carboidratos vegetais (arroz integral, feijão-azuki, castanhas, soja e seus derivados, amêndoas, cereais integrais), e o mínimo de frutas. Minimize ou elimine o consumo de proteínas animais (carne bovina, suína, frango, queijos, leite), pizzas, frituras, guloseimas e refrigerantes.

Siga uma alimentação que consta do cardápio do item 2.2.

Natação no mar ou em piscina sem química, fazendo massagens na região da garganta com o objetivo de equilibrar a tireoide e a paratireoide (eliminar a deficiência de iodo), e massagens também no baço, rins, pâncreas, próstata, ovários, fígado, etc., em todo o ventre, para reequilibrar o corpo através da região gastrointestinal.

Eliminar a química dos medicamentos, desodorantes, cremes, produtos de beleza, protetor solar ou qualquer outro produto químico que destrua e acidifique o sangue.

Para que meu sangue fique alcalino, é necessário eu perceber e reduzir ao mínimo minha aflição, angústia, ansiedade, preocupação, medo, mágoa, ódio e raiva, que ocorrem quando eu não sei lidar com minhas frustrações e insatisfações. Sendo assim, fico estressado e começa a doença, porque, nesse momento, há uma contração de meu sistema de glândulas (hipófise, pâncreas, fígado, tireoide, suprarrenais, próstata, ovários, mamas, etc.), secretando em níveis elevados cortisol, aldosterona, noradrenalina, dopamina, adrenalina, acetilcolina, etc., que, quando jogados na corrente sanguínea, envenenam o sangue.

Eliminar a febre interna com cataplasma de barro, conforme item 2.5.

Escalda-pés alternados, conforme item 2.4.

Suco de *aloe vera*, conforme item 2.25;

Limpeza da vesícula, do fígado e dos rins, conforme item 2.26.

ICTERÍCIA

É uma doença do fígado, caracterizada pela dificuldade perante qualquer problema na mucosa do canal biliar que impeça a passagem da bile, e por ocorrer esse bloqueio, a bile retorna ao fígado, onde ocorrerá a mistura desse líquido amarelado com o sangue.

Por causa disso, o indivíduo que contrai a icterícia apresenta essa cor amarelada nas mãos, face, boca e conjuntivas dos olhos.

CAUSAS

Prisão de ventre.

Elevado nível diário de aflição, angústia, ansiedade, preocupação, medo, mágoa, ódio e raiva.

Vida sedentária.

Açúcar e gás dos refrigerantes.

Más digestões, como consequência de uma alimentação desequilibrada, industrializada, indigesta, com chocolates, frituras, sorvetes, alimentos gelados, bombons, ovos fritos ou mexidos, salsichas, salames, hambúrgueres, *croissants*, batatas fritas, *ketchup*, café, açúcar, adoçantes, laticínios, excesso de frutas, alimentos de origem animal, mariscos, pão branco, arroz branco, manteiga, margarina e alimentos elaborados e requentados no forno de micro-ondas.

Sangue ácido, sujo, carregado de impurezas.

TRATAMENTO

Eliminar a febre interna com cataplasma de barro, conforme item 2.5. Inclusive, aplicar no pescoço e em todo o ventre.

Escalda-pés alternados, conforme item 2.4.

Mude a alimentação, pelo menos por alguns meses. Consuma proteínas, carboidratos, fibras, gorduras, sais minerais e vitaminas vegetais (arroz integral, feijão-azuki, soja e seus derivados, castanhas, amêndoas, cereais integrais e a clorofila das verduras e legumes), e o mínimo de frutas. Nesse período, elimine o consumo de proteínas animais (carne bovina, suína, frango, queijos, leite), pizzas, frituras, guloseimas e refrigerantes. Siga uma alimentação que consta do cardápio do item 2.2.

Compressa de gengibre, conforme item 2.13.

Cataplasma de inhame-branco, conforme item 2.7.

Respiração: respirar profundamente (ao sol ou ao ar livre), levantando os braços e os calcanhares (ao mesmo tempo), ficando na ponta dos pés até as mãos se unirem lá em cima (segurar o ar por alguns segundos) e descer expirando lentamente. Repetir 20 vezes.

Natação no mar ou em piscina sem química, fazendo massagens na região da garganta com o objetivo de equilibrar a tireoide e a paratireoide (eliminar a deficiência de iodo), e massagens também no baço, rins, pâncreas, próstata, ovários, fígado, etc., em todo o ventre, para reequilibrar o corpo através da região gastrointestinal.

Eliminar a química dos medicamentos, desodorantes, cremes, produtos de beleza, protetor solar ou qualquer outro produto químico que destrua e acidifique o sangue.

Para que meu sangue fique alcalino, é necessário eu perceber e reduzir ao mínimo minha aflição, angústia, ansiedade, preocupação, medo, mágoa, ódio e raiva, que ocorrem quando não sei lidar com minhas frustrações e insatisfações. Em função disso, fico estressado, e já começa a doença, porque, nesse momento, há uma contração de meu sistema de glândulas (hipófise, pâncreas, fígado, tireoide, suprarrenais, próstata, ovários, mamas, etc.), secretando em níveis elevados cortisol, aldosterona, noradrenalina, dopamina, adrenalina, acetilcolina, etc., que, quando jogados na corrente sanguínea, envenenam o sangue.

Suco de *aloe vera*, conforme item 2.25.

Limpeza da vesícula, do fígado e dos rins, conforme item 2.26.

INCONTINÊNCIA URINÁRIA

É uma doença caracterizada pelo afrouxamento dos músculos do colo da bexiga.

CAUSAS

Más digestões, como consequência de uma alimentação desequilibrada, industrializada, indigesta, com chocolates, frituras, sorvetes, alimentos gelados, bombons, ovos fritos ou mexidos, salsichas, salames, hambúrgueres, *croissants*, batatas fritas, *ketchup*, café, açúcar, adoçantes, laticínios, excesso de frutas, alimentos de origem animal, mariscos, pão branco, arroz branco, manteiga, margarina e alimentos elaborados e requentados no forno de micro-ondas.

Vida sedentária.

Açúcar e gás dos refrigerantes.

Elevado nível diário de aflição, angústia, ansiedade, preocupação, medo, mágoa, ódio e raiva.

Ssangue ácido, sujo, carregado de impurezas.

TRATAMENTO

Chás (infusão): quebra-pedra, sabugueiro, casca de romã, arruda ou folhas de goiabeira.

Evitar carqueja.

Escalda-pés alternados, conforme item 2.4.

Eliminar a febre interna com cataplasma de barro, conforme item 2.5. Inclusive, aplicar em todo o ventre.

Seja uma pessoa determinada. Tenha força de vontade. Minimize ou elimine o consumo de proteínas animais (carne bovina, suína, frango, queijos, leite), pizzas, frituras, guloseimas e refrigerantes.

Consuma proteínas, carboidratos, gorduras, fibras, sais minerais e vitaminas vegetais (arroz integral, feijão-azuki, castanhas, amêndoas, soja e seus derivados, cereais integrais e a clorofila das verduras e legumes), e o mínimo de frutas.

Siga uma alimentação que consta do cardápio do item 2.2.

Respiração: respirar profundamente (ao sol ou ao ar livre), levantando os braços e os calcanhares (ao mesmo tempo), ficando na ponta dos pés até as mãos se unirem lá em cima (segurar o ar por alguns segundos) e descer expirando lentamente. Repetir 20 vezes.

Natação no mar ou em piscina sem química, fazendo massagens na região da garganta com o objetivo de equilibrar a tireoide e a paratireoide (eliminar a deficiência de iodo), e massagens também no baço, rins, pâncreas, próstata, ovários, fígado, etc., em todo o ventre, para reequilibrar o corpo através da região gastrointestinal.

Compressa de gengibre, conforme item 2.13.

Cataplasma de inhame-branco, conforme item 2.7.

Para que meu sangue fique alcalino, é necessário eu perceber e reduzir ao mínimo minha aflição, angústia, ansiedade, preocupação, medo, mágoa, ódio e raiva, que ocorrem quando não sei lidar com minhas frustrações e insatisfações. Com isso, fico estressado, e começa a doença, porque, nesse momento, há uma contração de meu sistema de glândulas (hipófise, pâncreas, fígado, tireoide, suprarrenais, próstata, ovários, mamas etc.), secretando em níveis elevados cortisol, aldosterona, noradrenalina, dopamina, adrenalina, acetilcolina, etc., que, quando jogados na corrente sanguínea, envenenam o sangue.

Banho de assento alternado, conforme item 2.3.

Suco de aloe vera, conforme item 2.25.
Limpeza da vesícula, do fígado e dos rins, conforme item 2.26.

INFARTO DO MIOCÁRDIO

Falta de irrigação sanguínea a uma parte do músculo cardíaco devido a um bloqueio em uma artéria coronária. É conhecido como ataque cardíaco.

CAUSAS

Sangue ácido, sujo, carregado de impurezas, que sob a forma de gorduras provoca intoxicação no sangue e, como consequência, causa inchaço, congestão e falta de elasticidade nas artérias, veias e capilares, tornando-as endurecidas e esclerosadas, desencadeando as doenças (cardíacas) nas válvulas, no miocárdio, no endocárdio, no pericárdio, nos átrios e nos ventrículos.

Más digestões, como consequência de uma alimentação desequilibrada, industrializada, indigesta, com chocolates, frituras, sorvetes, alimentos gelados, bombons, ovos fritos ou mexidos, salsichas, salames, hambúrgueres, *croissants*, batatas fritas, *ketchup*, café, açúcar, adoçantes, laticínios, excesso de frutas, alimentos de origem animal, mariscos, pão branco, arroz branco, manteiga, margarina e alimentos elaborados e requentados no forno de micro-ondas.

Prisão de ventre.

Elevado nível diário de aflição, angústia, ansiedade, preocupação, medo, mágoa, ódio e raiva.

Açúcar e gás dos refrigerantes

Vida sedentária.

TRATAMENTO

Não tomar banho quente ou sauna;
Tomar chá de cavalinha;
Escalda-pés alternados, conforme item 2.4;
Eliminar a febre interna com cataplasma de barro, conforme item 2.5. Inclusive, aplicar no pescoço, nuca e em todo o ventre.

É necessário mudar a alimentação. A partir de hoje, consuma bastante clorofila (das verduras e legumes), proteínas e carboidratos vegetais (arroz integral, feijão-azuki, castanhas, soja e seus derivados, amêndoas, cereais integrais), e o mínimo de frutas. Minimize ou elimine o consumo de proteínas animais (carne bovina, suína, frango, queijos, leite), pizzas, frituras, guloseimas e refrigerantes.

Siga uma alimentação que consta do cardápio do item 2.2.

Para que meu sangue fique alcalino, é necessário eu perceber e reduzir ao mínimo minha aflição, angústia, ansiedade, preocupação, medo, mágoa, ódio e raiva, que ocorrem quando não sei lidar com minhas frustrações e insatisfações. Por isso, fico estressado, e começa a doença, porque, nesse momento, há uma contração de meu sistema de glândulas (hipófise, pâncreas, fígado, tireoide, suprarrenais, próstata, ovários, mamas, etc.), secretando em níveis elevados cortisol, aldosterona, noradrenalina, dopamina, adrenalina, acetilcolina, etc., que, quando jogados na corrente sanguínea, envenenam o sangue.

Natação no mar ou em piscina sem química, fazendo massagens na região da garganta com o objetivo de equilibrar a tireoide e a paratireoide (eliminar a deficiência de iodo), e massagens também no baço, rins, pâncreas, próstata, ovários, fígado, etc., em todo o ventre, para reequilibrar o corpo através da região gastrointestinal.

Eliminar a química dos medicamentos, desodorantes, cremes, produtos de beleza, protetor solar ou qualquer outro produto químico que destrua e acidifique o sangue.

Mel, cebola, alho. Meio quilo de mel, cinco cebolas roxas e três cabeças de alho. Levá-los ao liquidificador e guardar em um vidro na geladeira. Tomar uma colher (chá) três vezes ao dia, uma hora antes das refeições. Tomar por três semanas, dar um intervalo de uma semana, e repetir por mais três semanas.

Compressa de gengibre, conforme item 2.13.

Cataplasma de inhame-branco, conforme item 2.7.

Respiração: respirar profundamente (ao sol ou ao ar livre), levantando os braços e os calcanhares (ao mesmo tempo), ficando na ponta dos pés até as mãos se unirem lá em cima (segurar o ar por alguns segundos) e descer expirando lentamente. Repetir 20 vezes.

INSÔNIA

É a incapacidade de conciliar o sono dentro da regularidade de adormecer e permanecer dormindo, ou, se acordar, não ser capaz de voltar a dormir. A insônia é uma perturbação, porque traz como consequência uma fadiga excessiva, falta de concentração e deficiência orgânica generalizada.

CAUSAS

Elevado nível diário de aflição, angústia, ansiedade, preocupação, medo, mágoa, ódio e raiva.

Vida sedentária.

Prisão de ventre.

Más digestões, como consequência de uma alimentação desequilibrada, industrializada, indigesta, com chocolates, frituras, sorvetes, alimentos gelados, bombons, ovos fritos ou mexidos, salsichas, salames, hambúrgueres, *croissants*, batatas fritas, *ketchup*, café, açúcar, adoçantes, laticínios, excesso de frutas, alimentos de origem animal, mariscos, pão branco, arroz branco, manteiga, margarina e alimentos elaborados e requentados no forno de micro-ondas.

TRATAMENTO

Escalda-pés alternados, conforme item 2.4.

Alface com mel: macerar folhas de alface, até obter o suco, e misturar com uma colher de mel. Tomar antes de dormir.

Maracujá com mel: misture um pouco de suco de maracujá com uma colher de mel e tome antes de dormir.

Tomar chás de: erva-doce, cidreira, catuaba, arruda ou alecrim.

Para que meu sangue fique alcalino, é necessário eu perceber e reduzir ao mínimo minha aflição, angústia, ansiedade, preocupação, medo, mágoa, ódio e raiva, que ocorrem quando não sei lidar com minhas frustrações e insatisfações. Assim, fico estressado, e já começa a doença, porque, nesse momento, há uma contração de meu sistema de glândulas (hipófise, pâncreas, fígado, tireoide, suprarrenais, próstata, ovários, mamas, etc.), secretando em níveis elevados cortisol, aldosterona, noradrenalina, dopamina, adrenalina, acetilcolina, etc., que, quando jogados na corrente sanguínea, envenenam o sangue.

Natação no mar ou em piscina sem química, fazendo massagens na região da garganta com o objetivo de equilibrar a tireoide e a paratireoide (eliminar a deficiência de iodo), e massagens também no baço, rins, pâncreas, próstata, ovários, fígado, etc., em todo o ventre, para reequilibrar o corpo através da região gastrointestinal.

Eliminar a química dos medicamentos, desodorantes, cremes, produtos de beleza, protetor solar ou qualquer outro produto químico que destrua e acidifique o sangue.

Eliminar a febre interna com cataplasma de barro, conforme item 2.5. Inclusive, aplicar no rosto, pescoço, nuca e em todo o ventre.

Suco de *aloe vera*, conforme item 2.25.

Limpeza da vesícula, do fígado e dos rins, conforme item 2.26.

INTESTINOS: DELGADO E GROSSO

O corpo humano é uma máquina movida a energia, e os sistemas digestório e urinário são o motor que organiza e distribui a energia para toda essa máquina, porque converte os alimentos em combustível e em nutrientes.

Portanto, os intestinos são órgãos digestivos que se caracterizam como um duto enrolado, que se inicia na saída do estômago e segue até o ânus.

Mas o que é digestão?

É a transformação do alimento que comemos em sangue.

Sabe-se que o sangue é formado na medula óssea dos ossos planos, como omoplatas, costelas, esterno e pélvis. Mas, como nós ingerimos alimentos de quatro em quatro horas (aproximadamente), conclui-se que de nosso alimento depende nosso sangue, e realmente o sangue é formado, refeito, no íleo (última porção do intestino delgado), através das enzimas agregadas às superfícies das vilosidades do íleo (com ajuda do pâncreas e da vesícula biliar).

A digestão inicia-se na boca, depois no estômago, mas a parte principal da digestão realiza-se no intestino delgado.

Considerando-se a importância na digestão da bile (segregada pelo fígado), das secreções pancreáticas e do suco intestinal, o aproveitamento nutricional dos alimentos é obtido pelo intestino delgado. Quando não há essa nutrição, isto é, quando os alimentos não são devidamente digeridos, as fezes são líquidas (diarreia). Se as fezes são praticamente secas, temos a prisão de ventre.

Viroses, fungos ou quaisquer micróbios ou parasitas só entram em nós, gerando infecções intestinais, quando comemos alimentos indigestos, como frituras, laticínios, medicamentos, gorduras, alimentos de origem animal e industrializados, refrigerantes, etc.

Portanto, é necessário que os intestinos trabalhem em sua plenitude e, com o auxílio dos rins, promovam toda liberação e excreção dos alimentos indigestos. É por esse motivo que, diariamente (duas vezes ao dia), é necessário que os intestinos e rins façam plena faxina e coloquem todo esse lixo no lixo (fora do corpo), uma vez que a retenção deste por 24 horas compromete e danifica o sangue e, em consequência, nós optamos e aceitamos as doenças, como prisão de ventre, disenteria, enterite, diarreia e tantas outras.

CAUSAS

Prisão de ventre.

Vida sedentária.

Elevado nível diário de aflição, angústia, ansiedade, preocupação, medo, mágoa, ódio e raiva.

Açúcar e gás dos refrigerantes.

Más digestões, como consequência de uma alimentação desequilibrada, industrializada, indigesta, com chocolates, frituras, sorvetes, alimentos gelados, bombons, ovos fritos ou mexidos, salsichas, salames, hambúrgueres, *croissants*, batatas fritas, *ketchup*, café, açúcar, adoçantes, laticínios, excesso de frutas, alimentos de origem animal, mariscos, pão branco, arroz branco, manteiga, margarina e alimentos elaborados e requentados no forno de micro-ondas.

TRATAMENTO

Semente de linhaça. Pela manhã e à noite, um copo de água com semente de linhaça, macerada desde a noite anterior.

Azeite de oliva extravirgem. Pela manhã, tomar uma colher de sopa.

Óleo de rícino, conforme item 2.21.

Chás: quebra-pedra, bardana, mandacaru ou dente-de-leão.

Ameixas, mel e linhaça: colocar à noite duas colheres (sopa) de semente de linhaça e seis ameixas (sem caroço) em um copo de água. Na manhã seguinte, bater no liquidificador com mel a gosto e tomar em jejum.

Escalda-pés alternados, conforme item 2.4.

Respiração: respirar profundamente (ao sol ou ao ar livre), levantando os braços e os calcanhares (ao mesmo tempo), ficando na ponta dos pés até as mãos se unirem lá em cima (segurar o ar por alguns segundos) e descer expirando lentamente. Repetir 20 vezes.

Eliminar a febre interna com cataplasma de barro, conforme item 2.5. Inclusive, aplicar no rosto, pescoço, nuca e em todo o ventre;

Natação no mar ou em piscina sem química, fazendo massagens na região da garganta com o objetivo de equilibrar a tireoide e a paratireoide (eliminar a deficiência de iodo), e massagens também no baço, rins, pâncreas, próstata, ovários, fígado, etc., em todo o ventre, para reequilibrar o corpo através da região gastrointestinal.

Eliminar a química dos medicamentos, desodorantes, cremes, produtos de beleza, protetor solar ou qualquer outro produto químico que destrua e acidifique o sangue.

Compressa de gengibre, conforme item 2.13.

Cataplasma de inhame-branco, conforme item 2.7.

Para que meu sangue fique alcalino, é necessário eu perceber e reduzir ao mínimo minha aflição, angústia, ansiedade, preocupação, medo, mágoa, ódio e raiva, que ocorrem quando eu não sei lidar com minhas frustrações e insatisfações. Por isso, fico estressado, e aí começa a doença, porque, nesse momento, há uma contração de meu sistema de glândulas (hipófise, pâncreas, fígado, tireoide, suprarrenais, próstata, ovários, mamas, etc.), secretando em níveis elevados cortisol, aldosterona, noradrenalina, dopamina, adrenalina, acetilcolina, etc., que, quando jogados na corrente sanguínea, envenenam o sangue.

Suco de *aloe vera*, conforme item 2.25.

Limpeza da vesícula, do fígado e dos rins, conforme item 2.26.

LABIRINTITE

É uma inflamação do labirinto da orelha interna (ouvido interno), onde se encontram os órgãos do equilíbrio e o receptor auditivo.

O maior dano causado pela labirintite é quando afeta o equilíbrio, há a sensação de tontura e que tudo gira. Náuseas e vômitos e também zumbidos nas orelhas.

TRATAMENTO

Deve ser iniciado o tratamento imediatamente (após o primeiro diagnóstico ou os primeiros sintomas).

A primeira causa da inflamação do labirinto é o nível de impurezas no sangue, isto é, sangue muito ácido.

Perceber e reduzir ao mínimo as frustrações, preocupações e insatisfações, que ocorrem quando eu opto pela aflição, angústia, ansiedade, medo, mágoa, preocupação, ódio e raiva, porque elas contraem meu sistema de glândulas (hipófise, pâncreas, fígado, tireoide, suprarrenais, próstata, ovários, mamas, etc.), secretando em níveis elevados cortisol, aldosterona, noradrenalina, dopamina, adrenalina, acetilcolina, etc., que, quando jogados na corrente sanguínea, envenenam o sangue.

Seja uma pessoa determinada. Tenha força de vontade. Minimize ou elimine o consumo de proteínas animais (carne bovina, suína, frango, queijos, leite), pizzas, frituras, guloseimas e refrigerantes.

Consuma proteínas, carboidratos, gorduras, fibras, sais minerais e vitaminas vegetais (arroz integral, feijão-azuki, castanhas, amêndoas, soja e seus derivados, cereais integrais e a clorofila das verduras e legumes), e o mínimo de frutas.

Siga uma alimentação que consta do cardápio no item 2.2.

Oxigenação do corpo, conforme item 2.22.

Natação no mar ou em piscina sem química, fazendo massagens na região da garganta com o objetivo de equilibrar a tireoide e a paratireoide (eliminar a deficiência de iodo), e massagens também no baço, rins, pâncreas, próstata, ovários, fígado, etc., em todo o ventre, para reequilibrar o corpo através da região gastrointestinal.

Eliminar a química dos medicamentos, desodorantes, cremes, produtos de beleza, protetor solar ou qualquer outro produto químico que destrua e acidifique o sangue.

Compressa de gengibre, conforme item 2.13.

Cataplasma de inhame-branco, conforme item 2.7.

Escalda-pés alternados, conforme item 2.4.

Suco de *aloe vera*, conforme item 2.25.

Limpeza da vesícula, do fígado e dos rins, conforme item 2.26.

L.E.R. – LESÃO POR ESFORÇO REPETITIVO

A lesão ocorre em músculos ou tendões pelo esforço exagerado e repetitivo, desencadeando irritação e fadiga, por causa da pressão a que se submetem os músculos e tendões.

Esse distúrbio afeta habitualmente os músculos e tendões dos antebraços e, em especial, o túnel do carpo do pulso.

Há cálcio em quantidade suficiente no corpo. Apenas é mal distribuído porque a glândula tireoide está com mau funcionamento, desequilibrada; assim, o cálcio não é devidamente distribuído pelo corpo, e se acumula, sobretudo, nas articulações.

CAUSAS

Sangue ácido, sujo, carregado de impurezas.

Más digestões, como consequência de uma alimentação desequilibrada, industrializada, indigesta, com chocolates, frituras, sorvetes, alimentos gelados, bombons, ovos fritos ou mexidos, salsichas, salames, hambúrgueres, *croissants*, batatas fritas, *ketchup*, café, açúcar, adoçantes, laticínios, excesso de frutas, alimentos de origem animal, mariscos, pão branco, arroz branco, manteiga, margarina e alimentos elaborados e requentados no forno de micro-ondas.

Prisão de ventre.

Açúcar e gás dos refrigerantes.

A química dos medicamentos, desodorantes, cremes, produtos de beleza, laxantes, purgantes, anticoncepcionais, produtos de limpeza, protetor solar, etc.

Vida sedentária.

Elevado nível diário de aflição, angústia, ansiedade, preocupação, medo, mágoa, ódio e raiva.

TRATAMENTO

Natação no mar ou em piscina sem química, fazendo massagens na região da garganta com o objetivo de equilibrar a tireoide e a paratireoide (eliminar a deficiência de iodo), e massagens também no baço, rins, pâncreas, próstata, ovários, fígado, etc., em todo o ventre, para reequilibrar o corpo através da região gastrointestinal.

Para que meu sangue fique alcalino, é necessário eu perceber e reduzir ao mínimo minha aflição, angústia, ansiedade, preocupação, medo, mágoa, ódio e raiva, que ocorrem quando não sei lidar com minhas frustrações e insatisfações. Por causa disso, fico estressado, e logo começa a doença, porque, nesse momento, há uma contração de meu sistema de glândulas (hipófise, pâncreas, fígado, tireoide, suprarrenais, próstata, ovários, mamas, etc.), secretando em níveis elevados cortisol, aldosterona, noradrenalina, dopamina, adrenalina, acetilcolina, etc., que, quando jogados na corrente sanguínea, envenenam o sangue.

Mude a alimentação, pelo menos por alguns meses. Consuma proteínas, carboidratos, fibras, gorduras, sais minerais e vitaminas vegetais (arroz integral, feijão-azuki, soja e seus derivados, castanhas, amêndoas, cereais integrais e a clorofila das verduras e legumes), e o mínimo de frutas. Nesse período, elimine o consumo de proteínas animais (carne bovina, suína, frango, queijos, leite), pizzas, frituras, guloseimas e refrigerantes. Siga uma alimentação que consta do cardápio do item 2.2.

Eliminar a febre interna com cataplasma de barro, conforme item 2.5.

Eliminar a química dos medicamentos, desodorantes, cremes, produtos de beleza, protetor solar ou qualquer outro produto químico que destrua e acidifique o sangue.

Compressa de gengibre, conforme item 2.13.

Cataplasma de inhame-branco, conforme item 2.7.

Respiração: respirar profundamente (ao sol ou ao ar livre), levantando os braços e os calcanhares (ao mesmo tempo), ficando na ponta dos pés até as mãos se unirem lá em cima (segurar o ar por alguns segundos) e descer expirando lentamente. Repetir 20 vezes.

Escalda-pés alternados, conforme item 2.4.

Suco de *aloe vera*, conforme item 2.25.

Limpeza da vesícula, do fígado e dos rins, conforme item 2.26.

LEUCEMIA (CÂNCER NO SANGUE)

Ocorre quando os glóbulos brancos anômalos (cancerosos) multiplicam-se de forma incontrolável, reduzindo a produção de glóbulos vermelhos, glóbulos brancos normais e também de plaquetas. Como consequência, há também dificuldade do transporte dos nutrientes (oxigênio), do sangue (glóbulos vermelhos), o risco de infecção aumenta (glóbulos brancos) e ocorre a suscetibilidade hemorrágica (plaquetas), e ainda causando grave transtorno nos gânglios linfáticos, principalmente no baço e, de forma menos agressiva, no fígado.

CAUSAS

Sangue ácido, sujo, carregado de impurezas.

Prisão de ventre.

Alimentação desequilibrada: **fermentação e putrefação** contínua, em decorrência de uma alimentação diária com guloseimas, refrigerantes, alimentos de origem animal (gorduras, frango de granja, carne, leite, linguiça, queijos, ovos, etc., excesso de frutas (acidez no sangue), açúcar, adoçante, café, margarina, alimentos gelados, e muitas pessoas que optam pelo câncer ainda fumam e ingerem bebidas alcoólicas. Consequência: o sangue sujo, impuro, envenenado;

As contrações das glândulas (hipófise, suprarrenais, baço, pâncreas, fígado, etc., que ocorrem quando minha neurose é muito acentuada, especialmente minha paranoia, e daí minha opção pela aflição, angústia, ansiedade, preocupação, medo, mágoa, ódio, raiva, que em consequência provoca secreções hormonais em níveis elevados de noradrenalina, dopamina, aldosterona, acetilcolina, cortisol, etc., destruindo meu sangue.

TRATAMENTO

Em jejum, ingerir uma colher de semente de linhaça em um copo d'água desde a noite anterior, com cinco ameixas-pretas.

Mude a alimentação, pelo menos por alguns meses. Consuma proteínas, carboidratos, fibras, gorduras, sais minerais e vitaminas vegetais (arroz integral, feijão-azuki, soja e seus derivados, castanhas, amêndoas, cereais integrais e a clorofila das verduras e legumes), e o mínimo de frutas.

Nesse período, elimine o consumo de proteínas animais (carne bovina, suína, frango, queijos, leite), pizzas, frituras, guloseimas e refrigerantes.

Siga uma alimentação que consta do cardápio no item 2.2.

Eliminar a febre interna com cataplasma de barro, conforme item 2.5; aplique inclusive, no pescoço, na nuca e no ventre.

Para que meu sangue fique alcalino, é necessário eu perceber e reduzir ao mínimo minha aflição, angústia, ansiedade, preocupação,

medo, mágoa, ódio e raiva, que ocorrem quando não sei lidar com minhas frustrações e insatisfações. Com isso, fico estressado, e começa a doença, porque, nesse momento, há uma contração de meu sistema de glândulas (hipófise, pâncreas, fígado, tireoide, suprarrenais, próstata, ovários, mamas, etc.), secretando em níveis elevados cortisol, aldosterona, noradrenalina, dopamina, adrenalina, acetilcolina, etc., que, quando jogados na corrente sanguínea, envenenam o sangue.

Compressa de gengibre, conforme item 2.13.

Cataplasma de inhame-branco, conforme item 2.7.

Prática e ato sexual devem ser evitados por pelo menos 90 dias. Sexo é para quem tem saúde. O doente não pode desperdiçar a escassa energia vital de que ainda dispõe.

Oxigenação do corpo, conforme item 2.22.

Natação no mar ou em piscina sem química, fazendo massagens na região da garganta com o objetivo de equilibrar a tireoide e a paratireoide (eliminar a deficiência de iodo), e massagens também no baço, rins, pâncreas, próstata, ovários, fígado, etc., em todo o ventre, para reequilibrar o corpo através da região gastrointestinal.

Eliminar a química dos medicamentos, desodorantes, cremes, produtos de beleza, protetor solar ou qualquer outro produto químico que destrua e acidifique o sangue.

Utilizar a babosa, conforme item 2.10.

Suco de *aloe vera*, conforme item 2.25.

Limpeza da vesícula, do fígado e dos rins, conforme item 2.26.

LÚPUS ERITEMATOSO

É uma espécie de enfermidade que corrói e destrói a pele (especialmente no rosto), que, por ter como causa principal a acidez no sangue, dá origem a deformidades articulares, como artrite e artrose, comprometendo e debilitando o corpo em geral, principalmente os rins (hematúria, piúria, anurese, etc.).

Como sintomas, a pessoa tem sangramento por vias urinárias, náuseas, diarreia com sangramentos, vômitos, anemia, úlceras na mucosa bucal, muitas dores nas articulações, etc.

CAUSAS

A glândula tireoide desequilibrada, especialmente pela escassez de iodo.

Sangue ácido, sujo, carregado de impurezas.

Más digestões, como consequência de uma alimentação desequilibrada, industrializada, indigesta, com chocolates, frituras, sorvetes, alimentos gelados, bombons, ovos fritos ou mexidos, salsichas, salames, hambúrgueres, *croissants*, batatas fritas, *ketchup*, café, açúcar, adoçantes, laticínios, excesso de frutas, alimentos de origem animal, mariscos, pão branco, arroz branco, manteiga, margarina e alimentos elaborados e requentados no forno de micro-ondas.

Prisão de ventre.

Elevado nível diário de aflição, angústia, ansiedade, preocupação, medo, mágoa, preocupação, ódio e raiva.

Vida sedentária.

TRATAMENTO

Para que meu sangue fique alcalino, é necessário eu perceber e reduzir ao mínimo minha aflição, angústia, ansiedade, preocupação, medo, mágoa, ódio e raiva, que ocorrem quando não sei lidar com minhas frustrações e insatisfações. Por isso, fico estressado, e logo começa a doença, porque, nesse momento, há uma contração de meu sistema de glândulas (hipófise, pâncreas, fígado, tireoide, suprarrenais, próstata, ovários, mamas, etc.), secretando em níveis elevados cortisol, aldosterona, noradrenalina, dopamina, adrenalina, acetilcolina, etc., que, quando jogados na corrente sanguínea, envenenam o sangue.

É necessário mudar a alimentação. A partir de hoje, consuma bastante clorofila (das verduras e legumes), proteínas e carboidratos vegetais (arroz integral, feijão-azuki, castanhas, soja e seus derivados, amêndoas, cereais integrais), e o mínimo de frutas. Minimize ou elimine o consumo de proteínas animais (carne bovina, suína, frango, queijos, leite), pizzas, frituras, guloseimas e refrigerantes.

Siga uma alimentação que consta do cardápio do item 2.2.

Natação no mar ou em piscina sem química, fazendo massagens na região da garganta com o objetivo de equilibrar a tireoide e a paratireoide (eliminar a deficiência de iodo), e massagens também no baço, rins, pâncreas, próstata, ovários, fígado, etc., em todo o ventre, para reequilibrar o corpo através da região gastrointestinal.

Massagear as articulações com sumo de gengibre e óleo de gergelim.

Infusão: tomar chá sete sangrias.

Eliminar a febre interna com cataplasma de barro, conforme item 2.5.

Eliminar a química dos medicamentos, desodorantes, cremes produtos de beleza, protetor solar ou qualquer outro produto químico que destrua e acidifique o sangue.

Compressa de gengibre, conforme item 2.13.

Cataplasma de inhame-branco, conforme item 2.7.

Respiração: respirar profundamente (ao sol ou ao ar livre), levantando os braços e os calcanhares (ao mesmo tempo), ficando na ponta dos pés até as mãos se unirem lá em cima (segurar o ar por alguns segundos) e descer expirando lentamente. Repetir 20 vezes.

Escalda-pés alternados, conforme item 2.4.

Suco de *aloe vera*, conforme item 2.25.

Limpeza da vesícula, do fígado e dos rins, conforme item 2.26.

MAL DE PARKINSON

É uma doença do sistema nervoso, com distúrbio e degeneração das células do encéfalo (parte), causando tremores e agito descontrolado e involuntário dos membros, especialmente das mãos.

CAUSAS

Elevado nível diário de aflição, angústia, ansiedade, preocupação, medo, mágoa, ódio e raiva.

Vida sedentária.

Más digestões, como consequência de uma alimentação desequilibrada, industrializada, indigesta, com chocolates, frituras, sorvetes, alimentos gelados, bombons, ovos fritos ou mexidos, salsichas, salames, hambúrgueres, *croissants*, batatas fritas, *ketchup*, café, açúcar, adoçantes, laticínios, excesso de frutas, alimentos de origem animal, mariscos, pão branco, arroz branco, manteiga, margarina e alimentos elaborados e requentados no forno de micro-ondas.

Açúcar e gás dos refrigerantes.

Prisão de ventre.

Sangue ácido, sujo, carregado de impurezas.

A química dos medicamentos, desodorantes, cremes, produtos de beleza, laxantes, purgantes, anticoncepcionais, produtos de limpeza, protetor solar, etc.

TRATAMENTO

Deve ser iniciado o tratamento imediatamente (após o primeiro diagnóstico ou os primeiros sintomas).

Para que meu sangue fique alcalino, é necessário eu perceber e reduzir ao mínimo minha aflição, angústia, ansiedade, preocupação, medo, mágoa, ódio e raiva, que ocorrem quando não sei lidar com minhas frustrações e insatisfações. Por isso, fico estressado, e começa a doença, porque, nesse momento, há uma contração de meu sistema de glândulas (hipófise, pâncreas, fígado, tireoide, suprarrenais, próstata, ovários, mamas, etc.), secretando em níveis elevados cortisol, aldosterona, noradrenalina, dopamina, adrenalina, acetilcolina, etc., que, quando jogados na corrente sanguínea, envenenam o sangue.

Eliminar a febre interna com cataplasma de barro, conforme item 2.5;

Oxigenação do corpo, conforme item 2.22.

Natação no mar ou em piscina sem química, fazendo massagens na região da garganta com o objetivo de equilibrar a tireoide e a paratireoide (eliminar a deficiência de iodo), e massagens também no baço, rins, pâncreas, próstata, ovários, fígado, etc., em todo o ventre, para reequilibrar o corpo através da região gastrointestinal.

Compressa de gengibre, conforme item 2.13.

Cataplasma de inhame-branco, conforme item 2.7.

Eliminar a química dos medicamentos, desodorantes, cremes, produtos de beleza, protetor solar ou qualquer outro produto químico que destrua e acidifique o sangue.

Banho de assento alternado, conforme item 2.3.

Escalda-pés alternados, conforme item 2.4.

Suco de *aloe vera*, conforme item 2.25.

Limpeza da vesícula, do fígado e dos rins, conforme item 2.26.

MANCHAS NA PELE

TRATAMENTO

Aplicar cataplasma de barro com mel e limão (quando fizer, não se exponha ao sol).

Cortar e esmagar um pepino até obter um creme. Misturar com mel ou açúcar mascavo. Passar no local das manchas. Lavar o rosto na manhã seguinte.

Chás (infusão) de dente-de-leão, salsaparrilha, calêndula, sucupira, tanchagem e taiuiá. Ingerir e lavar a pele com os chás.

Seja uma pessoa determinada. Tenha força de vontade. Minimize ou elimine o consumo de proteínas animais (carne bovina, suína, frango, queijos, leite), pizzas, frituras, guloseimas e refrigerantes.

Consuma proteínas, carboidratos, gorduras, fibras, sais minerais e vitaminas vegetais (arroz integral, feijão-azuki, castanhas, amêndoas, soja e seus derivados, cereais integrais e a clorofila das verduras e legumes), e o mínimo de frutas.

Siga uma alimentação que consta do cardápio do item 2.2.

Eliminar a febre interna com cataplasma de barro, conforme item 2.5. Inclusive, aplicar no rosto, pescoço e em todo o ventre.

Oxigenação do corpo, conforme item 2.22.

Suco de *aloe vera*, conforme item 2.25.

Limpeza da vesícula, do fígado e dos rins, conforme item 2.26.

MEMÓRIA FRACA (AMNÉSIA)

CAUSAS

Sangue ácido, sujo, carregado de impurezas.

Consumo de bebidas alcoólicas e geladas.

Açúcar e gás dos refrigerantes.

Vida sedentária.

Más digestões, como consequência de uma alimentação desequilibrada, industrializada, indigesta, com chocolates, frituras, sorvetes, alimentos gelados, bombons, ovos fritos ou mexidos, salsichas, salames, hambúrgueres, *croissants*, batatas fritas, *ketchup*, café, açúcar, adoçantes, laticínios, excesso de frutas, alimentos de origem animal, mariscos, pão branco, arroz branco, manteiga, margarina e alimentos elaborados e requentado no forno de micro-ondas.

Prisão de ventre;

A química dos medicamentos, desodorantes, cremes, produtos de beleza, laxantes, purgantes, anticoncepcionais, produtos de limpeza, protetor solar, etc.

TRATAMENTO

Tomar chá (infusão) de gravirova.

Oxigenação do corpo, conforme item 2.22.

Natação no mar ou em piscina sem química, fazendo massagens na região da garganta com o objetivo de equilibrar a tireoide e a paratireoide (eliminar a deficiência de iodo), e massagens também no baço, rins, pâncreas, próstata, ovários, fígado, etc., em todo o ventre, para reequilibrar o corpo através da região gastrointestinal;

Mude a alimentação, pelo menos por alguns meses. Consuma proteínas, carboidratos, fibras, gorduras, sais minerais e vitaminas vegetais (arroz integral, feijão-azuki, soja e seus derivados, castanhas, amêndoas, cereais integrais e a clorofila das verduras e legumes), e o mínimo de frutas. Nesse período, elimine o consumo de proteínas animais (carne bovina, suína, frango, queijos, leite), pizzas, frituras, guloseimas e refrigerantes. Siga uma alimentação que consta do cardápio do item 2.2.

Para que meu sangue fique alcalino, é necessário eu perceber e reduzir ao mínimo minha aflição, angústia, ansiedade, preocupação, medo, mágoa, ódio e raiva, que ocorrem quando eu não sei lidar com minhas frustrações e insatisfações. Isso faz com que fique estressado e, assim, começa a doença, porque, nesse momento, há uma contração de meu sistema de glândulas (hipófise, pâncreas, fígado, tireoide, suprarrenais, próstata, ovários, mamas, etc.), secretando em níveis elevados cortisol, aldosterona, noradrenalina, dopamina, adrenalina, a acetilcolina, etc., que, quando jogados na corrente sanguínea, envenenam o sangue.

Eliminar a febre interna com cataplasma de barro, conforme item 2.5.

Compressa de gengibre, conforme item 2.13.

Cataplasma de inhame-branco, conforme item 2.7.

Eliminar a química dos medicamentos, desodorantes, cremes, produtos de beleza, protetor solar ou qualquer outro produto químico que destrua e acidifique o sangue.

Suco de *aloe vera*, conforme item 2.25;

Limpeza da vesícula, do fígado e dos rins, conforme item 2.26.

MENINGITE

É uma inflamação das meninges (membranas que envolvem o cérebro e a medula espinhal).

TRATAMENTO

Pôr um algodão embebido em álcool nas axilas e na virilha. Trocá-los quando ficarem aquecidos.

Cataplasma de cebola: ralar uma cebola e misturar com um pouco de farinha de trigo comum. Aplique nas solas dos pés, enfaixando-os com um tecido de algodão, por cerca de duas horas. Caso a febre continue, renove o cataplasma de cebola.

Cataplasma de tofu, conforme item 2.8.

Eliminar a febre interna com cataplasma de barro, conforme item 2.5. Inclusive, aplicar no rosto, pescoço e em todo o ventre.

Seja uma pessoa determinada. Tenha força de vontade. Minimize ou elimine o consumo de proteínas animais (carne bovina, suína, frango, queijos, leite), pizzas, frituras, guloseimas e refrigerantes.

Consuma proteínas, carboidratos, gorduras, fibras, sais minerais e vitaminas vegetais (arroz integral, feijão-azuki, castanhas, amêndoas, soja e seus derivados, cereais integrais e a clorofila das verduras e legumes), e o mínimo de frutas.

Siga uma alimentação que consta do cardápio do item 2.2.

Eliminar a química dos medicamentos, desodorantes, cremes, produtos de beleza, protetor solar ou qualquer outro produto químico que destrua e acidifique o sangue;

Compressa de gengibre, conforme item 2.13;

Cataplasma de inhame-branco, conforme item 2.7;

Escalda-pés alternados, conforme item 2.4;

Quando for possível, respirar profundamente (ao sol ou ao ar livre), levantando os braços e calcanhares (ao mesmo tempo), ficando na ponta dos pés até as mãos se unirem lá em cima (segurar o ar por alguns segundos) e descer expirando lentamente. Repetir 20 vezes.

MENOPAUSA

Os efeitos danosos das terapias de reposição hormonal com hormônios sintéticos nas mulheres na faixa etária de 38 a 50 anos (menopausa) desencadeiam efeitos colaterais, que são doenças como flacidez e erosão dos seios, hipertensão, depressão, aumento de peso, desequilíbrio no sistema linfático com retenção de líquidos, salpingite (inflamação das trompas), ooforite (inflamação dos ovários) e sangramento vaginal.

Uma pesquisa conhecida como "Women's Health Initiative" foi publicada no *Journal of The American Medical Association,* que contou com a participação de 27 mil voluntárias norte-americanas, e chegou à conclusão de que o tratamento com hormônios farmacêuticos sintéticos aumentava os riscos de doenças como câncer de mama, infarto e derrame.

Se na menopausa as mulheres deixam de produzir nos níveis necessários os hormônios estrogênio e progesterona, culminando com o fim da vida produtiva e a suspensão da menstruação, também é necessário que tenham uma mudança em seu estilo de vida, inclusive em sua alimentação.

CAUSAS

Elevado nível diário de aflição, angústia, ansiedade, preocupação, medo, mágoa, ódio e raiva;

A química dos medicamentos, desodorantes, cremes, produtos de beleza, laxantes, purgantes, anticoncepcionais (especialmente), produtos de limpeza, protetor solar, etc.;

Prisão de ventre;

Açúcar e gás dos refrigerantes;

Vida sedentária.

Más digestões, como consequência de uma alimentação desequilibrada, industrializada, indigesta, com chocolates, frituras, sorvetes, alimentos gelados, bombons, ovos fritos ou mexidos, salsichas, salames, hambúrgueres, *croissants*, batatas fritas, *ketchup*, café, açúcar, adoçantes, laticínios, excesso de frutas, alimentos de origem animal, mariscos, pão branco, arroz branco, manteiga, margarina e alimentos elaborados e requentados no forno de micro-ondas.

Concluímos, por meio das causas aqui expostas, que o sangue se torna ácido, sujo, carregado de impurezas, transformando a menopausa em doença.

TRATAMENTO

Alimentação: alimentos que contêm fitoesteróis, que conferem equilíbrio hormonal, aumentando a produção de estrogênio e progesterona, como brócolis, couve-flor, repolho, soja (em grãos, leite e tofu), cará (inhame), peixes de escamas, mandioca, linhaça, chá de hortelã, batata-doce, arroz integral, verduras cruas, legumes cozidos no vapor, castanhas (caju e pará), um ovo caipira cozido por dia, suco de clorofila com uma fruta, conforme consta no item 2.2.

Exercícios de respiração, de alongamento, conforme consta no item 2.22;

Eliminar a química dos medicamentos, desodorantes, cremes, produtos de beleza, naftalinas, produtos de limpeza e protetor solar, etc.;

Perceber e reduzir, ao mínimo, as frustrações, preocupações e insatisfações, que ocorrem quando eu opto pela aflição, angústia, ansiedade, medo, mágoa, preocupação, ódio e raiva, porque elas contraem meu sistema de glândulas (hipófise, pâncreas, fígado, tireoide, suprarrenais, próstata, ovários, mamas, etc.), secretando em níveis elevados cortisol, aldosterona, noradrenalina, dopamina, adrenalina, acetilcolina, etc., que, quando jogados na corrente sanguínea, envenenam o sangue.

Eliminar a febre interna, com cataplasma de barro, conforme item 2.5.

Banho de assento alternado, conforme item 2.3.

Natação no mar ou em piscina sem química, fazendo massagens na região da garganta com o objetivo de equilibrar a tireoide e a paratireoide (eliminar a deficiência de iodo), e massagens também no baço e gânglios para ajudar a equilibrar o sistema linfático

Cataplasma de inhame-branco, conforme item 2.7.

Compressa de gengibre, conforme item 2.13.

Suco de *aloe vera*, conforme item 2.25.

Limpeza da vesícula, do fígado e dos rins, conforme item 2.26.

MENSTRUAÇÃO

A menstruação é um ciclo, um processo normal da mulher, caracterizado por um período de aproximadamente 28 dias, quando o óvulo (por não ter sido fecundado) é eliminado juntamente com uma pequena quantidade de sangue.

Na menstruação irregular, temos:

Amenorreia – ausência de menstruação;

Menorreia – sangramento menstrual excessivo;

Dismenorreia – menstruação dolorosa, irregular e escassa;

Leucorreia – é um corrimento.

CAUSAS

Elevado nível diário de aflição, angústia, ansiedade, preocupação, medo, mágoa, ódio e raiva.

A química dos medicamentos, desodorantes, cremes, produtos de beleza, laxantes, purgantes, anticoncepcionais, produtos de limpeza, protetor solar, etc.

Imaturidade:

1. Fumar e ingerir bebidas alcoólicas;
2. A vontade está acima de tudo. Não tem disciplina na alimentação. Não tem limites. É mimado. Por isso, é imaturo.

Açúcar e gás dos refrigerantes.

Más digestões, como consequência de uma alimentação desequilibrada, industrializada, indigesta, com chocolates, frituras, sorvetes, alimentos gelados, bombons, ovos fritos ou mexidos, salsichas, salames, hambúrgueres, *croissants*, batatas fritas, *ketchup*, café, açúcar, adoçantes, laticínios, excesso de frutas, alimentos de origem animal, mariscos, pão branco, arroz branco, manteiga, margarina e alimentos elaborados e requentados no forno de micro-ondas.

Prisão de ventre.

Sangue ácido, sujo, carregado de impurezas.

TRATAMENTO

O ciclo menstrual da mulher, por ser inerente à sua própria natureza, deve ser um período de paz, harmonia e saúde.

Não podem nem devem existir cólicas, fraqueza, palidez, depressão, excitação nervosa, palpitações, anemia, angústia e ansiedade.

Se há todas essas irregularidades na menstruação, basta eliminar as causas mencionadas e seguir este tratamento:

Tomar chás (infusão) de cipó-mil-homens ou folhas de louro.

Para que meu sangue fique alcalino, é necessário eu perceber e reduzir ao mínimo minha aflição, angústia, ansiedade, preocupação, medo, mágoa, ódio e raiva, que ocorrem quando não sei lidar com minhas frustrações e insatisfações. Assim, fico estressado e começa a doença, porque, nesse momento, há uma contração de meu sistema de glândulas (hipófise, pâncreas, fígado, tireoide, suprarrenais, próstata, ovários, mamas, etc.), secretando em níveis elevados cortisol, aldosterona, noradrenalina, dopamina, adrenalina, acetilcolina, etc., que, quando jogados na corrente sanguínea, envenenam o sangue.

É necessário mudar a alimentação. A partir de hoje, consuma bastante clorofila (das verduras e legumes), proteínas e carboidratos vegetais (arroz integral, feijão-azuki, castanhas, soja e seus derivados, amêndoas, cereais integrais), e o mínimo de frutas. Minimize ou elimine o consumo de proteínas animais (carne bovina, suína, frango, queijos, leite), pizzas, frituras, guloseimas e refrigerantes.

Siga uma alimentação que consta do cardápio do item 2.2.

Respiração: respirar profundamente (ao sol ou ao ar livre), levantando os braços e os calcanhares (ao mesmo tempo), ficando na ponta dos pés até as mãos se unirem lá em cima (segurar o ar por alguns segundos) e descer expirando lentamente. Repetir 20 vezes.

Natação no mar ou em piscina sem química, fazendo massagens na região da garganta com o objetivo de equilibrar a tireoide e a paratireoide (eliminar a deficiência de iodo), e massagens também no baço, rins, pâncreas, próstata, ovários, fígado, etc., em todo o ventre, para reequilibrar o corpo através da região gastrointestinal.

Eliminar a febre interna com cataplasma de barro, conforme item 2.5. Inclusive, aplicar no rosto, no pescoço, na nuca e em todo o ventre.

Compressa de gengibre, conforme item 2.13.

Cataplasma de inhame-branco, conforme item 2.7.

Eliminar a química dos medicamentos, desodorantes, cremes, produtos de beleza, protetor solar ou qualquer outro produto químico que destrua e acidifique o sangue.

MIOMAS

Em geral, os miomas são tumores, são calcificações consequentes do mau funcionamento da glândula paratireoide, cuja função é distribuir o cálcio em todo o corpo.

CAUSAS
Elevado nível diário de aflição, angústia, ansiedade, preocupação, medo, mágoa, ódio e raiva.

A glândula tireoide desequilibrada, especialmente pela escassez de iodo.

A química dos medicamentos, desodorantes, cremes, produtos de beleza, laxantes, purgantes, anticoncepcionais, produtos de limpeza, protetor solar, etc.

Açúcar e gás dos refrigerantes.

Prisão de ventre.

Vida sedentária.

Más digestões, como consequência de uma alimentação desequilibrada, industrializada, indigesta, como chocolates, frituras, sorvetes, alimentos gelados, bombons, ovos fritos ou mexidos, salsichas, salames, hambúrgueres, *croissants*, batatas fritas, *ketchup*, café, açúcar, adoçantes, laticínios, excesso de frutas, alimentos de origem animal, mariscos, pão branco, arroz branco, manteiga, margarina e alimentos elaborados e requentados no forno de micro-ondas.

TRATAMENTO
Eliminar a febre interna com cataplasma de barro, conforme item 2.5. Inclusive, aplicar em todo o ventre.

Para que meu sangue fique alcalino, é necessário eu perceber e reduzir ao mínimo minha aflição, angústia, ansiedade, preocupação, medo, mágoa, ódio e raiva, que ocorrem quando não sei lidar com minhas frustrações e insatisfações. Com isso, fico estressado, e assim começa a doença, porque, nesse momento, há uma contração de meu sistema de glândulas (hipófise, pâncreas, fígado, tireoide, suprarrenais, próstata, ovários, mamas, etc.), secretando em níveis elevados cortisol, aldosterona, noradrenalina, dopamina, adrenalina, acetilcolina, etc., que, quando jogados na corrente sanguínea, envenenam o sangue.

Seja uma pessoa determinada. Tenha força de vontade. Minimize ou elimine o consumo de proteínas animais (carne bovina, suína, frango, queijos e leite), pizzas, frituras, guloseimas e refrigerantes. Consuma proteínas, carboidratos, gorduras, fibras, sais minerais e vitaminas vegetais (arroz integral, feijão-azuki, castanhas, amêndoas, soja e seus derivados, cereais integrais e a clorofila das verduras e legumes), e o mínimo de frutas. Siga uma alimentação que consta do cardápio no item 2.2.

Compressa de gengibre, conforme item 2.13.

Cataplasma de inhame-branco, conforme item 2.7.

Oxigenação do corpo, conforme item 2.22.

Natação no mar ou em piscina sem química, fazendo massagens na região da garganta, com o objetivo de equilibrar a tireoide e a paratireoide (eliminar a deficiência de iodo), e massagens também no baço, rins, no pâncreas, na próstata, nos ovários, no fígado, etc., em todo o ventre, para reequilibrar o corpo através da região gastrointestinal.

Eliminar a química dos medicamentos, desodorantes, cremes, produtos de beleza, protetor solar ou qualquer outro produto químico que destrua e acidifique o sangue.

Banho de assento alternado, conforme item 2.3.

Escalda-pés alternados, conforme item 2.4.

Suco de *aloe vera*, conforme item 2.25.

Limpeza da vesícula, do fígado e dos rins, conforme item 2.26.

MIOPIA

É uma doença causada por um defeito na constituição do globo ocular que impede a pessoa de ver nitidamente um objeto distante.

TRATAMENTO

Lavar os olhos três vezes ao dia com banchá morno.

Mexer e massagear circularmente os olhos, algumas vezes ao dia.

Aplicar duas gotas de colírio de óleo de gergelim, antes de dormir.

Mude a alimentação, pelo menos por alguns meses. Consuma proteínas, carboidratos, fibras, gorduras, sais minerais e vitaminas vegetais (arroz integral, feijão-azuki, soja e seus derivados, castanhas, amêndoas, cereais integrais e a clorofila das verduras e legumes), e o mínimo de frutas.

Nesse período, elimine o consumo de proteínas animais (carne bovina, suína, frango, queijos, leite), pizzas, frituras, guloseimas e refrigerantes.

Siga uma alimentação que consta do cardápio do item 2.2.

Eliminar a febre interna com cataplasma de barro, conforme item 2.5. Aplicar no rosto (inclusive sobre os olhos, com ou sem gaze), na nuca e em todo o ventre.

Natação no mar ou em piscina sem química, fazendo massagens na região da garganta com o objetivo de equilibrar a tireoide e a paratireoide (eliminar a deficiência de iodo), e massagens também no baço, rins, pâncreas, próstata, ovários, fígado, etc., em todo o ventre, para reequilibrar o corpo através da região gastrointestinal.

Para que meu sangue fique alcalino, é necessário eu perceber e reduzir ao mínimo minha aflição, angústia, ansiedade, preocupação, medo, mágoa, ódio e raiva, que ocorrem quando não sei lidar com minhas frustrações e insatisfações. Em consequência, fico estressado, e começa a doença, porque, nesse momento, há uma contração de meu sistema de glândulas (hipófise, pâncreas, fígado, tireoide, suprarrenais, próstata, ovários, mamas, etc.), secretando em níveis elevados cortisol, aldosterona, noradrenalina, dopamina, adrenalina, acetilcolina, etc., que, quando jogados na corrente sanguínea, envenenam o sangue.

Eliminar a química dos medicamentos, desodorantes, cremes, produtos de beleza, protetor solar ou qualquer outro produto químico que destrua e acidifique o sangue.

Respiração: respirar profundamente (ao sol ou ao ar livre), levantando os braços e os calcanhares (ao mesmo tempo), ficando na ponta dos pés até as mãos se unirem lá em cima (segurar o ar por alguns segundos) e descer expirando lentamente. Repetir 20 vezes.

Escalda-pés alternados, conforme item 2.4.

MORDIDAS DE COBRAS OU ANIMAIS VENENOSOS

TRATAMENTO

Macerar alho ou cebola e colocar em um tecido no local da mordida. Quando começar a ficar verde, trocar.

Cataplasma de barro (não havendo água, fazer até com urina de outra pessoa que não tenha sido mordida): aplicar no local da mordida, no ventre e na garganta.

Bálsamo: esmagar folhas de bálsamo, colocar sobre a mordida com um tecido de algodão.

Se houver febre: pôr um algodão embebido em álcool nas axilas e na virilha. Trocá-los quando ficarem aquecidos.

Cataplasma de cebola: ralar uma cebola e misturar com um pouco de farinha de trigo comum. Aplique nas solas dos pés, enfaixando-os com um tecido de algodão, por cerca de duas horas. Caso a febre continue, renove o cataplasma de cebola.

Cataplasma de tofu, conforme item 2.8.

NÓDULOS NOS SEIOS

A saúde da mulher é muito influenciada pela regularidade da circulação sanguínea, em uma relação direta com ciclos menstruais.

Portanto, os nódulos e outros problemas nos seios têm como causa a irregularidade do ciclo menstrual, a química dos medicamentos (principalmente estrogênio e progesterona), anticoncepcionais, o açúcar e o gás dos refrigerantes, vida sedentária, fumo e bebidas alcoólicas, prisão de ventre e elevado nível de aflição, angústia, ansiedade, preocupação, medo, mágoa, ódio e raiva.

TRATAMENTO

Emplastro de nirá: macere caule e folhinhas de nirá, coloque sobre um tecido de algodão e aplique sobre os seios. Elimina inflamação e evita infecção.

Babosa: tirar os espinhos, abrir, retirar a polpa e aplicá-la sobre os seios.

Emplastro de alho: refogue alguns dentes de alho e coloque em um tecido de algodão e aplique sobre os seios.

Cataplasma de inhame-branco, conforme item 2.7, aplicar inclusive no ventre e nos seios.

É necessário mudar a alimentação. A partir de hoje, consuma bastante clorofila (das verduras e legumes), proteínas e carboidratos vegetais (arroz integral, feijão-azuki, castanhas, soja e seus derivados, amêndoas, cereais integrais), e o mínimo de frutas. Minimize ou elimine

o consumo de proteínas animais (carne bovina, suína, frango, queijos, leite) pizzas, frituras, guloseimas e refrigerantes.

Siga uma alimentação que consta do cardápio do item 2.2.

Eliminar a febre interna com cataplasma de barro, conforme item 2.5. Inclusive, aplicar nos seios e em todo o ventre.

Para que meu sangue fique alcalino, é necessário eu perceber e reduzir ao mínimo minha aflição, angústia, ansiedade, preocupação, medo, mágoa, ódio e raiva, que ocorrem quando não sei lidar com minhas frustrações e insatisfações. Por isso, fico estressado, e começa a doença, porque, nesse momento, há uma contração de meu sistema de glândulas (hipófise, pâncreas, fígado, tireoide, suprarrenais, próstata, ovários, mamas, etc.), secretando em níveis elevados cortisol, aldosterona, noradrenalina, dopamina, adrenalina, acetilcolina, etc., que, quando jogados na corrente sanguínea, envenenam o sangue.

Respiração: respirar profundamente (ao sol ou ao ar livre), levantando os braços e os calcanhares (ao mesmo tempo), ficando na ponta dos pés até as mãos se unirem lá em cima (segurar o ar por alguns segundos) e descer expirando lentamente. Repetir por 20 vezes.

Natação no mar ou em piscina sem química, fazendo massagens na região da garganta com o objetivo de equilibrar a tireoide e a paratireoide (eliminar a deficiência de iodo), e massagens também no baço, rins, pâncreas, próstata, ovários, fígado, etc., em todo o ventre, para reequilibrar o corpo através da região gastrointestinal.

Eliminar a química dos medicamentos, desodorantes, cremes, produtos de beleza, protetor solar ou qualquer outro produto químico que destrua e acidifique o sangue.

Banho de assento alternado, conforme item 2.3.

Escalda-pés alternados, conforme item 2.4.

Suco de *aloe vera*, conforme item 2.25.

Limpeza da vesícula, do fígado e dos rins, conforme item 2.26.

OBESIDADE/EXCESSO DE PESO

O objetivo é emagrecer com saúde. Nada de efeito sanfona.
Mas o que é digestão?

Digestão é a transformação do que eu como em sangue. Portanto, o problema do excesso de peso está no desequilíbrio do sistema linfático (sobrando líquido nos tecidos e no sangue).

A obesidade também é hereditária?

Sim. Poderá ser. Porque, neste caso, o obeso recebeu o sangue dos pais com muitas impurezas; além disso, desde a primeira infância nutre hábitos alimentares indigestos, errados.

O tratamento a seguir visa eliminar as impurezas e a sujeira do sangue, equilibrar o sistema linfático e regularizar o processo digestivo, assim haverá redução de peso, mantendo-se a saúde.

CAUSAS

A glândula tireoide desequilibrada, especialmente pela escassez de iodo.

Elevado nível diário de aflição, angústia, ansiedade, preocupação, medo, mágoa, ódio e raiva.

Sangue ácido, sujo, carregado de impurezas.

Vida sedentária.

Açúcar e gás dos refrigerantes.

Más digestões, como consequência de uma alimentação desequilibrada, industrializada, indigesta, com chocolates, frituras, sorvetes, alimentos gelados, bombons, ovos fritos ou mexidos, salsichas, salames, hambúrgueres, *croissants*, batatas fritas, *ketchup*, café, açúcar, adoçantes, laticínios, excesso de frutas, alimentos de origem animal, mariscos, pão branco, arroz branco, manteiga, margarina e alimentos elaborados e requentados no forno de micro-ondas.

Prisão de ventre.

TRATAMENTO

Tomar chás (infusão): dente-de-leão ou folhas de alcachofra.

Seja uma pessoa determinada. Tenha força de vontade. Minimize ou elimine o consumo de proteínas animais (carne bovina, suína, frango, queijos, leite), pizzas, frituras, guloseimas e refrigerantes. Consuma proteínas, carboidratos, gorduras, fibras, sais minerais e vitaminas vegetais (arroz integral, feijão-azuki, castanhas, amêndoas, soja e seus derivados, cereais integrais e a clorofila das verduras e legumes) e o mínimo de frutas. Siga uma alimentação que consta do cardápio no item 2.2.

Eliminar a febre interna com cataplasma de barro, conforme item 2.5. Inclusive, aplicar no rosto, pescoço, nuca e em todo o ventre.

Oxigenação do corpo, conforme item 2.22.

Natação no mar ou em piscina sem química, fazendo massagens na região da garganta com o objetivo de equilibrar a tireoide e a paratireoide (eliminar a deficiência de iodo), e massagens também no baço, rins, pâncreas, próstata, ovários, fígado, etc., em todo o ventre, para reequilibrar o corpo através da região gastrointestinal.

Compressa de gengibre, conforme item 2.13.

Cataplasma de inhame-branco, conforme item 2.7.

Eliminar a química dos medicamentos, desodorantes, cremes, produtos de beleza, protetor solar ou qualquer outro produto químico que destrua e acidifique o sangue.

Banho de assento alternado, conforme item 2.3.

Escalda-pés alternados, conforme item 2.4.

Suco de *aloe vera*, conforme item 2.25.

Limpeza da vesícula, do fígado e dos rins, conforme item 2.26.

OLHOS E SUAS DOENÇAS

Entre todos os seres vivos, a constituição e capacidade visual do homem é das mais complexas e sofisticadas. A estrutura do globo ocular é quase esférica, com diâmetro de 2,5 centímetros; situa-se na cavidade craniana.

Os olhos são protegidos pelas pálpebras e pelas lágrimas. Também pela esclera (camada exterior) e a retina (camada interior). Na anatomia dos olhos, destacam-se a íris, a córnea, o cristalino, a conjuntiva, a mácula e o nervo óptico.

Quais os distúrbios dos olhos?

CATARATA

É uma camada esbranquiçada que bloqueia a passagem da luz e da imagem. Portanto, é a opacificação do cristalino, que é a lente do olho, causando piora e até perda da visão.

Ver tratamento no item Catarata, **página 181**.

CONJUNTIVITE

É uma doença que inflama a conjuntiva (membrana que cobre a parte branca do olho e o interior das pálpebras). Há a formação de remelas nos cílios e nas bordas das pálpebras, em razão da coceira, secreções amarelas e do edema.

Ver tratamento no item Conjuntivite, **página 190**.

DESCOLAMENTO DA RETINA

A retina é um prolongamento do sistema nervoso. Portanto, o descolamento é a separação da retina, sensível à luz e situada na parte posterior do olho, dos tecidos que a suportam.

Ver tratamento no item Descolamento da retina, **página 212**.

DIPLOPIA

Visão dupla. Ver duas imagens de um único objeto.

Ver tratamento no item Diplopia, **página 216**.

GLAUCOMA AGUDO E CRÔNICO

Doença geralmente causada pela pressão elevada do fluido no interior do olho, que, como consequência, poderá destruir a retina e o nervo óptico. Há um bloqueio abrupto do sistema de drenagem do olho.

Ver tratamento no item Glaucoma agudo e crônico, **página 244**.

HEMORRAGIA SUBCONJUNTUVAL

É uma hemorragia entre a parte branca do olho e a conjuntiva. Há uma ruptura de pequenos vasos sanguíneos da conjuntiva, caracterizada como uma lesão leve.

Ver tratamento no item Hemorragia subconjuntival, **página 250**.

MIOPIA

É uma doença causada por um defeito na constituição do globo ocular que impede a pessoa de ver nitidamente um objeto distante.

Ver tratamento no item Miopia, **página 289**.

PRESBIOPIA

Com a idade avançada, há uma perda gradual do olho ao focar objetos próximos, porque o cristalino se torna menos flexível com acomodação reduzida.

Ver tratamento no item Presbiopia, **página 308**.

TERÇOL

É um edema, cheio de pus e situado na raiz de um cílio infeccionado. Normalmente o terçol rompe esvazia e desaparece após alguns dias. O problema é a presença da infecção, do edema e do pus.

Ver tratamento no item Terçol, **página 332**.

OSTEOPOROSE

É a perda do tecido ósseo, caracterizada pela porosidade anormal dos ossos, tornando-os fracos e suscetíveis a fraturas.

Há cálcio em quantidade suficiente no corpo. Apenas é mal distribuído porque a glândula tireoide está com mau funcionamento, desequilibrada, assim o cálcio não é devidamente distribuído pelo corpo e se acumula, sobretudo nas articulações.

CAUSAS

Consumo de refrigerante, conforme item 2.23.

A glândula tireoide desequilibrada, especialmente pela escassez de iodo.

Vida sedentária.

Prisão de ventre.

Elevado nível diário de aflição, angústia, ansiedade, preocupação, medo, mágoa, ódio e raiva.

Sangue ácido, sujo, carregado de impurezas.

TRATAMENTO

Eliminar a febre interna com cataplasma de barro, conforme item 2.5;

Oxigenação do corpo, conforme item 2.22.

Natação no mar ou em piscina sem química, fazendo massagens na região da garganta com o objetivo de equilibrar a tireoide e a para-

tireoide (eliminar a deficiência de iodo), e massagens também no baço, rins, pâncreas, próstata, ovários, fígado, etc., em todo o ventre, para reequilibrar o corpo através da região gastrointestinal.

Eliminar a química dos medicamentos, desodorantes, cremes, produtos de beleza, protetor solar ou qualquer outro produto químico que destrua e acidifique o sangue.

Para que meu sangue fique alcalino, é necessário eu perceber e reduzir ao mínimo minha aflição, angústia, ansiedade, preocupação, medo, mágoa, ódio e raiva, que ocorrem quando não sei lidar com minhas frustrações e insatisfações. Isso me deixa estressado, e logo começa a doença, porque, nesse momento, há uma contração de meu sistema de glândulas (hipófise, pâncreas, fígado, tireoide, suprarrenais, próstata, ovários, mamas, etc.) secretando em níveis elevados cortisol, aldosterona, noradrenalina, dopamina, adrenalina, acetilcolina, etc., que, quando jogados na corrente sanguínea, envenenam o sangue.

Compressa de gengibre, conforme item 2.13.

Cataplasma de inhame-branco, conforme item 2.7.

Suco de *aloe vera*, conforme item 2.25.

Limpeza da vesícula, do fígado e dos rins, conforme item 2.26.

PÂNICO

Distúrbio mental de grande intensidade, em uma situação perturbadora e incontrolável de uma ansiedade generalizada. Há sintomas psíquicos e físicos, como suores e tremores, diarreia, micção frequente, dor de cabeça, formigamento nos dedos, etc.

CAUSAS

Psicogenética.

Traumas na infância e na adolescência (não conscientizados).

Rejeição e inconsciência que faço à verdade e à bondade.

Elevado nível diário de aflição, angústia, ansiedade, preocupação, medo, mágoa, ódio e raiva.

TRATAMENTO

Respiração: respirar profundamente (ao sol ou ao ar livre), levantando os braços e os calcanhares (ao mesmo tempo), ficando na ponta dos pés até as mãos se unirem lá em cima (segurar o ar por alguns segundos) e descer expirando lentamente. Repetir 20 vezes.

Durante os exercícios de respiração, jogue um pouco de água natural sobre o rosto e cabeça;

Para que meu sangue fique alcalino, é necessário eu perceber e reduzir ao mínimo minha aflição, angústia, ansiedade, preocupação, medo, mágoa, ódio e raiva, que ocorrem quando não sei lidar com minhas frustrações e insatisfações, o que me deixa estressado e, por isso, começa a doença; porque, nesse momento, há uma contração de meu sistema de glândulas (hipófise, pâncreas, fígado, tireoide, suprarrenais, próstata, ovários, mamas, etc.), secretando em níveis elevados cortisol, aldosterona, noradrenalina, dopamina, adrenalina, acetilcolina, etc., que, quando jogados na corrente sanguínea, envenenam o sangue.

Seja uma pessoa determinada. Tenha força de vontade. Minimize ou elimine o consumo de proteínas animais (carne bovina, suína, frango, queijos, leite), pizzas, frituras, guloseimas e refrigerantes. Consuma proteínas, carboidratos, gorduras, fibras, sais minerais e vitaminas vegetais (arroz integral, feijão-azuki, castanhas, amêndoas, soja e seus derivados, cereais integrais e a clorofila das verduras e legumes), e o mínimo de frutas. Siga uma alimentação que consta do cardápio do item 2.2.

Eliminar a febre interna com cataplasma de barro, conforme item 2.5. Inclusive, aplicar no rosto, pescoço, nuca e em todo o ventre;

Eliminar a química dos medicamentos, desodorantes, cremes, produtos de beleza, protetor solar ou qualquer outro produto químico que destrua e acidifique o sangue.

Escalda-pés alternados, conforme item 2.4.

Suco de *aloe vera*, conforme item 2.25.

Limpeza da vesícula, do fígado e dos rins, conforme item 2.26.

PARALISIA FACIAL

Ocorre quando um ou dois nervos faciais estão inflamados, comprimidos ou danificados, provocando fraqueza, com paralisia dos músculos faciais, geralmente de um dos lados da face.

CAUSAS

Sangue ácido, sujo, carregado de impurezas.

Elevado nível diário de aflição, angústia, ansiedade, preocupação, medo, mágoa, ódio e raiva.

Vida sedentária.

Más digestões, como consequência de uma alimentação desequilibrada, industrializada, indigesta, com chocolates, frituras, sorvetes, alimentos gelados, bombons, ovos fritos ou mexidos, salsichas, salames, hambúrgueres, *croissants*, batatas fritas, *ketchup*, café, açúcar, adoçantes, laticínios, excesso de frutas, alimentos de origem animal, mariscos, pão branco, arroz branco, manteiga, margarina e alimentos elaborados e requentados no forno de micro-ondas.

Prisão de ventre.

Açúcar e gás dos refrigerantes.

TRATAMENTO

Eliminar a febre interna com cataplasma de barro, conforme item 2.5. Inclusive, aplicar no rosto, pescoço, nuca e em todo o ventre.

Para que meu sangue fique alcalino, é necessário eu perceber e reduzir ao mínimo minha aflição, angústia, ansiedade, preocupação, medo, mágoa, ódio e raiva, que ocorrem quando não sei lidar com minhas frustrações e insatisfações. Assim, fico estressado e começa a doença porque, nesse momento, há uma contração de meu sistema de glândulas (hipófise, pâncreas, fígado, tireoide, suprarrenais, próstata, ovários, mamas, etc.) secretando em níveis elevados cortisol, aldosterona, noradrenalina, dopamina, adrenalina, acetilcolina, etc., que, quando jogados na corrente sanguínea, envenenam o sangue.

É necessário mudar a alimentação. A partir de hoje, consuma bastante clorofila (das verduras e legumes), proteínas e carboidratos vegetais (arroz integral, feijão-azuki, castanhas, soja e seus derivados, amêndoas, cereais integrais), e o mínimo de frutas. Minimize ou elimine o consumo de proteínas animais (carne bovina, suína, frango, queijos, leite), pizzas, frituras, guloseimas e refrigerantes. Siga uma alimentação que consta do cardápio do item 2.2.

Eliminar a química dos medicamentos, desodorantes, cremes, produtos de beleza, protetor solar ou qualquer outro produto químico que destrua e acidifique o sangue;

Oxigenação do corpo, conforme item 2.22.

Natação no mar ou em piscina sem química, fazendo massagens na região da garganta com o objetivo de equilibrar a tireoide e a paratireoide (eliminar a deficiência de iodo), e massagens também no baço, rins, pâncreas, próstata, ovários, fígado, etc., em todo o ventre, para reequilibrar o corpo através da região gastrointestinal.

Banho de assento alternado, conforme item 2.3.

Suco de *aloe vera*, conforme item 2.25.

Limpeza da vesícula, do fígado e dos rins, conforme item 2.26.

PARALISIA INFANTIL (POLIOMÉLITE)

É a inflamação cerebral que provoca a paralisia, como consequência da fraqueza de todo o organismo, especialmente do aparelho respiratório, comprometendo o coração e os pulmões, por causa do desequilíbrio de uma alimentação industrializada e indigesta.

Há dois tipos de paralisia infantil: um que afeta o cérebro e outro que afeta a coluna vertebral.

TRATAMENTO

Se houver febre:

• Pôr um algodão embebido em álcool nas axilas e na virilha. Trocá-los quando ficarem aquecidos;

• Cataplasma de cebola: ralar uma cebola e misturar com um pouco de farinha de trigo comum. Aplique nas solas dos pés, enfaixando-os com um tecido de algodão, por cerca de duas horas. Caso a febre continue, renove o cataplasma de cebola;

• Cataplasma de tofu, conforme item 2.8.

Aplicar o cataplasma de barro sobre os músculos atrofiados, massageando-os, e aplicá-lo também sobre testa, nuca, pescoço, ventre, conforme item 2.5.

Mude a alimentação, pelo menos por alguns meses. Consuma proteínas, carboidratos, fibras, gorduras, sais minerais e vitaminas vegetais (arroz integral, feijão-azuki, soja e seus derivados, castanhas, amêndoas, cereais integrais e a clorofila das verduras e legumes), e o mínimo de frutas.

Nesse período, elimine o consumo de proteínas animais (carne bovina, suína, frango, queijos, leite), pizzas, frituras, guloseimas e refrigerantes.

Siga uma alimentação que consta do cardápio no item 2.2.
Compressa de gengibre, conforme item 2.13.
Cataplasma de inhame-branco, conforme item 2.7.

Eliminar a química dos medicamentos, desodorantes, cremes, produtos de beleza, protetor solar ou qualquer outro produto químico que destrua e acidifique o sangue.

Quando possível, respirar profundamente (ao sol ou ao ar livre), levantando os braços e os calcanhares (ao mesmo tempo), ficando na ponta dos pés até as mãos se unirem lá em cima (segurar o ar por alguns segundos) e descer expirando lentamente. Repetir 20 vezes.

PARTO DIFÍCIL OU FÁCIL (É OPÇÃO DA MULHER)

O parto é um momento único, muito especial na vida da mulher. É um momento de paz, de alegria, de plena saúde, porque dá origem ao milagre da vida, a uma nova vida.

Mas, se mulher está (ou vive) nervosa, aflita, ansiosa, angustiada, com palpitações, anemia, enjoo, deve observar esses alertas, porque há muitos erros na gestação que ocorrerão no pós-parto e, principalmente, durante a doação do leite materno ao filho.

CAUSAS

Elevado nível diário de aflição, angústia, ansiedade, preocupação, medo, mágoa, ódio e raiva.

Vida sedentária.

Más digestões, como consequência de uma alimentação desequilibrada, industrializada, indigesta, com chocolates, frituras, sorvetes, alimentos gelados, bombons, ovos fritos ou mexidos, salsichas, salames, hambúrgueres, *croissants*, batatas fritas, *ketchup*, café, açúcar, adoçantes, laticínios, excesso de frutas, alimentos de origem animal, mariscos, pão branco, arroz branco, manteiga, margarina e alimentos elaborados e requentados no forno de micro-ondas.

TRATAMENTO

Iniciá-lo durante a gestação.

Para que meu sangue fique alcalino, é necessário eu perceber e reduzir ao mínimo minha aflição, angústia, ansiedade, preocupação,

medo, mágoa, ódio e raiva, que ocorrem quando não sei lidar com minhas frustrações e insatisfações, daí, fico estressado, e aí começa a doença, porque, nesse momento, há uma contração de meu sistema de glândulas (hipófise, pâncreas, fígado, tireoide, suprarrenais, próstata, ovários, mamas, etc.) secretando em níveis elevados cortisol, aldosterona, noradrenalina, dopamina, adrenalina, acetilcolina, etc., que, quando jogados na corrente sanguínea, envenenam o sangue.

Eliminar a febre interna com cataplasma de barro, conforme item 2.5.

Seja uma pessoa determinada. Tenha força de vontade. Minimize ou elimine o consumo de proteínas animais (carne bovina, suína, frango, queijos, leite), pizzas, frituras, guloseimas e refrigerantes.

Consuma proteínas, carboidratos, gorduras, fibras, sais minerais e vitaminas vegetais (arroz integral, feijão-azuki, castanhas, amêndoas, soja e seus derivados, cereais integrais e a clorofila das verduras e legumes), e o mínimo de frutas.

Siga uma alimentação que consta do cardápio do item 2.2.

Respiração: respirar profundamente (ao sol ou ao ar livre), levantando os braços e os calcanhares (ao mesmo tempo), ficando na ponta dos pés até as mãos se unirem lá em cima (segurar o ar por alguns segundos) e descer expirando lentamente. Repetir 20 vezes.

Natação no mar ou em piscina sem química, fazendo massagens na região da garganta com o objetivo de equilibrar a tireoide e a paratireoide (eliminar a deficiência de iodo), e massagens também no baço, rins, pâncreas, próstata, ovários, fígado, etc., em todo o ventre, para reequilibrar o corpo através da região gastrointestinal.

Eliminar a química dos medicamentos, desodorantes, cremes, produtos de beleza, protetor solar ou qualquer outro produto químico que destrua e acidifique o sangue.

Banho de assento alternado, conforme item 2.3.

PIELONEFRITE

Inflamação em um ou nos dois rins.

CAUSAS
Elevado nível diário de aflição, angústia, ansiedade, preocupação, medo, mágoa, ódio e raiva.

Vida sedentária.

A glândula tireoide desequilibrada, especialmente pela escassez de iodo.

Sangue ácido, sujo, carregado de impurezas.

Más digestões, como consequência de uma alimentação desequilibrada, industrializada, indigesta, com chocolates, frituras, sorvetes, alimentos gelados, bombons, ovos fritos ou mexidos, salsichas, salames, hambúrgueres, *croissants*, batatas fritas, *ketchup*, café, açúcar, adoçantes, laticínios, excesso de frutas, alimentos de origem animal, mariscos, pão branco, arroz branco, manteiga, margarina e alimentos elaborados e requentados no forno de micro-ondas.

Açúcar e gás dos refrigerantes.

Prisão de ventre.

TRATAMENTO

É necessário mudar a alimentação. A partir de hoje, consuma bastante clorofila (das verduras e legumes), proteínas e carboidratos vegetais (arroz integral, feijão-azuki, castanhas, soja e seus derivados, amêndoas, cereais integrais), e o mínimo de frutas. Minimize ou elimine o consumo de proteínas animais (carne bovina, suína, frango, queijos, leite), pizzas, frituras, guloseimas e refrigerantes.

Siga uma alimentação que consta do cardápio do item 2.2.

Para que meu sangue fique alcalino, é necessário eu perceber e reduzir ao mínimo minha aflição, angústia, ansiedade, preocupação, medo, mágoa, ódio e raiva, que ocorrem quando não sei lidar com minhas frustrações e insatisfações. Por isso, fico estressado, e já começa a doença, porque, nesse momento, há uma contração de meu sistema de glândulas (hipófise, pâncreas, fígado, tireoide, suprarrenais, próstata, ovários, mamas, etc.) secretando em níveis elevados cortisol, aldosterona, noradrenalina, dopamina, adrenalina, acetilcolina, etc., que, quando jogados na corrente sanguínea, envenenam o sangue.

Oxigenação do corpo, conforme item 2.22.

Natação no mar ou em piscina sem química, fazendo massagens na região da garganta com o objetivo de equilibrar a tireoide e a paratireoide (eliminar a deficiência de iodo), e massagens também no baço, rins, pâncreas, próstata, ovários, fígado, etc., em todo o ventre, para reequilibrar o corpo através da região gastrointestinal.

Eliminar a febre interna com cataplasma de barro, conforme item 2.5.

Eliminar a química dos medicamentos, desodorantes, cremes, produtos de beleza, protetor solar ou qualquer outro produto químico que destrua e acidifique o sangue.

Compressa de gengibre, conforme item 2.13.

Cataplasma de inhame-branco, conforme item 2.7.

Banho de assento alternado, conforme item 2.3.

Suco de *aloe vera*, conforme item 2.25.

Limpeza da vesícula, do fígado e dos rins, conforme item 2.26.

PIOLHO

São parasitas que provocam desde coceiras até infecções, daí surgem as lêndeas (ovos de piolho).

TRATAMENTO

Uma colher de sal, mais uma colher de álcool, mais um litro de vinagre. Misturar e aquecer um pouco. Passe e deixe nos cabelos por duas horas. Depois lave e retire as lêndeas.

PLEURISIA

A pleurisia caracteriza-se pela inflamação da pleura, que provoca acúmulo de líquido na cavidade pleural, que é o espaço formado entre as duas membranas que revestem os pulmões, separando-os da parede torácica.

TRATAMENTO

Inalação: ferver folhas de eucalipto e rodelas finas de gengibre, água e fogo (não usar panelas de alumínio). Respire bastante, cobrindo a cabeça com uma toalha sobre a vasilha.

Inalação: ferver folhas de eucalipto com sal grosso (não usar panelas de alumínio). Respire bastante, cobrindo a cabeça com uma toalha sobre a vasilha.

Chá (infusão) de assa-peixe, sabugueiro, tanchagem, alfazema, casca de cerejeira ou guaco.

Escalda-pés alternados, conforme item 2.4.

Reduzir a ingestão de líquidos a um consumo mínimo.

Respiração: respirar profundamente (ao sol ou ao ar livre), levantando os braços e a calcanhares (ao mesmo tempo), ficando na ponta dos pés até as mãos se unirem lá em cima (segurar o ar por alguns segundos) e descer expirando lentamente. Repetir 20 vezes.

Se houver febre:

• Pôr um algodão embebido em álcool nas axilas e na virilha. Trocá-los quando ficarem aquecidos.

• Cataplasma de cebola: ralar uma cebola e misturar com um pouco de farinha de trigo comum. Aplique nas solas dos pés, enfaixando-os com um tecido de algodão, por cerca de duas horas. Caso a febre continue, renove o cataplasma de cebola.

• Cataplasma de tofu, conforme item 2.8.

Eliminar a febre interna com cataplasma de barro, conforme item 2.5. Inclusive, aplicar no rosto, pescoço, nuca e em todo o ventre;

Mude a alimentação, pelo menos por alguns meses. Consuma proteínas, carboidratos, fibras, gorduras, sais minerais e vitaminas vegetais (arroz integral, feijão-azuki, soja e seus derivados, castanhas, amêndoas, cereais integrais e a clorofila das verduras e legumes), e o mínimo de frutas.

Nesse período, elimine o consumo de proteínas animais (carne bovina, suína, frango, queijos, leite), pizzas, frituras, guloseimas e refrigerantes.

Siga uma alimentação que consta do cardápio do item 2.2.

Para que meu sangue fique alcalino é necessário eu perceber e reduzir ao mínimo minha aflição, angústia, ansiedade, preocupação, medo, mágoa, ódio e raiva, que ocorrem quando não sei lidar com minhas frustrações e insatisfações. Com isso fico estressado, e já começa a doença, porque, nesse momento, há uma contração de meu sistema de glândulas (hipófise, pâncreas, fígado, tireoide, suprarrenais, próstata, ovários, mamas, etc.) secretando em níveis elevados cortisol, aldosterona, noradrenalina, dopamina, adrenalina, acetilcolina, etc., que, quando jogados na corrente sanguínea, envenenam o sangue.

Eliminar a química dos medicamentos, desodorantes, cremes, produtos de beleza, protetor solar ou qualquer outro produto químico que destrua e acidifique o sangue.

PNEUMONIA

O inverno é a época mais propícia para o aparecimento de resfriados, gripes e também da pneumonia.

O grande perigo da pneumonia é a febre alta, que fica acima dos 39 °C e dura até dez dias.

Inflamação aguda dos alvéolos pulmonares.

Não é infecção por bactérias, vírus, fungos ou qualquer tipo de micróbio.

TRATAMENTO

Se houver febre:

- Pôr um algodão embebido em álcool nas axilas e na virilha. Trocá-los quando ficarem aquecidos;
- Cataplasma de cebola: ralar uma cebola e misturar com um pouco de farinha de trigo comum. Aplique nas solas dos pés, enfaixando-os com um tecido de algodão, por cerca de duas horas. Caso a febre continue, renove o cataplasma de cebola;
- Cataplasma de tofu, conforme item 2.8.

Inalação: ferver folhas de eucalipto e rodelas finas de gengibre, água e fogo (não usar panelas de alumínio). Respire bastante, cobrindo a cabeça com uma toalha sobre a vasilha.

Inalação: ferver folhas de eucalipto com sal grosso (não usar panelas de alumínio). Respire bastante, cobrindo a cabeça com uma toalha, sobre a vasilha;

Infusão: chá de tomilho com tanchagem (em partes iguais), mais uma rodela de limão. Deve ser bebida quente, de hora em hora.

Seja uma pessoa determinada. Tenha força de vontade. Minimize ou elimine o consumo de proteínas animais (carne bovina, suína, frango, queijos, leite), pizzas, frituras, guloseimas e refrigerantes.

Consuma proteínas, carboidratos, gorduras, fibras, sais minerais e vitaminas vegetais (arroz integral, feijão-azuki, castanhas, amêndoas, soja e seus derivados, cereais integrais e a clorofila das verduras e legumes), e o mínimo de frutas.

Siga uma alimentação que consta do cardápio do item 2.2.

Eliminar a febre interna com cataplasma de barro, conforme item 2.5. Inclusive, aplicar na testa, no pescoço e em todo o ventre.

Eliminar a química dos medicamentos, desodorantes, cremes produtos de beleza, protetor solar ou qualquer outro produto químico que destrua e acidifique o sangue.

Para que meu sangue fique alcalino, é necessário eu perceber e reduzir ao mínimo minha aflição, angústia, ansiedade, preocupação, medo, mágoa, ódio e raiva, que ocorrem quando não sei lidar com minhas frustrações e insatisfações; assim, fico estressado, e logo começa a doença, porque, nesse momento, há uma contração de meu sistema de glândulas (hipófise, pâncreas, fígado, tireoide, suprarrenais, próstata, ovários, mamas, etc.) secretando em níveis elevados cortisol, aldosterona, noradrenalina, dopamina, adrenalina, acetilcolina, etc., que, quando jogados na corrente sanguínea, envenenam o sangue.

Quando for possível: respirar profundamente (ao sol ou ao ar livre), levantando os braços e os calcanhares (ao mesmo tempo), ficando na ponta dos pés até as mãos se unirem lá em cima (segurar o ar por alguns segundos) e descer expirando lentamente. Repetir 20 vezes; inspirar profundamente por uma narina, prender o ar, por alguns segundos, e expirar pela outra narina. Inspirar novamente pela narina que expirou e seguir sucessivamente (várias vezes durante o dia).

Escalda-pés alternados, conforme item 2.4.

POLIOMIELITE (PARALISIA INFANTIL)

É a inflamação cerebral que provoca a paralisia, como consequência da fraqueza de todo o organismo, especialmente o aparelho respiratório, comprometendo o coração e os pulmões, por causa do desequilíbrio de uma alimentação industrializada e indigesta.

Há dois tipos de paralisia infantil: um que afeta o cérebro e outro que afeta a coluna vertebral.

TRATAMENTO

Se houver febre:

• Pôr um algodão embebido em álcool nas axilas e na virilha. Trocá--los quando ficarem aquecidos.

• Cataplasma de cebola: ralar uma cebola e misturar com um pouco de farinha de trigo comum. Aplique nas solas dos pés, enfaixando-os com um tecido de algodão, por cerca de duas horas. Caso a febre continue, renove o cataplasma de cebola.

• Cataplasma de tofu, conforme item 2.8.

Aplicar o cataplasma de barro sobre os músculos atrofiados, massageando-os, e aplicá-lo também sobre a nuca, conforme item 2.5.

Mude a alimentação, pelo menos por alguns meses. Consuma proteínas, carboidratos, fibras, gorduras, sais minerais e vitaminas vegetais (arroz integral, feijão-azuki, soja e seus derivados, castanhas, amêndoas, cereais integrais e a clorofila das verduras e legumes), e o mínimo de frutas.

Nesse período, elimine o consumo de proteínas animais (carne bovina, suína, frango, queijos, leite), pizzas, frituras, guloseimas e refrigerantes.

Siga uma alimentação que consta do cardápio no item 2.2.

Compressa de gengibre, conforme item 2.13.

Cataplasma de inhame-branco, conforme item 2.7.

Quando possível, respirar profundamente (ao sol ou ao ar livre), levantando os braços e os calcanhares (ao mesmo tempo), ficando na ponta dos pés até as mãos se unirem lá em cima (segurar o ar por alguns segundos) e descer expirando lentamente. Repetir 20 vezes.

PRESBIOPIA

Com a idade avançada, há uma perda gradual do olho ao focar objetos próximos, porque o cristalino se torna menos flexível com acomodação reduzida.

TRATAMENTO

Lavar os olhos três vezes ao dia com banchá morno.

Mexer e massagear circularmente os olhos, algumas vezes ao dia.

Aplicar duas gotas de colírio de óleo de gergelim, antes de dormir.

Mude a alimentação, pelo menos por alguns meses. Consuma proteínas, carboidratos, fibras, gorduras, sais minerais e vitaminas vegetais (arroz integral, feijão-azuki, soja e seus derivados, castanhas, amêndoas, cereais integrais e a clorofila das verduras e legumes) e o mínimo de frutas.

Nesse período, elimine o consumo de proteínas animais (carne bovina, suína, frango, queijos, leite), pizzas, frituras, guloseimas e refrigerantes.

Siga uma alimentação que consta do cardápio do item 2.2.

Eliminar a febre interna com cataplasma de barro, conforme item 2.5. Aplicar no rosto (inclusive sobre os olhos, com ou sem gaze), na nuca e em todo o ventre.

Natação no mar ou em piscina sem química, fazendo massagens na região da garganta com o objetivo de equilibrar a tireoide e a paratireoide (eliminar a deficiência de iodo), e massagens também no baço, rins, pâncreas, próstata, ovários, fígado, etc., em todo o ventre, para reequilibrar o corpo através da região gastrointestinal.

Para que meu sangue fique alcalino, é necessário eu perceber e reduzir ao mínimo minha aflição, angústia, ansiedade, preocupação, medo, mágoa, ódio e raiva, que ocorrem quando não sei lidar com minhas frustrações e insatisfações, o que me deixa estressado, e logo começa a doença, porque, nesse momento, há uma contração de meu sistema de glândulas (hipófise, pâncreas, fígado, tireoide, suprarrenais, próstata, ovários, mamas, etc.), secretando em níveis elevados cortisol, aldosterona, noradrenalina, dopamina, adrenalina, acetilcolina, etc., que, quando jogados na corrente sanguínea, envenenam o sangue.

Eliminar a química dos medicamentos, desodorantes, cremes, produtos de beleza, protetor solar ou qualquer outro produto químico que destrua e acidifique o sangue.

Respiração: respirar profundamente (ao sol ou ao ar livre), levantando os braços e os calcanhares (ao mesmo tempo), ficando na ponta dos pés até as mãos se unirem lá em cima (segurar o ar por alguns segundos) e descer expirando lentamente. Repetir 20 vezes.

Escalda-pés alternados, conforme item 2.4.

Suco de *aloe vera*, conforme item 2.25.

Limpeza da vesícula, do fígado e dos rins, conforme item 2.26.

PRISÃO DE VENTRE

É uma grave doença intestinal, caracterizada pelo atraso em evacuar as fezes (as fezes devem ser eliminadas pelo menos uma vez ao dia).

As células absorvem os nutrientes dos alimentos. O que sobra é lixo. Reter o lixo por mais de 12 horas impurifica e destrói o sangue; como consequência, envenena o sistema linfático e o sistema nervoso.

CAUSAS

Más digestões, como consequência de uma alimentação desequilibrada, industrializada, indigesta, com chocolates, frituras, sorvetes, alimentos gelados, bombons, ovos fritos ou mexidos, salsichas, salames, hambúrgueres, *croissants*, batatas fritas, *ketchup*, café, açúcar, adoçantes, laticínios, excesso de frutas, alimentos de origem animal, mariscos, pão branco, arroz branco, manteiga, margarina e alimentos elaborados e requentados no forno de micro-ondas.

Elevado nível diário de aflição, angústia, ansiedade, preocupação, medo, mágoa, ódio e raiva.

Sangue ácido, sujo, carregado de impurezas.

Açúcar e gás dos refrigerantes.

A química dos medicamentos, desodorantes, cremes, produtos de beleza, laxantes, purgantes, anticoncepcionais, produtos de limpeza, protetor solar, etc.

Vida sedentária.

TRATAMENTO

Laxantes, purgantes, injeções, supositórios e quaisquer medicamentos nada resolvem. Se resolvessem, não haveria, no mundo, pessoas com prisão de ventre.

Chá de chicória em jejum e durante o dia.

Deixar ameixas-pretas e figo secos com água desde a noite anterior e tomar em jejum na manhã seguinte;

Preparar: três colheres de sementes de linhaça, cinco ameixas-pretas e um copo de água desde a noite anterior. Tomar em jejum na manhã seguinte, adicionando uma colher de mel.

Evitar sabugueiro, macela e goiabeira.

Chás (infusão): dente-de-leão, espinheira-santa, nogueira, hortelã, pata-de-vaca e fel-da-terra.

É necessário mudar a alimentação. A partir de hoje, consuma bastante clorofila (das verduras e legumes), proteínas e carboidratos vegetais (arroz integral, feijão-azuki, castanhas, soja e seus derivados, amêndoas, cereais integrais), e o mínimo de frutas. Minimize ou elimine

o consumo de proteínas animais (carne bovina, suína, frango, queijos, leite), pizzas, frituras, guloseimas e refrigerantes.

Siga uma alimentação que consta do cardápio no item 2.2.

Para que meu sangue fique alcalino é necessário eu perceber e reduzir ao mínimo minha aflição, angústia, ansiedade, preocupação, medo, mágoa, ódio e raiva, que ocorrem quando não sei lidar com minhas frustrações e insatisfações; consequentemente, fico estressado, e começa a doença, porque, nesse momento, há uma contração de meu sistema de glândulas (hipófise, pâncreas, fígado, tireoide, suprarrenais, próstata, ovários, mamas, etc.), secretando em níveis elevados cortisol, aldosterona, noradrenalina, dopamina, adrenalina, acetilcolina, etc., que, quando jogados na corrente sanguínea, envenenam o sangue.

Eliminar a febre interna com cataplasma de barro, conforme item 2.5.

Oxigenação do corpo, conforme item 2.22.

Natação no mar ou em piscina sem química, fazendo massagens na região da garganta com o objetivo de equilibrar a tireoide e a paratireoide (eliminar a deficiência de iodo), e massagens também no baço, rins, pâncreas, próstata, ovários, fígado, etc., em todo o ventre, para reequilibrar o corpo através da região gastrointestinal;

Eliminar a química dos medicamentos, desodorantes, cremes, produtos de beleza, protetor solar ou qualquer outro produto químico que destrua e acidifique o sangue.

Compressa de gengibre, conforme item 2.13.

Cataplasma de inhame-branco, conforme item 2.7.

Banho de assento alternado, conforme item 2.3.

Escalda-pés alternados, conforme item 2.4.

Suco de *aloe vera*, conforme item 2.25.

Limpeza da vesícula, do fígado e dos rins, conforme item 2.26.

PRÓSTATA

A próstata é uma glândula genital masculina, constituída de tecido glandular e muscular, que rodeia o colo da bexiga. Sua função maior é produzir o líquido seminal que transporta o espermatozoide, que é produzido nos testículos.

HIPERTROFIA BENIGNA DA PRÓSTATA

É o aumento da glândula Próstata.
Ver tratamento no item Hipertrofia benigna da próstata, **na página 260**.

PROSTATITE

É a inflamação ou infecção da próstata.

CAUSAS
Elevado nível diário de aflição, angústia, ansiedade, preocupação, medo, mágoa, ódio e raiva.
Sangue ácido, sujo, carregado de impurezas.
Más digestões, como consequência de uma alimentação desequilibrada, industrializada, indigesta, com chocolates, frituras, sorvetes, alimentos gelados, bombons, ovos fritos ou mexidos, salsichas, salames, hambúrgueres, *croissants*, batatas fritas, *ketchup*, café, açúcar, adoçantes, laticínios, excesso de frutas, alimentos de origem animal, mariscos, pão branco, arroz branco, manteiga, margarina e alimentos elaborados e requentados no forno de micro-ondas.
Açúcar e gás dos refrigerantes.
Prisão de ventre.
Vida sedentária.

TRATAMENTO
O toque retal é desnecessário, porque nada resolve;
Tomar diariamente sete gotas de óleo de copaíba (com água ou em um pedaço de pão).
Tomar chás (infusão) de cavalinha com folhas de pitanga.
Para que meu sangue fique alcalino é necessário eu perceber e reduzir ao mínimo minha aflição, angústia, ansiedade, preocupação, medo, mágoa, ódio e raiva, que ocorrem quando não sei lidar com minhas frustrações e insatisfações. Por causa disso, fico estressado, e logo começa a doença, porque, nesse momento, há uma contração de meu sistema de glândulas (hipófise, pâncreas, fígado, tireoide, suprarrenais, próstata, ovários, mamas, etc.), secretando em níveis elevados cortisol,

aldosterona, noradrenalina, dopamina, adrenalina, acetilcolina, etc., que, quando jogados na corrente sanguínea, envenenam o sangue.

Seja uma pessoa determinada. Tenha força de vontade. Minimize ou elimine o consumo de proteínas animais (carne bovina, suína, frango, queijos, leite), pizzas, frituras, guloseimas e refrigerantes.

Consuma proteínas, carboidratos, gorduras, fibras, sais minerais e vitaminas vegetais (arroz integral, feijão-azuki, castanhas, amêndoas, soja e seus derivados, cereais integrais e a clorofila das verduras e legumes), e o mínimo de frutas.

Siga uma alimentação que consta do cardápio do item 2.2.

Eliminar a febre interna com cataplasma de barro, conforme item 2.5. Inclusive, aplicar no rosto, pescoço, nuca e em todo o ventre.

Oxigenação do corpo, conforme item 2.22.

Natação no mar ou em piscina sem química, fazendo massagens na região da garganta com o objetivo de equilibrar a tireoide e paratireoide (eliminar a deficiência de iodo), e massagens também no baço, rins, pâncreas, próstata, ovários, fígado, etc., em todo o ventre, para reequilibrar o corpo através da região gastrointestinal.

Eliminar a química dos medicamentos, desodorantes, cremes, produtos de beleza, protetor solar ou qualquer outro produto químico que destrua e acidifique o sangue.

Compressa de gengibre, conforme item 2.13.

Cataplasma de inhame-branco, conforme item 2.7.

Banho de assento alternado, conforme item 2.3.

Escalda-pés alternados, conforme item 2.4.

Suco de *aloe vera*, conforme item 2.25.

Limpeza da vesícula, do fígado e dos rins, conforme item 2.26.

PSORÍASE

É uma doença da pele muito séria, grave e incurável (na medicina oficial), caracterizada pelo aparecimento de manchas (acúmulo de células mortas) de superfícies ásperas, descamativas e avermelhadas que, em geral, aparecem nos cotovelos, nos joelhos, no couro cabeludo, nas costas e até no corpo inteiro.

CAUSAS

Más digestões, como consequência de uma alimentação desequilibrada, industrializada, indigesta, com chocolates, frituras, sorvetes, alimentos gelados, bombons, ovos fritos ou mexidos, salsichas, salames, hambúrgueres, *croissants*, batatas fritas, *ketchup*, café, açúcar, adoçantes, laticínios, excesso de frutas, alimentos de origem animal, mariscos, pão branco, arroz branco, manteiga, margarina e alimentos elaborados e requentados no forno de micro-ondas.

Prisão de ventre.

Elevado nível diário de aflição, angústia, ansiedade, preocupação, medo, mágoa, preocupação, ódio e raiva.

A química dos medicamentos, desodorantes, cremes, produtos de beleza, laxantes, purgantes, anticoncepcionais, produtos de limpeza, protetor solar, etc.

Açúcar e gás dos refrigerantes.

Vida sedentária.

Banho com água quente, que esfria e destrói a pele e, além disso, posteriormente, faz apanhar friagem.

Sangue ácido, sujo, carregado de impurezas.

TRATAMENTO

Aplicar óleo de copaíba onde a doença aparece.

Babosa: remover os espinhos, retirar e aplicar o gel da polpa, onde a doença aparece.

Para que meu sangue fique alcalino, é necessário eu perceber e reduzir ao mínimo minha aflição, angústia, ansiedade, preocupação, medo, mágoa, ódio e raiva, que ocorrem quando não sei lidar com minhas frustrações e insatisfações. Por causa disso, fico estressado, e começa a doença, porque, nesse momento, há uma contração de meu sistema de glândulas (hipófise, pâncreas, fígado, tireoide, suprarrenais, próstata, ovários, mamas, etc.), secretando em níveis elevados cortisol, aldosterona, noradrenalina, dopamina, adrenalina, acetilcolina, etc., que, quando jogados na corrente sanguínea, envenenam o sangue.

É necessário mudar a alimentação. A partir de hoje, consuma bastante clorofila (das verduras e legumes), proteínas e carboidratos vegetais (arroz integral, feijão-azuki, castanhas, soja e seus derivados, amêndoas, cereais integrais), e o mínimo de frutas. Minimize ou elimine

o consumo de proteínas animais (carne bovina, suína, frango, queijos, leite), pizzas, frituras, guloseimas e refrigerantes. Siga uma alimentação que consta do cardápio do item 2.2.

Eliminar a febre interna com cataplasma de barro, conforme item 2.5 inclusive nas partes do corpo onde aparece a doença e no ventre;

Oxigenação do corpo, conforme item 2.22.

Natação no mar ou em piscina sem química, fazendo massagens na região da garganta com o objetivo de equilibrar a tireoide e a paratireoide (eliminar a deficiência de iodo), e massagens também no baço, rins, pâncreas, próstata, ovários, fígado, etc., em todo o ventre, para reequilibrar o corpo através da região gastrointestinal.

Eliminar a química dos medicamentos, desodorantes, cremes, produtos de beleza, protetor solar ou qualquer outro produto químico que destrua e acidifique o sangue.

Escalda-pés alternados, conforme item 2.4.

Suco de *aloe vera*, conforme item 2.25.

Limpeza da vesícula, do fígado e dos rins, conforme item 2.26.

PULMÕES

A função principal dos pulmões é purificar o sangue.

A célula viva de um corpo necessita de oxigênio para ter sobrevida.

Portanto, os pulmões são essenciais no sistema respiratório e circulatório, pois é por meio deles que o oxigênio inspirado se une à hemoglobina e é transportado ao coração e a todo o corpo e ainda recebe e remove para fora do corpo o dióxido de carbono.

O oxigênio é inspirado pelo nariz, laringe, traqueia, brônquios e pulmões.

As respirações profundas demonstram plena saúde dos pulmões.

PNEUMONIA

O inverno é a época mais propícia para o aparecimento dos resfriados, das gripes e também da pneumonia.

O grande perigo da pneumonia é a febre alta. A febre fica acima dos 39 °C e dura até dez dias.

Inflamação aguda dos alvéolos pulmonares.

Ver tratamento no item Pneumonia, na **página 306**.

TUBERCULOSE

É uma infecção crônica dos pulmões, que também pode incidir em outros órgãos do corpo, por causa das lesões e destruições dos tecidos, devido ao seu caráter gangrenoso, motivado por uma temperatura elevada que viabiliza a permanência do bacilo tuberculoso.

Ver tratamento no item Tuberculose, na **página 341**.

BRONQUITE

A bronquite aguda ou crônica é a inflamação dos brônquios, sendo que, na bronquite crônica os brônquios ficam inflamados, congestionados e constritos, o que bloqueia e obstrui o fluxo de ar, produzindo uma sequência de lesões nos pulmões.

Ver tratamento no item Bronquite, **página 157**.

QUEIMADURAS

TRATAMENTO
Não estourar as bolhas.
Passar a clara do ovo diretamente sobre a queimadura. Quando secar, tirar a clara ressecada com água, secar e passar novamente.
Cataplasma de barro, com a polpa da babosa (sobre a queimadura).
Macerar folhas de bálsamo e aplicar sobre a queimadura.
Pôr sobre a queimadura folhas de bananeira, de couve ou de algodão. Antes de colocar sobre a pele, passar um rolo levemente sobre qualquer uma das folhas.
O indivíduo queimado deve tomar bastante água e soro caseiro.

REPOSIÇÃO HORMONAL

Os efeitos danosos das terapias de reposição hormonal, com hormônios sintéticos nas mulheres na faixa etária de 38 a 50 anos (menopausa), desencadeiam efeitos colaterais, que são doenças como flacidez e erosão dos seios, hipertensão, depressão, aumento de peso, desequilíbrio no sistema linfático com retenção de líquidos, salpingite (inflamação das trompas), ooforite (inflamação dos ovários) e sangramento vaginal.

Há uma pesquisa conhecida como "Women's Health Initiative", que foi publicada no *Journal of The American Medical Association*, que contou com a participação de 27 mil voluntárias norte-americanas, e chegou à conclusão de que o tratamento com hormônios farmacêuticos sintéticos aumentava os riscos de doenças como câncer de mama, infarto e derrame.

Se, na menopausa, as mulheres deixam de produzir, em níveis necessários, os hormônios estrogênio e progesterona, culminando com o fim da vida produtiva e a suspensão da menstruação, também é necessário que tenham uma mudança em seu estilo de vida, inclusive em sua alimentação.

CAUSAS

Elevado nível diário de aflição, angústia, ansiedade, preocupação, medo, mágoa, ódio e raiva.

Vida sedentária.

Sangue ácido, sujo, carregado de impurezas.

Más digestões, como consequência de uma alimentação desequilibrada, industrializada, indigesta, com chocolates, frituras, sorvetes, alimentos gelados, bombons, ovos fritos ou mexidos, salsichas, salames, hambúrgueres, *croissants*, batatas fritas, *ketchup*, café, açúcar, adoçantes, laticínios, excesso de frutas, alimentos de origem animal, mariscos, pão branco, arroz branco, manteiga, margarina e alimentos elaborados e requentados no forno de micro-ondas.

O açúcar e o gás dos refrigerantes.

Prisão de ventre.

A química dos medicamentos, desodorantes, cremes, "produtos de beleza", laxantes, purgantes, anticoncepcionais, produtos de limpeza, protetor solar, etc.

TRATAMENTO

ALIMENTAÇÃO: Alimentos que contêm fitoesteróis, que conferem equilíbrio hormonal, aumentando a produção de estrogênio e progesterona, como soja (em grãos, leite e tofu), cará (inhame), peixes de escamas, mandioca, linhaça, chá de hortelã, batata-doce, arroz integral, verduras cruas, legumes cozidos no vapor, castanhas (caju e pará), um ovo caipira cozido por dia, suco de clorofila com uma fruta, conforme consta do item 2.2.

Para que meu sangue fique alcalino, é necessário eu perceber e reduzir ao mínimo minha aflição, angústia, ansiedade, preocupação, medo, mágoa, ódio e raiva, que ocorrem quando não sei lidar com minhas frustrações e insatisfações. Assim, fico estressado, e já começa a doença, porque, nesse momento, há uma contração de meu sistema de glândulas (hipófise, pâncreas, fígado, tireoide, suprarrenais, próstata, ovários, mamas, etc.), secretando em níveis elevados cortisol, aldosterona, noradrenalina, dopamina, adrenalina, acetilcolina, etc., que, quando jogados na corrente sanguínea, envenenam o sangue;

Oxigenação do corpo, conforme item 2.22.

Natação no mar ou em piscina sem química, fazendo massagens na região da garganta com o objetivo de equilibrar a tireoide e a paratireoide (eliminar a deficiência de iodo), e massagens também no baço, rins, pâncreas, próstata, ovários, fígado, etc., em todo o ventre, para reequilibrar o corpo através da região gastrointestinal.

Eliminar a febre interna com cataplasma de barro, conforme item 2.5.

Eliminar a química dos medicamentos, desodorantes, cremes, produtos de beleza, protetor solar ou qualquer outro produto químico que destrua e acidifique o sangue.

Banho de assento alternado, conforme item 2.3.

Compressa de gengibre, conforme item 2.13.

Cataplasma de inhame-branco conforme item 2.7.

Escalda-pés alternados, conforme item 2.4.

Suco de *aloe vera*, conforme item 2.25.

Limpeza da vesícula, do fígado e dos rins, conforme item 2.26.

RESFRIADOS E GRIPES

São infecções que afetam o sistema respiratório superior e apresentam sintomas como espirros, corrimento nasal, tosse e garganta inflamada.

O resfriado é uma doença mais simples e apresenta os sintomas acima, enquanto a gripe apresenta-se com calafrios, dores musculares, sudorese e febre alta.

Existe a presença do excesso de catarro e muco, também por conta do desequilíbrio térmico do corpo, isto é, pele fria (sem vida) e febre no ventre.

CAUSAS

Não é uma infecção por bactérias ou vírus ou qualquer micróbio.

Banho com água quente, que esfria e destrói a pele e, além disso, posteriormente, faz apanhar friagem.

O açúcar e o gás dos refrigerantes.

Prisão de ventre.

Más digestões, como consequência de uma alimentação desequilibrada, industrializada, indigesta, com chocolates, frituras, sorvetes, alimentos gelados, bombons, ovos fritos ou mexidos, salsichas, salames, hambúrgueres, *croissants*, batatas fritas, *ketchup*, café, açúcar, adoçantes, laticínios, excesso de frutas, alimentos de origem animal, mariscos, pão branco, arroz branco, manteiga, margarina e alimentos elaborados e requentados no forno de micro-ondas;

Sangue ácido, sujo, carregado de impurezas.

TRATAMENTO

Escalda-pés alternados, conforme item 2.4;

Chá misto – um limão (fatiado e com casca), uma colher (sopa) de gengibre, dois ou três dentes de alho macerados, canela (+/- dois paus), dez cravos da índia. Ferver um litro de água por dez minutos. Após os dez minutos, pôr um punhado de folhas de guaco e, depois de uns 20 segundos, desligar o fogo e deixar em infusão por sete minutos. Coe o chá e ponha em uma garrafa térmica. Obsservação: se você é hipertenso, reduza o gengibre.

Chá (infusão): guaco, limão, sabugueiro, gengibre, poejo, tanchagem ou sálvia.

Esmagar e extrair gotas das folhas de bálsamo e acrescentar uma colher (sopa) de mel. Ingerir duas vezes ao dia.

Inalação: ferver folhas de eucalipto e rodelas finas de gengibre, água e fogo (não usar panelas de alumínio). Respire bastante, cobrindo a cabeça com uma toalha sobre a vasilha.

Inalação: ferver folhas de eucalipto com sal grosso (não usar panelas de alumínio). Respire bastante, cobrindo a cabeça com uma toalha sobre a vasilha.

É necessário mudar a alimentação. A partir de hoje, consuma bastante clorofila (das verduras e legumes), proteínas e carboidratos vegetais (arroz integral, feijão-azuki, castanhas, soja e seus derivados, amêndoas, cereais integrais), e o mínimo de frutas. Minimize ou elimine

o consumo de proteínas animais (carne bovina, suína, frango, queijos, leite), pizzas, frituras, guloseimas e refrigerantes.

Siga uma alimentação que consta do cardápio do item 2.2.

Respiração: respirar profundamente (ao sol ou ao ar livre), levantando os braços e os calcanhares (ao mesmo tempo), ficando na ponta dos pés até as mãos se unirem lá em cima (segurar o ar por alguns segundos) e descer expirando lentamente. Repetir 20 vezes;

Se houver febre:

• Pôr um algodão embebido em álcool nas axilas e na virilha. Trocá-los quando ficarem aquecidos;

• Cataplasma de cebola: ralar uma cebola e misturar com um pouco de farinha de trigo comum. Aplicar nas solas dos pés, enfaixando-os com um tecido de algodão, por cerca de duas horas. Caso a febre continue, renove o cataplasma de cebola.

• Cataplasma de tofu, conforme item 2.8.

RESSACA

TRATAMENTO

Tomar chá de boldo, cidreira ou vassourinha.

Tomar uma xícara de café forte sem açúcar.

Macerar algumas folhas de boldo em um copo com água, acrescentar uma pitada de sal e tomar (muito eficiente).

Suco de clorofila: bater cinco ou seis verduras cruas com água de coco.

Suco de *aloe vera*, conforme item 2.25.

Limpeza da vesícula, do fígado e dos rins, conforme item 2.26.

REUMATISMO

Reumatismo é uma doença caracterizada por dores generalizadas nas articulações e músculos do corpo, dos dedos, joelhos, punhos, tornozelos, coluna, cotovelos, mãos, braços, pés, etc., como consequência do enfraquecimento geral do corpo, especialmente do sistema musculoesquelético, provocando calafrios, inchaços, dores e temperatura elevada nessas articulações (os problemas aumentam no inverno).

Há cálcio em quantidade suficiente no corpo. Apenas é mal distribuído porque a glândula tireoide está com mau funcionamento, desequilibrada, daí o cálcio não é devidamente distribuído pelo corpo e se acumula, sobretudo, nas articulações.

CAUSAS

Consumo excessivo de frutas.
Vida sedentária.
Açúcar e gás dos refrigerantes.
Prisão de ventre.
Sangue ácido, sujo, carregado de impurezas.

TRATAMENTO

Chás (infusão): bugre, salsaparrilha, guaco, mostarda, quebra-pedra, sabugueiro e sementes de girassol.

Mude a alimentação, pelo menos por alguns meses. Consuma proteínas, carboidratos, fibras, gorduras, sais minerais e vitaminas vegetais (arroz integral, feijão-azuki, soja e seus derivados, castanhas, amêndoas, cereais integrais e a clorofila das verduras e legumes), e o mínimo de frutas.

Nesse período, elimine o consumo de proteínas animais (carne bovina, suína, frango, queijos, leite), pizzas, frituras, guloseimas e refrigerantes.

Siga uma alimentação que consta do cardápio no item 2.2.

Eliminar a febre interna com cataplasma de barro, conforme item 2.5. Inclusive, aplicar em todo o ventre e no local afetado.

Para que meu sangue fique alcalino é necessário eu perceber e reduzir ao mínimo minha aflição, angústia, ansiedade, preocupação, medo, mágoa, ódio e raiva, que ocorrem quando eu não sei lidar com minhas frustrações e insatisfações. Por isso, fico estressado, e logo começa a doença, porque, nesse momento, há uma contração de meu sistema de glândulas (hipófise, pâncreas, fígado, tireoide, suprarrenais, próstata, ovários, mamas, etc.), secretando em níveis elevados cortisol, aldosterona, noradrenalina, dopamina, adrenalina, acetilcolina, etc., que, quando jogados na corrente sanguínea, envenenam o sangue.

Eliminar a química dos medicamentos, desodorantes, cremes, produtos de beleza, protetor solar ou qualquer outro produto químico que destrua e acidifique o sangue.

Oxigenação do corpo, conforme item 2.22.

Natação no mar ou em piscina sem química, fazendo massagens na região da garganta com o objetivo de equilibrar a tireoide e a paratireoide (eliminar a deficiência de iodo), e massagens também no baço, rins, pâncreas, próstata, ovários, fígado, etc., em todo o ventre, para reequilibrar o corpo através da região gastrointestinal.

Compressa de gengibre, conforme item 2.13.

Cataplasma de inhame-branco, conforme item 2.7, no ventre e no local afetado.

Escalda-pés alternados, conforme item 2.4.

Suco de *aloe vera*, conforme item 2.25.

Limpeza da vesícula, do fígado e dos rins, conforme item 2.26.

RINITE

É uma inflamação que causa grande irritação na mucosa nasal, desencadeando espirros, corrimento nasal e olhos lacrimejantes.

CAUSAS

Banho com água quente, que esfria e destrói a pele e, além disso, posteriormente, faz apanhar friagem.

Sangue ácido, sujo, carregado de impurezas.

Alimentos e guloseimas gelados.

Açúcar e gás dos refrigerantes.

Más digestões, como consequência de uma alimentação desequilibrada, industrializada, indigesta, com chocolates, frituras, sorvetes, alimentos gelados, bombons, ovos fritos ou mexidos, salsichas, salames, hambúrgueres, *croissants*, batatas fritas, *ketchup*, café, açúcar, adoçantes, laticínios, excesso de frutas, alimentos de origem animal, mariscos, pão branco, arroz branco, manteiga, margarina e alimentos elaborados e requentados no forno de micro-ondas.

TRATAMENTO

É necessário mudar a alimentação. A partir de hoje, consuma bastante clorofila (das verduras e legumes), proteínas e carboidratos vegetais (arroz integral, feijão-azuki, castanhas, soja e seus derivados, amêndoas, cereais integrais), e o mínimo de frutas. Minimize ou elimine

o consumo de proteínas animais (carne bovina, suína, frango, queijos, leite), pizzas, frituras, guloseimas e refrigerantes.

Siga uma alimentação que consta do cardápio do item 2.2.

Chá: um limão (fatiado e com casca), uma colher (sopa) de gengibre, dois ou três dentes de alho macerados, canela (+/- dois paus), dez cravos da índia. Ferver um litro de água por dez minutos. Após os dez minutos, pôr um punhado de folhas de guaco e, depois de uns 20 segundos, desligar o fogo e deixar em infusão por sete minutos. Coe o chá e ponha em uma garrafa térmica. Obs.: se você é hipertenso, reduza o gengibre.

Inalação: ferver folhas de eucalipto e rodelas finas de gengibre, água e fogo (não usar panelas de alumínio). Respire bastante, cobrindo a cabeça com uma toalha sobre a vasilha.

Inalação: ferver folhas de eucalipto com sal grosso (não usar panelas de alumínio). Respire bastante, cobrindo a cabeça com uma toalha sobre a vasilha;

Eliminar a química dos medicamentos, desodorantes, cremes, produtos de beleza, protetor solar ou qualquer outro produto químico que destrua e acidifique o sangue.

Oxigenação do corpo, conforme item 2.22.

Para que meu sangue fique alcalino, é necessário eu perceber e reduzir ao mínimo minha aflição, angústia, ansiedade, preocupação, medo, mágoa, ódio e raiva, que ocorrem quando não sei lidar com minhas frustrações e insatisfações. Isso me deixa estressado, e já começa a doença, porque, nesse momento, há uma contração de meu sistema de glândulas (hipófise, pâncreas, fígado, tireoide, suprarrenais, próstata, ovários, mamas, etc.), secretando em níveis elevados cortisol, aldosterona, noradrenalina, dopamina, adrenalina, acetilcolina, etc., que, quando jogados na corrente sanguínea, envenenam o sangue.

Natação no mar ou em piscina sem química, fazendo massagens na região da garganta com o objetivo de equilibrar a tireoide e a paratireoide (eliminar a deficiência de iodo), e massagens também no baço, rins, pâncreas, próstata, ovários, fígado, etc., em todo o ventre, para reequilibrar o corpo através da região gastrointestinal.

Escalda-pés alternados, conforme item 2.4.

Suco de *aloe vera*, conforme item 2.25.

Limpeza da vesícula, do fígado e dos rins, conforme item 2.26.

RINS

Os rins são duas glândulas situadas na parte de trás do abdome, um de cada lado da coluna vertebral, e servem para filtrar, dia e noite, o sangue.

Nós humanos temos a mania de comer alimentos gordurosos, frituras, laticínios, refrigerantes, café, açúcar, adoçante, bebidas alcoólicas e toda espécie de alimentos industrializados e, além disso, ainda ingerimos medicamentos, vacinas, injeções, antibióticos, etc. Tudo isso deixa nosso sangue carregado, corrompido e detonado de impurezas, tais como ácido úrico, ureia, sulfatos, etc., transformando nossos rins em um completo depósito de lixo.

Por isso, os rins são forçados a fazerem um trabalho excessivo e insuportável, comprometendo os capilares e glomérulos e, como consequência, aparecerão congestões e entupimentos que dão origem a doenças como polienefrite, colesterol, glomerulonefrite, cálculos renais, gota, hidronefrose, incontinência urinária e até câncer.

CÁLCULOS RENAIS

Depósito de cristais de vários tamanhos que se formam nos rins.

Há cálcio em quantidade suficiente no corpo. Apenas é mal distribuído porque a glândula tireoide está com mau funcionamento, desequilibrada, daí o cálcio não é devidamente distribuído pelo corpo e se acumula, sobretudo, nas articulações.

Ver tratamento no item Cálculos renais, **página 167**.

HIDRONEFROSE

Inchaço de um rim ou dos dois rins, por causa de congestões e entupimentos no sistema urinário.

Ver tratamento no item Hidronefrose, **página 257**.

INCONTINÊNCIA URINÁRIA

É uma doença caracterizada pelo afrouxamento dos músculos do colo da bexiga.

Ver tratamento no item Incontinência urinária, **página 265**.

PIELONEFRITE

Inflamação em um ou nos dois rins.
Ver tratamento no item Pielonefrite, página 302.
Para alcalinizar o sangue, isto é, para reduzir sua acidez e impurezas, ver o tratamento.

TRATAMENTO

Bálsamo: esmagar folhinhas de bálsamo, espremê-las e obter o suco e tomar sete gotas com água três vezes ao dia.

Chás (infusão): dente-de-leão, salsaparrilha, sete-sangrias, urtiga, alcachofra, chapéu-de-couro, sabugueiro, nogueira-pecã e taiuiá.

Para que meu sangue fique alcalino, é necessário eu perceber e reduzir ao mínimo minha aflição, angústia, ansiedade, preocupação, medo, mágoa, ódio e raiva, que ocorrem quando não sei lidar com minhas frustrações e insatisfações. Por isso, fico estressado, e já começa a doença, porque, nesse momento, há uma contração de meu sistema de glândulas (hipófise, pâncreas, fígado, tireoide, suprarrenais, próstata, ovários, mamas, etc.), secretando em níveis elevados cortisol, aldosterona, noradrenalina, dopamina, adrenalina, acetilcolina, etc., que, quando jogados na corrente sanguínea, envenenam o sangue.

Oxigenação do corpo, conforme item 2.22.

Eliminar a química dos medicamentos, desodorantes, cremes, produtos de beleza, protetor solar ou qualquer outro produto químico que destrua e acidifique o sangue.

Natação no mar ou em piscina sem química, fazendo massagens na região da garganta com o objetivo de equilibrar a tireoide e a paratireoide (eliminar a deficiência de iodo), e massagens também no baço, rins, pâncreas, próstata, ovários, fígado, etc., em todo o ventre, para reequilibrar o corpo através da região gastrointestinal.

Seja uma pessoa determinada. Tenha força de vontade. Minimize ou elimine o consumo de proteínas animais (carne bovina, suína, frango, queijos, leite), pizzas, frituras, guloseimas e refrigerantes.

Consuma proteínas, carboidratos, gorduras, fibras, sais minerais e vitaminas vegetais, arroz integral, feijão-azuki, castanhas, amêndoas, soja e seus derivados, cereais integrais e a clorofila das verduras e legumes, e o mínimo de frutas.

Siga uma alimentação que consta do cardápio do item 2.2.
Suco de *aloe vera*, conforme item 2.25.
Limpeza da vesícula, do fígado e dos rins, conforme item 2.26.

SARAMPO

É uma infecção que apresenta febre e erupções na pele, com manchas vermelhas no rosto e em todo o corpo.

TRATAMENTO

Pôr um algodão embebido em álcool nas axilas e na virilha. Trocá-los quando ficarem aquecidos.

Cataplasma de cebola: ralar uma cebola e misturá-la com um pouco de farinha de trigo comum. Aplique nas solas dos pés, enfaixando-os com um tecido de algodão, por cerca de duas horas. Caso a febre continue, renove o cataplasma de cebola.

Cataplasma de tofu, conforme item 2.8.

Eliminar a febre interna com cataplasma de barro, conforme item 2.5.

Seja uma pessoa determinada. Tenha força de vontade. Minimize ou elimine o consumo de proteínas animais (carne bovina, suína, frango, queijos, leite), pizzas, frituras, guloseimas e refrigerantes.

Consuma proteínas, carboidratos, gorduras, fibras, sais minerais e vitaminas vegetais (arroz integral, feijão-azuki, castanhas, amêndoas, soja e seus derivados, cereais integrais e a clorofila das verduras e legumes), e o mínimo de frutas.

Siga uma alimentação que consta do cardápio no item 2.2.

SARNA

É uma doença caracterizada por uma coceira intensa, formando pequenos caroços, feridas e infecções. Formam-se erupções e crostas na pele.

TRATAMENTO

Eliminar a febre interna com cataplasma de barro, conforme item 2.5. Inclusive no pescoço, rosto, ventre e no local mais afetado.

Natação no mar ou em piscina sem química, fazendo massagens na região da garganta com o objetivo de equilibrar a tireoide e a paratireoide (eliminar a deficiência de iodo), e massagens também no baço, rins, pâncreas, próstata, ovários, fígado, etc., em todo o ventre, para reequilibrar o corpo através da região gastrointestinal.

Mude a alimentação, pelo menos por alguns meses. Consuma proteínas, carboidratos, fibras, gorduras, sais minerais e vitaminas vegetais (arroz integral, feijão-azuki, soja e seus derivados, castanhas, amêndoas, cereais integrais e a clorofila das verduras e legumes), e o mínimo de frutas.

Nesse período, elimine o consumo de proteínas animais (carne bovina, suína, frango, queijos, leite), pizzas, frituras, guloseimas e refrigerantes.

Siga uma alimentação que consta do cardápio no item 2.2.

Oxigenação do corpo, conforme item 2.22.

Eliminar a química dos medicamentos, desodorantes, cremes "produtos de beleza", protetor solar ou qualquer outro produto químico que destrua e acidifique o sangue;

Escalda-pés alternados, conforme item 2.4.

Suco de *aloe vera*, conforme item 2.25.

Limpeza da vesícula, do fígado e dos rins, conforme item 2.26.

SINUSITE (CONGESTÃO NASAL)

É uma inflamação da membrana mucosa dos seios da face; em consequência, as glândulas integrantes dessa membrana produzem mais muco, que se alojam nessas cavidades de estruturas ocas, que dão ressonância para a voz, provocando dores na face e na cabeça.

TRATAMENTO

INALAÇÃO – Ferver folhas de eucalipto com sal grosso (não usar panelas de alumínio). Respire bastante, cobrindo a cabeça com uma toalha sobre a vasilha.

INALAÇÃO – Ferver folhas de eucalipto e rodelas finas de gengibre, água e fogo (não usar panelas de alumínio). Respire bastante, cobrindo a cabeça com uma toalha sobre a vasilha.

CHÁ MISTO – Um limão (fatiado e com casca), uma colher (sopa) de gengibre, dois ou três dentes de alho macerados, canela (+/- dois paus), dez cravos da índia. Ferver um litro de água por dez minutos. Após os dez minutos, pôr um punhado de folhas de guaco e, depois de uns vinte segundos, desligar o fogo e deixar em infusão por sete minutos. Coe o chá e ponha em uma garrafa térmica. Obs.: se você é hipertenso, reduza o gengibre.

Escalda-pés alternados, conforme item 2.4.

Eliminar a febre interna com cataplasma de barro, conforme item 2.5. Inclusive, aplicar na nuca e em todo o ventre.

Mude a alimentação, pelo menos por alguns meses. Consuma proteínas, carboidratos, fibras, gorduras, sais minerais e vitaminas vegetais (arroz integral, feijão-azuki, soja e seus derivados, castanhas, amêndoas, cereais integrais e a clorofila das verduras e legumes), e o mínimo de frutas.

Nesse período, elimine o consumo de proteínas animais (carne bovina, suína, frango, queijos, leite), pizzas, frituras, guloseimas e refrigerantes.

Siga uma alimentação que consta do cardápio no item 2.2.

Respiração: respirar profundamente (ao sol ou ao ar livre), levantando os braços e a calcanhares (ao mesmo tempo), ficando na ponta dos pés até as mãos se unirem lá em cima (segurar o ar por alguns segundos) e descer expirando lentamente. Repetir por 20 vezes.

Para que meu sangue fique alcalino é necessário eu perceber e reduzir ao mínimo minha aflição, angústia, ansiedade, preocupação, medo, mágoa, ódio e raiva, que ocorrem quando não sei lidar com minhas frustrações e insatisfações. Isso me faz ficar estressado, e logo começa a doença, porque, nesse momento, há uma contração de meu sistema de glândulas (hipófise, pâncreas, fígado, tireoide, suprarrenais, próstata, ovários, mamas, etc.), secretando em níveis elevados cortisol, aldosterona, noradrenalina, dopamina, adrenalina, acetilcolina, etc., que, quando jogados na corrente sanguínea, envenenam o sangue.

Eliminar a química dos medicamentos, desodorantes, cremes, produtos de beleza, protetor solar ou qualquer outro produto químico que destrua e acidifique o sangue.

Suco de *aloe vera*, conforme item 2.25.

Limpeza da vesícula, do fígado e dos rins, conforme item 2.26.

TAQUICARDIA SUPRAVENTRICULAR

Episódios recorrentes de frequência cardíaca rápida, nas cavidades superiores do coração.

CAUSAS

Descarga de noradrenalina, adrenalina, cortisol, dopamina, acetilcolina no sangue, através de minha opção pela angústia, ansiedade, aflição, preocupação, medo, mágoa, ódio e principalmente minha raiva.

Substâncias estranhas, impurezas que, sob a forma de gorduras, provocam intoxicação no sangue e, como consequência, causam inchaço, congestão e falta de elasticidade nas artérias, nas veias e nas capilares, tornando-as endurecidas e esclerosadas, desencadeando as doenças (cardíacas) nas válvulas, no miocárdio, no endocárdio, no pericárdio, nos átrios e nos ventrículos.

Alimentação indigesta: frituras, laticínios, açúcar, adoçantes, refrigerantes, medicamentos, café, excesso de frutas, alimentos de origem animal e alimentos industrializados.

O açúcar e o gás dos refrigerantes.

Prisão de ventre.

Imaturidade:

1. Fumar e ingerir bebidas alcoólicas;
2. A vontade está acima de tudo. Não tem disciplina na alimentação. Não tem limites. É mimado. Por isso, é imaturo.

A química dos medicamentos, desodorantes, cremes, produtos de beleza, laxantes, purgantes, anticoncepcionais, produtos de limpeza, protetor solar, etc.

Vida sedentária.

Conclusão: sangue ácido, sujo, carregado de impurezas.

TRATAMENTO

Para que meu sangue fique alcalino, é necessário eu perceber e reduzir ao mínimo minha aflição, angústia, ansiedade, preocupação, medo, mágoa, ódio e raiva, que ocorrem quando não sei lidar com minhas frustrações e insatisfações. Em função disso, fico estressado, e logo começa a doença, porque, nesse momento, há uma contração de meu sistema de glândulas (hipófise, pâncreas, fígado, tireoide, suprarrenais, próstata, ovários, mamas, etc.), secretando em níveis elevados cortisol, aldosterona, noradrenalina, dopamina, adrenalina, acetilcolina, etc., que, quando jogados na corrente sanguínea, envenenam o sangue.

Mel, cebola, alho – Meio quilo de mel, cinco cebolas (roxas) e três cabeças de alho. Levá-los ao liquidificador e guardar em um vidro na geladeira. Tomar uma colher (chá) três vezes ao dia, uma hora antes das refeições. Tomar por três semanas, dar um intervalo de uma semana e repetir por mais três semanas.

Não tomar banho quente nem sauna.

Chás (infusão) de dente-de-leão.

Seja uma pessoa determinada. Tenha força de vontade. Minimize ou elimine o consumo de proteínas animais (carne bovina, suína, frango, queijos, leite), pizzas, frituras, guloseimas e refrigerantes. Consuma proteínas, carboidratos, gorduras, fibras, sais minerais e vitaminas vegetais (arroz integral, feijão-azuki, castanhas, amêndoas, soja e seus derivados, cereais integrais e a clorofila das verduras e legumes), e o mínimo de frutas. Siga uma alimentação que consta do cardápio no item 2.2.

Eliminar a química dos medicamentos, desodorantes, cremes, produtos de beleza, protetor solar ou qualquer outro produto químico que destrua e acidifique o sangue.

Respiração: respirar profundamente (ao sol ou ao ar livre), levantando os braços e calcanhares (ao mesmo tempo), ficando na ponta dos pés até as mãos se unirem lá em cima (segurar o ar por alguns segundos) e descer expirando lentamente. Repetir 20 vezes.

Escalda-pés alternados, conforme item 2.4.

Suco de *aloe vera*, conforme item 2.25.

Limpeza da Vesícula, do Fígado e dos Rins, conforme item 2.26.

TENDINITE/CALCIFICAÇÃO

Há cálcio em quantidade suficiente no corpo. Somente é mal distribuído porque a glândula tireoide está com mau funcionamento, desequilibrada, assim o cálcio não é devidamente distribuído pelo corpo e se acumula, sobretudo, nas articulações.

CAUSAS

A glândula tireoide desequilibrada, especialmente pela escassez de iodo.

Sangue ácido, sujo, carregado de impurezas.

Más digestões, como consequência de uma alimentação desequilibrada, industrializada, indigesta, com chocolates, frituras, sorvetes, alimentos gelados, bombons, ovos fritos ou mexidos, salsichas, salames, hambúrgueres, *croissants*, batatas fritas, *ketchup*, café, açúcar, adoçantes, laticínios, excesso de frutas, alimentos de origem animal, mariscos, pão branco, arroz branco, manteiga, margarina e alimentos elaborados e requentados no forno de micro-ondas.

TRATAMENTO

Eliminar a febre interna com cataplasma de barro, conforme item 2.5. Inclusive, aplicar no rosto, na nuca e em todo o ventre.

Natação no mar ou em piscina sem química, fazendo massagens na região da garganta com o objetivo de equilibrar a tireoide e a paratireoide (eliminar a deficiência de iodo), e massagens também no baço, rins, pâncreas, próstata, ovários, fígado, etc., em todo o ventre, para reequilibrar o corpo através da região gastrointestinal.

Mude a alimentação, pelo menos por alguns meses. Consuma proteínas, carboidratos, fibras, gorduras, sais minerais e vitaminas vegetais (arroz integral, feijão-azuki, soja e seus derivados, castanhas, amêndoas, cereais integrais e a clorofila das verduras e legumes) e o mínimo de frutas.

Nesse período, elimine o consumo de proteínas animais (carne bovina, suína, frango, queijos, leite) pizzas, frituras, guloseimas e refrigerantes;

Siga uma alimentação que consta do cardápio no item 2.2.

Oxigenação do corpo, conforme item 2.22.

Para que meu sangue fique alcalino, é necessário eu perceber e reduzir ao mínimo minha aflição, angústia, ansiedade, preocupação, medo, mágoa, ódio e raiva, que ocorrem quando não sei lidar com minhas frustrações e insatisfações, por isso fico estressado, e assim começa a doença, porque, nesse momento, há uma contração de meu sistema de glândulas (hipófise, pâncreas, fígado, tireoide, suprarrenais, próstata, ovários, mamas, etc.), secretando em níveis elevados cortisol, aldosterona, noradrenalina, dopamina, adrenalina, acetilcolina, etc., que, quando jogados na corrente sanguínea, envenenam o sangue.

Eliminar a química dos medicamentos, desodorantes, cremes, produtos de beleza, protetor solar ou qualquer outro produto químico que destrua e acidifique o sangue.

No local afetado, fazer compressa de gengibre, conforme item 2.13.

No local afetado, utilizar o cataplasma de inhame-branco, conforme item 2.7.

Tomar chá de dente-de-leão, cavalinha ou moringa oleífera.

Imergir as mãos, os pés ou a parte do corpo mais afetada em água quente com gengibre, duas vezes ao dia, pelo menos por dez minutos (especialmente antes de dormir).

Suco de *aloe vera*, conforme item 2.25.

Limpeza da vesícula, do fígado e dos rins, conforme item 2.26.

TERÇOL

É um edema, cheio de pus e situado na raiz de um cílio infeccionado. Normalmente, o terçol rompe, esvazia e desaparece após alguns dias. O problema é a presença da infecção, do edema e do pus.

TRATAMENTO

Lavar os olhos três vezes ao dia com banchá morno.

Mexer e massagear circularmente os olhos, algumas vezes ao dia.

Aplicar duas gotas de colírios de óleo de gergelim, antes de dormir;

Mude a alimentação, pelo menos por alguns meses. Consuma proteínas, carboidratos, fibras, gorduras, sais minerais e vitaminas vegetais (arroz integral, feijão-azuki, soja e seus derivados, castanhas, amêndoas, cereais integrais e a clorofila das verduras e legumes), e o mínimo de frutas.

Nesse período, elimine o consumo de proteínas animais (carne bovina, suína, frango, queijos, leite), pizzas, frituras, guloseimas e refrigerantes.

Siga uma alimentação que consta do cardápio do item 2.2.

Eliminar a febre interna com cataplasma de barro, conforme item 2.5. Aplicar no rosto (inclusive sobre os olhos, com ou sem gaze), na nuca e em todo o ventre.

Natação no mar ou em piscina sem química, fazendo massagens na região da garganta com o objetivo de equilibrar a tireoide e a paratireoide (eliminar a deficiência de iodo), e massagens também no baço, rins, pâncreas, próstata, ovários, fígado, etc., em todo o ventre, para reequilibrar o corpo através da região gastrointestinal.

Para que meu sangue fique alcalino é necessário eu perceber e reduzir ao mínimo minha aflição, angústia, ansiedade, preocupação, medo, mágoa, ódio e raiva, que ocorrem quando não sei lidar com minhas frustrações e insatisfações. Em vista disso, fico estressado, e começa a doença, porque, nesse momento, há uma contração de meu sistema de glândulas (hipófise, pâncreas, fígado, tireoide, suprarrenais, próstata, ovários, mamas, etc.), secretando em níveis elevados cortisol, aldosterona, noradrenalina, dopamina, adrenalina, acetilcolina, etc., que, quando jogados na corrente sanguínea, envenenam o sangue.

Eliminar a química dos medicamentos, desodorantes, cremes, produtos de beleza, protetor solar ou qualquer outro produto químico que destrua e acidifique o sangue.

Respiração: respirar profundamente (ao sol ou ao ar livre), levantando os braços e os calcanhares (ao mesmo tempo), ficando na ponta dos pés até as mãos se unirem lá em cima (segurar o ar por alguns segundos) e descer expirando lentamente. Repetir por 20 vezes.

Escalda-pés alternados, conforme item 2.4.

Suco de *aloe vera*, conforme item 2.25.

Limpeza da vesícula, do fígado e dos rins, conforme item 2.26.

TÉTANO

É uma infecção que ocorre quando há um ferimento, e este é contaminado com impurezas (ferrugem, poeira, etc.).

Como essa infecção age sobre os nervos (atividade muscular), há sintomas como rigidez muscular, especialmente dos músculos da face, do pescoço, da parede torácica, provocando dificuldade respiratória e para engolir.

TRATAMENTO

Cortar uma folha de babosa e colocá-la sobre a ferida (presa com um tecido limpo).

Ralar duas raízes de mandioca branca e acrescentar duas colheres de mel. Aquecer em banho-maria e aplicar sobre a ferida (trocando de meia em meia hora). Ao mesmo tempo, tomar chá (infusão) de arnica.

Eliminar a febre interna com cataplasma de barro, conforme item 2.5. Inclusive, aplicar em todo o ventre e no local afetado.

Compressa de gengibre, conforme item 2.13.

Cataplasma de inhame-branco, conforme item 2.7, no ventre e no local afetado.

É necessário mudar a alimentação. A partir de hoje, consuma bastante clorofila (das verduras e legumes), proteínas e carboidratos vegetais (arroz integral, feijão-azuki, castanhas, soja e seus derivados, amêndoas, cereais integrais), e o mínimo de frutas. Minimize ou elimine o consumo de proteínas animais (carne bovina, suína, frango, queijos, leite), pizzas, frituras, guloseimas e refrigerantes.

Siga uma alimentação que consta do cardápio do item 2.2.

Escalda-pés alternados, conforme item 2.4.

Respiração: respirar profundamente (ao sol ou ao ar livre), levantando os braços e os calcanhares (ao mesmo tempo), ficando na ponta dos pés até as mãos se unirem lá em cima (segurar o ar por alguns segundos) e descer expirando lentamente. Repetir por 20 vezes.

Para que meu sangue fique alcalino é necessário eu perceber e reduzir ao mínimo minha aflição, angústia, ansiedade, preocupação, medo, mágoa, ódio e raiva, que ocorrem quando não sei lidar com minhas frustrações e insatisfações. Assim, fico estressado, e começa a doença, porque, nesse momento, há uma contração de meu sistema de glândulas (hipófise, pâncreas, fígado, tireoide, suprarrenais, próstata, ovários, mamas, etc.), secretando em níveis elevados cortisol, aldosterona, noradrenalina, dopamina, adrenalina, acetilcolina, etc., que, quando jogados na corrente sanguínea, envenenam o sangue.

Eliminar a química dos medicamentos, desodorantes, cremes, produtos de beleza, protetor solar ou qualquer outro produto químico que destrua e acidifique o sangue.

Suco de *aloe vera*, conforme item 2.25.

Limpeza da vesícula, do fígado e dos rins, conforme item 2.26.

TIREOIDE

CAUSAS

A glândula tireoide desequilibrada, especialmente pela escassez de iodo.

Elevado nível diário de aflição, angústia, ansiedade, preocupação, medo, mágoa, ódio e raiva.

Sangue ácido, sujo, carregado de impurezas.

Vida sedentária.

O açúcar e o gás dos refrigerantes.

Más digestões, como consequência de uma alimentação desequilibrada, industrializada, indigesta, com chocolates, frituras, sorvetes, alimentos gelados, bombons, ovos fritos ou mexidos, salsichas, salames, hambúrgueres, *croissants*, batatas fritas, *ketchup*, café, açúcar, adoçantes, laticínios, excesso de frutas, alimentos de origem animal, mariscos, pão branco, arroz branco, manteiga, margarina e alimentos elaborados e requentados no forno de micro-ondas;

Prisão de ventre.

TRATAMENTO

Bálsamo: macerar folhinhas de bálsamo e massagear levemente a região da garganta.

Natação no mar ou em piscina sem química, fazendo massagens na região da garganta com o objetivo de equilibrar a tireoide e a paratireoide (eliminar a deficiência de iodo), e massagens também no baço, rins, pâncreas, próstata, ovários, fígado, etc., em todo o ventre, para reequilibrar o corpo através da região gastrointestinal.

Tomar chás (infusão): salsaparrilha, agrião, alho ou folhas de alcachofra.

Para que meu sangue fique alcalino é necessário eu perceber e reduzir ao mínimo minha aflição, angústia, ansiedade, preocupação, medo, mágoa, ódio e raiva, que ocorrem quando não sei lidar com minhas frustrações e insatisfações. Dessa forma, fico estressado, e assim começa a doença, porque, nesse momento, há uma contração de meu sistema de glândulas (hipófise, pâncreas, fígado, tireoide, suprarrenais, próstata, ovários, mamas, etc.), secretando em níveis elevados cortisol,

aldosterona, noradrenalina, dopamina, adrenalina, acetilcolina, etc., que, quando jogados na corrente sanguínea, envenenam o sangue.

Mude a alimentação, pelo menos por alguns meses. Consuma proteínas, carboidratos, fibras, gorduras, sais minerais e vitaminas vegetais (arroz integral, feijão-azuki, soja e seus derivados, castanhas, amêndoas, cereais integrais e a clorofila das verduras e legumes), e o mínimo de frutas.

Nesse período, elimine o consumo de proteínas animais (carne bovina, suína, frango, queijos, leite), pizzas, frituras, guloseimas e refrigerantes.

Siga uma alimentação que consta do cardápio do item 2.2.

Compressa de gengibre, conforme item 2.13. Inclusive, aplicar no pescoço e em todo o ventre.

Cataplasma de inhame-branco, conforme item 2.7. Inclusive, aplicar no pescoço e em todo o ventre.

Eliminar a febre interna com cataplasma de barro, conforme item 2.5. Inclusive, aplicar no rosto, pescoço, nuca e em todo o ventre.

Respiração: respirar profundamente (ao sol ou ao ar livre), levantando os braços e os calcanhares (ao mesmo tempo), ficando na ponta dos pés até as mãos se unirem lá em cima (segurar o ar por alguns segundos) e descer expirando lentamente. Repetir por 20 vezes.

Escalda-pés alternados, conforme item 2.4.

Suco de *aloe vera*, conforme item 2.25.

Limpeza da vesícula, do fígado e dos rins, conforme item 2.26.

TORCICOLO

É uma inflamação dos músculos de um lado do pescoço, caracterizado por contrações, dores fortes e rigidez.

TRATAMENTO

Respiração: respirar profundamente (ao sol ou ao ar livre), levantando os braços e os calcanhares (ao mesmo tempo), ficando na ponta dos pés até as mãos se unirem lá em cima (segurar o ar por alguns segundos) e descer expirando lentamente. Repetir por 20 vezes.

Escalda-pés alternados, conforme item 2.4.

Para que meu sangue fique alcalino é necessário eu perceber e reduzir ao mínimo minha aflição, angústia, ansiedade, preocupação, medo, mágoa, ódio e raiva, que ocorrem quando não sei lidar com minhas frustrações e insatisfações. Isso faz com que eu fique estressado, e logo começa a doença, porque, nesse momento, há uma contração de meu sistema de glândulas (hipófise, pâncreas, fígado, tireoide, suprarrenais, próstata, ovários, mamas, etc.), secretando em níves elevados, cortisol, aldosterona, noradrenalina, dopamina, adrenalina, acetilcolina, etc., que, quando jogados na corrente sanguínea, envenenam o sangue;

Eliminar a febre interna com cataplasma de barro, conforme item 2.5. Inclusive, aplicar no ventre e no local afetado.

Compressa de gengibre, conforme item 2.13. Inclusive, aplicar no ventre e no local afetado.

Cataplasma de inhame-branco, conforme item 2.7. Inclusive, aplicar no ventre e no local afetado.

Seja uma pessoa determinada. Tenha força de vontade. Minimize ou elimine o consumo de proteínas animais (carne bovina, suína, frango, queijos, leite), pizzas, frituras, guloseimas e refrigerantes.

Consuma proteínas, carboidratos, gorduras, fibras, sais minerais e vitaminas vegetais (arroz integral, feijão-azuki, castanhas, amêndoas, soja e seus derivados, cereais integrais e a clorofila das verduras e legumes), e o mínimo de frutas.

Siga uma alimentação que consta do cardápio do item 2.2.

Eliminar a química dos medicamentos, desodorantes, cremes, produtos de beleza, protetor solar ou qualquer outro produto químico que destrua e acidifique o sangue.

Compressas simultâneas, conforme item 2.12.

Suco de *aloe vera*, conforme item 2.25.

Limpeza da vesícula, do fígado e dos rins, conforme item 2.26.

TPM – TENSÃO PRÉ-MENSTRUAL

Distúrbio que afeta algumas mulheres durante os dias que antecedem a menstruação (com frequentes perturbações). Há manifestação de alterações psíquicas e orgânicas, como irritabilidade, depressão, fadiga, rigidez muscular, ansiedade, vômito, dor de cabeça, sono perturbado, inchaço, pequenos caroços nos seios, etc.

O desencadeamento desses distúrbios ocorre por causa do desequilíbrio do estrogênio e da progesterona antes da menstruação.

CAUSAS

Más digestões, como consequência de uma alimentação desequilibrada, industrializada, indigesta, com chocolates, frituras, sorvetes, alimentos gelados, bombons, ovos fritos ou mexidos, salsichas, salames, hambúrgueres, *croissants*, batatas fritas, *ketchup*, café, açúcar, adoçantes, laticínios, excesso de frutas, alimentos de origem animal, mariscos, pão branco, arroz branco, manteiga, margarina e alimentos elaborados e requentados no forno de micro-ondas.

Elevado nível diário de aflição, angústia, ansiedade, preocupação, medo, mágoa, ódio e raiva.

O açúcar e o gás dos refrigerantes.

A química dos medicamentos, desodorantes, cremes, produtos de beleza, laxantes, purgantes, anticoncepcionais, produtos de limpeza, protetor solar, etc.

Vida sedentária.

Conclusão: o sangue fica ácido, sujo, carregado de impurezas.

TRATAMENTO

O ciclo menstrual da mulher, por ser inerente à sua própria natureza, deve ser um período de paz, de harmonia, de saúde.

Não podem nem devem existir cólicas, fraqueza, palidez, depressão, excitação nervosa, palpitações, anemia, angústia e ansiedade.

Se há todas essas irregularidades na menstruação, basta eliminar as causas mencionadas e seguir este tratamento.

Mude a alimentação, pelo menos por alguns meses. Consuma proteínas, carboidratos, fibras, gorduras, sais minerais e vitaminas vegetais (arroz integral, feijão-azuki, soja e seus derivados, castanhas, amêndoas, cereais integrais e a clorofila das verduras e legumes), e o mínimo de frutas.

Nesse período, elimine o consumo de proteínas animais (carne bovina, suína, frango, queijos, leite), pizzas, frituras, guloseimas e refrigerantes.

Para que meu sangue fique alcalino, é necessário eu perceber e reduzir ao mínimo minha aflição, angústia, ansiedade, preocupação, medo, mágoa, ódio e raiva, que ocorrem quando não sei lidar com minhas frustrações e insatisfações. Por isso, fico estressado, e assim começa a doença, porque, nesse momento, há uma contração de meu sistema de glândulas (hipófise, pâncreas, fígado, tireoide, suprarrenais, próstata, ovários, mamas, etc.), secretando em níveis elevados cortisol, aldosterona, noradrenalina, dopamina, adrenalina, acetilcolina, etc., que, quando jogados na corrente sanguínea, envenenam o sangue.

Respiração: respirar profundamente (ao sol ou ao ar livre), levantando os braços e os calcanhares (ao mesmo tempo), ficando na ponta dos pés até as mãos se unirem lá em cima (segurar o ar por alguns segundos) e descer expirando lentamente. Repetir por 20 vezes.

Tomar chá de artemísia ou camomila.

Tomar chá de folhas de louro. Ferver por três minutos as folhas e tomar o chá durante o dia.

Eliminar a febre interna com cataplasma de barro, conforme item 2.5. Inclusive, aplicar no rosto, pescoço, nuca e em todo o ventre.

Compressa de gengibre, conforme item 2.13.

Cataplasma de inhame-branco, conforme item 2.7.

Eliminar a química dos medicamentos, desodorantes, cremes, produtos de beleza, protetor solar ou qualquer outro produto químico que destrua e acidifique o sangue.

Compressas simultâneas, conforme item 2.12.

TROMBOSE (EMBOLIA)

Trombose é um coágulo sanguíneo, um trombo que se forma em um vaso sanguíneo, obstruindo o fluxo de sangue.

Embolia é um aglomerado de substâncias denominado êmbolo, que se incorpora na circulação sanguínea e se aloja em uma artéria.

O bloqueio das artérias que irrigam o cérebro (trombose), os pulmões (embolia pulmonar) ou o coração (enfarto do miocárdio) são fatais.

CAUSAS

Poderá ser psicogenética.

Por mau funcionamento do fígado.

Por prisão de ventre.

Por elevado nível diário de aflição, angústia, ansiedade, preocupação, medo, mágoa, ódio e raiva.

O açúcar e o gás dos refrigerantes.

Más digestões, como consequência de uma alimentação desequilibrada, industrializada, indigesta, com chocolates, frituras, sorvetes, alimentos gelados, bombons, ovos fritos ou mexidos, salsichas, salames, hambúrgueres, *croissants*, batatas fritas, *ketchup*, café, açúcar, adoçantes, laticínios, excesso de frutas, alimentos de origem animal, mariscos, pão branco, arroz branco, manteiga, margarina e alimentos elaborados e requentados no forno de micro-ondas.

Vida sedentária.

Conclusão: sangue ácido, sujo, carregado de impurezas e matérias estranhas.

TRATAMENTO

Escalda-pés alternados, conforme item 2.4.

Eliminar a febre interna com cataplasma de barro, conforme item 2.5. Inclusive, aplicar no local da embolia/trombose, na nuca e em todo o ventre.

Mude a alimentação, pelo menos por alguns meses. Consuma proteínas, carboidratos, fibras, gorduras, sais minerais e vitaminas vegetais (arroz integral, feijão-azuki, soja e seus derivados, castanhas, amêndoas, cereais integrais e a clorofila das verduras e legumes), e o mínimo de frutas. Nesse período, elimine o consumo de proteínas animais (carne bovina, suína, frango, queijos, leite), pizzas, frituras, guloseimas e refrigerantes. Siga uma alimentação que consta do cardápio no item 2.2.

Para que meu sangue fique alcalino é necessário eu perceber e reduzir ao mínimo minha aflição, angústia, ansiedade, preocupação, medo, mágoa, ódio e raiva, que ocorrem quando não sei lidar com minhas frustrações e insatisfações. Com isso fico estressado, e já começa a doença, porque, nesse momento, há uma contração de meu sistema de glândulas (hipófise, pâncreas, fígado, tireoide, suprarrenais, próstata, ovários, mamas, etc.), secretando em níveis elevados cortisol, aldosterona, noradrenalina, dopamina, adrenalina, acetilcolina, etc., que, quando jogados na corrente sanguínea, envenenam o sangue.

Oxigenação do corpo, conforme item 2.22.

Natação no mar ou em piscina sem química, fazendo massagens na região da garganta com o objetivo de equilibrar a tireoide e a paratireoide (eliminar a deficiência de iodo), e massagens também no baço, rins, pâncreas, próstata, ovários, fígado, etc., em todo o ventre, para reequilibrar o corpo através da região gastrointestinal.

Compressa de gengibre, conforme item 2.13.
Cataplasma de inhame-branco, conforme item 2.7.
Eliminar a química dos medicamentos, desodorantes, cremes, produtos de beleza, protetor solar ou qualquer outro produto químico que destrua e acidifique o sangue.
Suco de *aloe vera*, conforme item 2.25.
Limpeza da vesícula, do fígado e dos rins, conforme item 2.26.

TUBERCULOSE

É uma infecção crônica dos pulmões que também pode incidir em outros órgãos do corpo, por causa de lesões e destruições dos tecidos devido ao seu caráter gangrenoso, motivado por uma temperatura elevada que viabiliza a permanência do bacilo tuberculoso.

Não é infecção por bactérias, vírus, fungos ou qualquer tipo de micróbio.

TRATAMENTO

Alho: bem mastigado, cru, ou pôr um dente de alho macerado em um copo com água na noite anterior e bebê-la no dia seguinte.

Infusão: chá de tomilho com tanchagem (em partes iguais), mais uma rodela de limão. Deve ser bebido quente, de hora em hora.

INALAÇÃO – Ferver folhas de eucalipto e rodelas finas de gengibre, água e fogo (não usar panelas de alumínio). Respire bastante, cobrindo a cabeça com uma toalha sobre a vasilha.

INALAÇÃO – Ferver folhas de eucalipto com sal grosso (não usar panelas de alumínio). Respire bastante, cobrindo a cabeça com uma toalha sobre a vasilha.

É necessário mudar a alimentação. A partir de hoje, consuma bastante clorofila (das verduras e legumes), proteínas e carboidratos vegetais (arroz integral, feijão-azuki, castanhas, soja e seus derivados, amêndoas, cereais integrais), e o mínimo de frutas.

Eliminar a febre interna com cataplasma de barro, conforme item 2.5. Inclusive, aplicar na testa, no pescoço e em todo o ventre.

Prática e ato sexual devem ser evitados por pelo menos 90 dias. Sexo é para quem tem saúde. O doente não pode desperdiçar a escassa energia vital de que ainda dispõe.

Quando possível, respirar profundamente (ao sol ou ao ar livre), levantando os braços e calcanhares (ao mesmo tempo), ficando na ponta dos pés até as mãos se unirem lá em cima (segurar o ar por alguns segundos) e descer expirando lentamente. Repetir por 20 vezes.

CHÁ MISTO – um limão (fatiado e com casca), uma colher (sopa) de gengibre, dois ou três dentes de alho macerados, canela (+/- dois paus), dez cravos da índia. Ferver um litro de água por dez minutos. Após os dez minutos, pôr um punhado de folhas de guaco e ferver por mais uns 20 segundos, desligue o fogo e deixe em infusão por sete minutos. Coe o chá e ponha em uma garrafa térmica. Obs.: se você é hipertenso, reduza o gengibre.

Compressa de gengibre, conforme item 2.13.

Cataplasma de inhame-branco, conforme item 2.7.

Eliminar a química dos medicamentos, desodorantes, cremes, produtos de beleza, protetor solar ou qualquer outro produto químico que destrua e acidifique o sangue.

Para que meu sangue fique alcalino, é necessário eu perceber e reduzir ao mínimo minha aflição, angústia, ansiedade, preocupação, medo, mágoa, ódio e raiva, que ocorrem quando não sei lidar com minhas frustrações e insatisfações. Por isso, fico estressado, e começa a doença, porque nesse momento, há uma contração de meu sistema de glândulas (hipófise, pâncreas, fígado, tireoide, suprarrenais, próstata, ovários, mamas, etc.), secretando em níveis elevados cortisol, aldosterona, noradrenalina, dopamina, adrenalina, acetilcolina, etc., que, quando jogados na corrente sanguínea, envenenam o sangue.

ÚLCERA PÉPTICA

A úlcera péptica é uma lesão, uma ferida, que destrói a mucosa do estômago (parte) ou do duodeno.

É uma inflamação na pele (mucosa) que reveste por dentro o estômago.

CAUSAS

Elevado nível diário de aflição, angústia, ansiedade, preocupação, medo, mágoa, ódio e raiva.

Sangue ácido, sujo, carregado de impurezas.

Más digestões, como consequência de uma alimentação desequilibrada, industrializada, indigesta, com chocolates, frituras, sorvetes, alimentos gelados, bombons, ovos fritos ou mexidos, salsichas, salames, hambúrgueres, *croissants*, batatas fritas, *ketchup*, café, açúcar, adoçantes, laticínios, excesso de frutas, alimentos de origem animal, mariscos, pão branco, arroz branco, manteiga, margarina e alimentos elaborados e requentados no forno de micro-ondas.

O açúcar e o gás dos refrigerantes.

Prisão de ventre.

TRATAMENTO

Para que meu sangue fique alcalino é necessário eu perceber e reduzir ao mínimo minha aflição, angústia, ansiedade, preocupação, medo, mágoa, ódio e raiva, que ocorrem quando não sei lidar com minhas frustrações e insatisfações. Isso me leva a ficar estressado, e já começa a doença, porque, nesse momento, há uma contração de meu sistema de glândulas (hipófise, pâncreas, fígado, tireoide, suprarrenais, próstata, ovários, mamas, etc.), secretando em níveis elevados cortisol, aldosterona, noradrenalina, dopamina, adrenalina, acetilcolina, etc., que, quando jogados na corrente sanguínea, envenenam o sangue.

Chás (infusão): espinheira-santa, calêndula, cavalinha, confrei, erva-cidreira ou tanchagem.

Babosa crua com saladas.

Mude a alimentação, pelo menos por alguns meses. Consuma proteínas, carboidratos, fibras, gorduras, sais minerais e vitaminas vegetais (arroz integral, feijão-azuki, soja e seus derivados, castanhas, amêndoas, cereais integrais e a clorofila das verduras e legumes), e o mínimo de frutas.

Nesse período, elimine o consumo de proteínas animais (carne bovina, suína, frango, queijos, leite), pizzas, frituras, guloseimas e refrigerantes.

Siga uma alimentação que consta do cardápio do item 2.2.

Eliminar a febre interna com cataplasma de barro, conforme item 2.5.

Compressa de gengibre, conforme item 2.13.

Cataplasma de inhame-branco, conforme item 2.7.

Eliminar a química dos medicamentos, desodorantes, cremes, produtos de beleza, protetor solar ou qualquer outro produto químico que destrua e acidifique o sangue.

Oxigenação do corpo, conforme item 2.22.

Escalda-pés alternados, conforme item 2.4.

VÁLVULAS CARDÍACAS (DOENÇAS DAS VÁLVULAS CARDÍACAS)

Distúrbio das válvulas cardíacas que podem debilitar o bombeamento de sangue pelo coração.

CAUSAS

Elevado nível diário de aflição, angústia, ansiedade, preocupação, medo, mágoa, ódio e raiva.

Prisão de ventre.

O açúcar e o gás dos refrigerantes.

Substâncias estranhas, impurezas que, sob a forma de gorduras, provocam intoxicação no sangue e, como consequência, causam inchaço, congestão e falta de elasticidade nas artérias, veias e capilares, tornando-as endurecidas e esclerosadas, desencadeando as doenças (cardíacas) nas válvulas, no miocárdio, no endocárdio, pericárdio, nos átrios e ventrículos.

Conclusão: sangue ácido, sujo, carregado de impurezas.

Vida sedentária.

TRATAMENTO

Não tomar banho quente ou sauna.

Tomar chá de dente-de-leão ou banchá.

Seja uma pessoa determinada. Tenha força de vontade. Minimize ou elimine o consumo de proteínas animais (carne bovina, suína, frango, queijos, leite), pizzas, frituras, guloseimas e refrigerantes.

Consuma proteínas, carboidratos, gorduras, fibras, sais minerais e vitaminas vegetais (arroz integral, feijão-azuki, castanhas, amêndoas, soja e seus derivados, cereais integrais e a clorofila das verduras e legumes), e o mínimo de frutas.

Siga uma alimentação que consta do cardápio do item 2.2.

Mel, cebola, alho – Meio quilo de mel, cinco cebolas (roxas) e três cabeças de alho. Levá-los ao liquidificador e guardar em um vidro na geladeira. Tomar uma colher (chá) três vezes ao dia, uma hora antes das refeições. Tomar por 3 semanas, dar um intervalo de uma semana, e repetir por mais três semanas.

Escalda-pés alternados, conforme item 2.4.

Eliminar a química dos medicamentos, desodorantes, cremes, produtos de beleza, protetor solar ou qualquer outro produto químico que destrua e acidifique o sangue.

Natação no mar ou em piscina sem química, fazendo massagens na região da garganta com o objetivo de equilibrar a tireoide e a paratireoide (eliminar a deficiência de iodo), e massagens também no baço, rins, pâncreas, próstata, ovários, fígado, etc., em todo o ventre, para reequilibrar o corpo através da região gastrointestinal.

Oxigenação do corpo, conforme item 2.22.

Suco de *aloe vera*, conforme item 2.25.

Limpeza da vesícula, do fígado e dos rins, conforme item 2.26.

VARICELA (CATAPORA)

É uma doença que se desenvolve na pele de todo o corpo, com manchas vermelhas que se tornam erupções, com pequenas bolhas cheias de líquido, que coçam, secam e formam cascas.

TRATAMENTO

Pôr um algodão embebido em álcool nas axilas e na virilha. Trocá-los quando ficarem aquecidos.

Cataplasma de cebola: ralar uma cebola e misturar com um pouco de farinha de trigo comum. Aplique nas solas dos pés, enfaixando-os com um tecido de algodão, por cerca de duas horas. Caso a febre continue, renove o cataplasma de cebola.

Cataplasma de tofu, conforme item 2.8.

Dar banho com água morna (quase fria).

Cortar as unhas ou pôr luvinhas na criança (a coceira é frequente).

Eliminar a febre interna com cataplasma de barro, conforme item 2.5. Inclusive, aplicar no rosto, no pescoço e em todo o ventre.

É necessário mudar a alimentação. A partir de hoje, consuma bastante clorofila (das verduras e legumes), proteínas e carboidratos vegetais (arroz integral, feijão-azuki, castanhas, soja e seus derivados, amêndoas, cereais integrais), e o mínimo de frutas.

Minimize ou elimine o consumo de proteínas animais (carne bovina, suína, frango, queijos, leite), pizzas, frituras, guloseimas e refrigerantes.

Siga uma alimentação que consta do cardápio do item 2.2.

Eliminar a química dos medicamentos, desodorantes, cremes, produtos de beleza, protetor solar ou qualquer outro produto químico que destrua e acidifique o sangue.

Haverá recuperação, no máximo, em duas semanas.

VARIZES

Varizes são veias edemaciadas, dilatadas e distorcidas que se encontram sob a pele, nas pernas, nos pés e no reto (hemorroidas).

CAUSAS

Uso diário e frequente de sapatos com saltos altos.

Excesso de peso.

Sangue ácido, sujo, carregado de impurezas.

Más digestões, como consequência de uma alimentação desequilibrada, industrializada, indigesta, com chocolates, frituras, sorvetes, alimentos gelados, bombons, ovos fritos ou mexidos, salsichas, salames, hambúrgueres, *croissants*, batatas fritas, *ketchup*, café, açúcar, adoçantes, laticínios, excesso de frutas, alimentos de origem animal, mariscos, pão branco, arroz branco, manteiga, margarina e alimentos elaborados e requentados no forno de micro-ondas.

Prisão de ventre.

Elevado nível diário de aflição, angústia, ansiedade, preocupação, medo, mágoa, ódio e raiva.

A química dos medicamentos, desodorantes, cremes, produtos de beleza, laxantes, purgantes, anticoncepcionais, produtos de limpeza, protetor solar, etc.

O açúcar e o gás dos refrigerantes.

Uso diário de cintos apertados, roupas sintéticas e apertadas, sapatos apertados, excesso de roupas ou agasalhos.

Vida sedentária.

TRATAMENTO

O tratamento para as varizes desaparecerem é tornar o sangue alcalino. Com o sangue alcalino, as circulações venosa e arterial ficam plenas e completamente livres de qualquer estagnação sanguínea.

Fazer massagem rotativa, levemente, de baixo para cima, com vinagre de maçã misturado com uma colher de azeite extravirgem, duas vezes ao dia;

Escalda-pés alternados, conforme item 2.4.

Mude a alimentação, pelo menos por alguns meses. Consuma proteínas, carboidratos, fibras, gorduras, sais minerais e vitaminas vegetais (arroz integral, feijão-azuki, soja e seus derivados, castanhas, amêndoas, cereais integrais e a clorofila das verduras e legumes), e o mínimo de frutas.

Nesse período, elimine o consumo de proteínas animais (carne bovina, suína, frango, queijos, leite), pizzas, frituras, guloseimas e refrigerantes.

Siga uma alimentação que consta do cardápio do item 2.2.

Para que meu sangue fique alcalino é necessário eu perceber e reduzir ao mínimo minha aflição, angústia, ansiedade, preocupação, medo, mágoa, ódio e raiva, que ocorrem quando não sei lidar com minhas frustrações e insatisfações. Isso faz com que eu fique estressado, e logo começa a doença. Porque, nesse momento, há uma contração de meu sistema de glândulas (hipófise, pâncreas, fígado, tireoide, suprarrenais, próstata, ovários, mamas, etc.), secretando em níveis elevados cortisol, aldosterona, noradrenalina, dopamina, adrenalina, acetilcolina, etc., que, quando jogados na corrente sanguínea, envenenam o sangue.

Oxigenação do corpo, conforme item 2.22.

Natação no mar ou em piscina sem química, fazendo massagens na região da garganta com o objetivo de equilibrar a tireoide e a paratireoide (eliminar a deficiência de iodo), e massagens também no baço, rins, pâncreas, próstata, ovários, fígado, etc., em todo o ventre, para reequilibrar o corpo através da região gastrointestinal.

Eliminar a febre interna com cataplasma de barro, conforme item 2.5.

Eliminar a química dos medicamentos, desodorantes, cremes, produtos de beleza, protetor solar ou qualquer outro produto químico que destrua e acidifique o sangue.

Banho de assento alternado, conforme item 2.3.
Compressa de gengibre, conforme item 2.13.
Cataplasma de inhame-branco, conforme item 2.7.
Suco de *aloe vera*, conforme item 2.25.
Limpeza da vesícula, do fígado e dos rins, conforme item 2.26.

VERMES

Doenças causadas por vermes são a ascaridíase, ancilostoma, esquistossomose, oxiuríase, tênia, toxicaríase, etc.

TRATAMENTO

Tomar uma colher de sumo de mastruz (erva-de-santa-Maria) em jejum.

Óleo de rícino, conforme item 2.21.

Chá (infusão): pata-de-vaca.

À noite, cortar uma cebola, colocar em um copo com água e deixar em repouso. Na manhã seguinte, acrescentar três colheres de mel e tomar em jejum. Repetir por vários dias.

Bálsamo: esmagar folhas de bálsamo até obter o suco e tomar dez gotas misturadas em água, em jejum.

É necessário mudar a alimentação. A partir de hoje, consuma bastante clorofila (das verduras e legumes), proteínas e carboidratos vegetais (arroz integral, feijão-azuki, castanhas, soja e seus derivados, amêndoas, cereais integrais), e o mínimo de frutas. Minimize ou elimine o consumo de proteínas animais (carne bovina, suína, frango, queijos, leite), pizzas, frituras, guloseimas e refrigerantes.

Siga uma alimentação que consta do cardápio do item 2.2.

Eliminar a febre interna com cataplasma de barro, conforme item 2.5.

Compressa de gengibre, conforme item 2.13.
Cataplasma de inhame-branco, conforme item 2.7.

Oxigenação do corpo, conforme item 2.22.

Natação no mar ou em piscina sem química, fazendo massagens na região da garganta com o objetivo de equilibrar a tireoide e a paratireoide (eliminar a deficiência de iodo), e massagens também no baço, rins, pâncreas, próstata, ovários, fígado, etc., em todo o ventre, para reequilibrar o corpo através da região gastrointestinal.

Banho de assento alternado, conforme item 2.3.

Escalda-pés alternados, conforme item 2.4.

Suco de *aloe vera*, conforme item 2.25.

Limpeza da vesícula, do fígado e dos rins, conforme item 2.26.

VITILIGO

É um distúrbio na pele, caracterizado pela perda da melanina (pigmento que confere cor à pele), que afeta várias partes do corpo, especialmente mãos, braços e rosto.

CAUSAS

Elevado nível diário de aflição, angústia, ansiedade, preocupação, medo, mágoa, ódio e raiva.

O açúcar e o gás dos refrigerantes.

Más digestões, como consequência de uma alimentação desequilibrada, industrializada, indigesta, com chocolates, frituras, sorvetes, alimentos gelados, bombons, ovos fritos ou mexidos, salsichas, salames, hambúrgueres, *croissants*, batatas fritas, *ketchup*, café, açúcar, adoçantes, laticínios, excesso de frutas, alimentos de origem animal, mariscos, pão branco, arroz branco, manteiga, margarina e alimentos elaborados e requentados no forno de micro-ondas.

Prisão de ventre.

Vida sedentária.

Conclusão: sangue ácido, sujo, carregado de impurezas.

TRATAMENTO

Passar óleo de angico nas manchas;

Tomar chá de nogueira e, com o mesmo chá, massagear e lavar as manchas.

Para que meu sangue fique alcalino é necessário eu perceber e reduzir ao mínimo minha aflição, angústia, ansiedade, preocupação, medo, mágoa, ódio e raiva, que ocorrem quando não sei lidar com minhas frustrações e insatisfações. Em função disso, fico estressado, e já começa a doença, porque, nesse momento, há uma contração de meu sistema de glândulas (hipófise, pâncreas, fígado, tireoide, suprarrenais, próstata, ovários, mamas, etc.), secretando em níveis elevados cortisol, aldosterona, noradrenalina, dopamina, adrenalina, acetilcolina, etc., que, quando jogados na corrente sanguínea, envenenam o sangue.

Seja uma pessoa determinada. Tenha força de vontade. Minimize ou elimine o consumo de proteínas animais (carne bovina, suína, frango, queijos e leite), pizzas, frituras, guloseimas e refrigerantes.

Consuma proteínas, carboidratos, gorduras, fibras, sais minerais e vitaminas vegetais (arroz integral, feijão-azuki, castanhas, amêndoas, soja e seus derivados, cereais integrais e a clorofila das verduras e legumes), e o mínimo de frutas.

Siga uma alimentação que consta do cardápio no item 2.2.

Eliminar a febre interna com cataplasma de barro, conforme item 2.5. Inclusive, aplicar no ventre e no local afetado.

Oxigenação do corpo, conforme item 2.22.

Natação no mar ou em piscina sem química, fazendo massagens na região da garganta com o objetivo de equilibrar a tireoide e a paratireoide (eliminar a deficiência de iodo), e massagens também no baço, rins, pâncreas, próstata, ovários, fígado, etc., em todo o ventre, para reequilibrar o corpo através da região gastrointestinal.

Compressa de gengibre, conforme item 2.13. Inclusive, aplicar no ventre e no local afetado.

Cataplasma de inhame-branco, conforme item 2.7. Inclusive, aplicar no ventre e no local afetado.

Escalda-pés alternados, conforme item 2.4.

Suco de *aloe vera*, conforme item 2.25.

Limpeza da vesícula, do fígado e dos rins, conforme item 2.26.

VÔMITOS

TRATAMENTO

Esmagar o equivalente a uma colher de sopa de cravos-da-índia e fervê-los por sete minutos. Tomar esse chá durante o dia.

Chá de canela em pedaços: ferver um punhado por dez minutos e tomá-lo frio.

Para enjoos, até de gravidez, comer ameixas-pretas.

Suco de *aloe vera*, conforme item 2.25.

Limpeza da vesícula, do fígado e dos rins, conforme item 2.26.

BIBLIOGRAFIA

KEPPE, Norberto R. *O Homem Universal*. São Paulo: Proton, 1999.

MADRAS® Editora

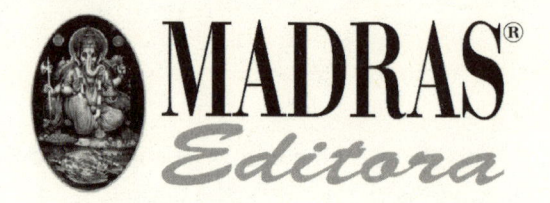

Para mais informações sobre a Madras Editora,
sua história no mercado editorial
e seu catálogo de títulos publicados:

Entre e cadastre-se no site:

www.madras.com.br

Para mensagens, parcerias, sugestões e dúvidas, mande-nos um e-mail:

marketing@madras.com.br

SAIBA MAIS

Saiba mais sobre nossos lançamentos,
autores e eventos seguindo-nos no facebook e twitter:

@madrased

/madraseditora